# 现代手术麻醉与治疗方法

高 丽 袁炳林 赵 越 主编

中国纺织出版社有限公司

**图书在版编目（CIP）数据**

现代手术麻醉与治疗方法 / 高丽，袁炳林，赵越主编. -- 北京：中国纺织出版社有限公司，2023.9
ISBN 978-7-5229-0956-1

Ⅰ.①现…　Ⅱ.①高…②袁…③赵…　Ⅲ.①外科手术—麻醉学　Ⅳ.①R614

中国国家版本馆CIP数据核字（2023）第165929号

责任编辑：樊雅莉　　责任校对：高　涵　　责任印制：王艳丽

中国纺织出版社有限公司出版发行
地址：北京市朝阳区百子湾东里A407号楼　邮政编码：100124
销售电话：010—67004422　传真：010—87155801
http://www.c-textilep.com
中国纺织出版社天猫旗舰店
官方微博 http://weibo.com/2119887771
三河市宏盛印务有限公司印刷　各地新华书店经销
2023年9月第1版第1次印刷
开本：787×1092　1/16　印张：12.25
字数：285千字　定价：88.00元

# 编 委 会

# 前　言

麻醉是施行手术或进行诊断性检查时，为保障患者安全，创造良好的手术和检查条件而采取的消除疼痛的各种方法，也用于控制疼痛。如今医学科技高速发展，麻醉学在临床麻醉、急救复苏、重症监测和疼痛治疗等方面均发生了较大的变化，麻醉科医师必须不断学习新知识，掌握新技术，才能满足临床需要。

本书首先介绍了现代临床麻醉范畴和椎管内麻醉的相关知识，然后系统阐述临床常用手术的麻醉技术、特殊患者的麻醉以及麻醉用药等内容，具体包括神经科手术麻醉、胸内手术麻醉、心脏及大血管手术麻醉、腹部手术麻醉及休克患者的麻醉，本书的最后还有术后镇痛技术介绍。全书条理清晰，图文并茂，坚持理论和实践相结合，突出实用性。书中覆盖麻醉学的多个领域，相互联系而不重复，全面深入而讲究实用，适合麻醉科医师、全科医师、临床研究生及其他相关人员使用。

本书在编写过程中参阅了许多相关专业的文献，但由于编者较多，文笔不一，加之写作时间和篇幅有限，难免有纰漏和不足之处，恳请广大读者予以批评指正，欢迎提出宝贵建议和意见，以便再版时修正。

编　者

2023 年 7 月

# 目　录

# 第一章

# 现代临床麻醉范畴

## 第一节　临床麻醉

### 一、概述

临床麻醉的工作场所在手术室内,规模较大、条件较好的麻醉科,可在临床麻醉中建立分支学科(或称为亚科),如产科、心脏外科、脑外科、小儿外科麻醉等。临床麻醉的主要工作内容如下。

(1)为手术顺利进行提供安全、无痛、肌肉松弛、合理控制应激及避免不愉快记忆等基本条件。

(2)提供完成手术所必需的特殊条件,如气管麻醉、支气管麻醉、控制性降压、低温、人工通气及体外循环等。

(3)对手术患者的生理功能进行全面、连续和定量的监测,并调控在预定的范围内,以维护患者的生命安全。应当指出,对患者生理功能进行监测与调控已成为临床麻醉的重要内容。这不仅涉及仪器与设备的先进性,更涉及麻醉医师的素质。

(4)预防并早期诊治各种并发症,以利术后顺利康复。

(5)向患者家属交代病情,危重疑难症患者及大手术的麻醉处理必须征得患者家属的同意与签字后才能施行,必要时还需经院医务管理部门批准后实施。

### 二、麻醉前病情估计与准备

所有麻醉药和麻醉方法都可影响患者生理状态的稳定性;手术创伤和失血可使患者生理功能处于应激状态;外科疾病与并存的内科疾病又有各自不同的病理生理改变,这些因素都将造成机体生理潜能承受巨大负担。为减轻这种负担和提高手术麻醉的安全性,在手术麻醉前对全身情况和重要器官生理功能做出充分估计,并尽可能加以维护和纠正,是外科手术治疗学中的一个重要环节,也是麻醉医师临床业务工作的主要方面。

全面的麻醉前估计和准备工作应包括以下6个方面:①全面了解患者的全身健康状况和特殊病情;②明确全身状况和器官功能存在哪些不足,麻醉前需要哪些积极准备;③明确器官疾病和特殊病情的危险所在,术中可能发生哪些并发症,需采取哪些防治措施;④估计和评定患者接受麻醉和手术的耐受力;⑤选定麻醉药、麻醉方法和麻醉前用药,拟订具体麻醉实施方案。

## 三、麻醉前用药

麻醉前用药（也称术前用药）是手术麻醉前的常规措施，主要目的是：①解除焦虑，充分镇静和产生遗忘；②稳定血流动力学，减少麻醉药需求量；③降低误吸胃内容物的危险程度；④提高痛阈，加强镇痛；抑制呼吸道腺体分泌；⑤防止术后恶心、呕吐。针对上述用药目的，临床上常选用五类麻醉前用药：神经安定类药、$\alpha_2$肾上腺素能激动药、抗组胺药和抗酸药、麻醉性镇痛药、抗胆碱药。

## 四、吸入全身麻醉

吸入全身麻醉是将麻醉气体或麻醉蒸气吸入肺内，经肺泡进入血液循环，到达中枢神经系统而产生的全身麻醉。

吸入麻醉药在体内代谢、分解少，大部分以原型从肺排出体外，因此吸入麻醉容易控制，比较安全、有效，是现代麻醉中常用的一种方法。

## 五、静脉全身麻醉

将全身麻醉药注入静脉，经血液循环作用于中枢神经系统而产生全身麻醉的方法称为静脉全身麻醉。静脉全身麻醉具有对呼吸道无刺激性、诱导迅速、苏醒较快、患者舒适、不燃烧、不爆炸和操作比较简单等优点。但静脉麻醉药多数镇痛作用不强，肌肉松弛作用差，注入后无法人工排除，一旦过量，只能依靠机体缓慢排泄。因此使用前应详细了解药理性能，尤其是药代动力学改变，严格掌握用药指征和剂量，以避免发生意外。

## 六、气管、支气管内插管术

气管、支气管内插管术是临床麻醉中不可缺少的一项重要技术，是麻醉医师必须掌握的最基本的操作技能，不仅广泛应用于麻醉实施，而且在危重患者呼吸循环的抢救复苏及治疗中也发挥重要作用。

## 七、局部麻醉

局部麻醉是指患者神志清醒，身体某一部位的感觉神经传导功能暂时被阻断，运动神经保持完好或同时有程度不同的被阻滞状态。这种阻滞应完全可逆，不产生组织损害。

常用的局部麻醉有表面麻醉、局部浸润麻醉、区域阻滞麻醉、神经阻滞麻醉四类。神经阻滞麻醉是将局部麻醉药注射至神经干、神经丛和神经节旁，暂时阻滞神经的传导功能，达到手术无痛的方法。由于神经是混合性的，不但感觉神经纤维被阻滞，运动神经纤维和交感、副交感神经纤维也同时不同程度地被阻滞。若阻滞成功，麻醉效果优于局部浸润麻醉。

## 八、椎管内麻醉

椎管内麻醉包括蛛网膜下隙阻滞和硬膜外阻滞两种方法，后者还包括骶管阻滞。局部麻醉药注入蛛网膜下隙主要作用于脊神经根所引起的阻滞称为蛛网膜下隙阻滞；局部麻醉药在硬膜外间隙作用于脊神经，是感觉和交感神经完全被阻滞，运动神经部分丧失功能，称为硬膜外阻滞。

## 九、针刺麻醉

针刺麻醉是在外科手术中采用针灸进行麻醉的方法。其种类较多，按针刺部位分，有体针、耳针、头针、面针、鼻针、唇针、手针、足针及神经干针等方法；按刺激条件分，有手法运针、脉冲电针、激光照射穴位、水针和按压穴位等方法。临床上以体针或耳针脉冲电刺激针刺麻醉的应用最为普遍。

（高　丽）

# 第二节　急救与复苏

## 一、急救

### （一）严重心律失常

麻醉和手术期间心律失常的发生率为 16% ~ 62%，心脏疾病患者可高达 60%，而非心脏疾病患者仅 37%。重危患者和各类大手术，以及为心脏疾病患者施行心脏或非心脏手术，严重心律失常是常见的并发症之一。因此在麻醉手术期间及 ICU 中应加强心电监测，以便迅速和正确地做出诊断，明确诱发因素，采取积极有效的防治措施，避免影响手术成功率和患者预后。

### （二）急性肺水肿

急性肺水肿是指肺间质（血管外）液体积聚过多并侵入肺泡内，两肺听诊有湿啰音，咳出泡沫样痰液，表现为呼吸困难，可出现严重低氧血症。若不及时处理，后果十分严重。有许多疾病如急性左心衰竭等都能引起急性肺水肿，其发病机制不一，病理生理变化也各异，研究和了解急性肺水肿形成的机制，将有助于肺水肿的早期诊断和预防，以便采取有效措施，使肺水肿迅速缓解。

### （三）心力衰竭

心力衰竭是由多种原因引起的心功能不全综合征。其治疗的关键是纠正基础病因及诱因，特别对非心脏性病因或诱因的控制相当重要。但是对心力衰竭的控制也很重要，特别是急性心力衰竭，如不及时治疗，可危及患者生命。心力衰竭治疗的基本原则是：①减轻心脏负荷，包括前负荷和后负荷；②增强心肌收缩力，使心排血量增加；③维持心肌供氧与耗氧的平衡，供氧主要取决于血液的氧合状态和冠状动脉血流，耗氧则主要与动脉压、心率、前负荷及心肌收缩力有关。

### （四）急性肾功能衰竭

急性肾功能衰竭是由各种原因引起的肾功能急剧减退，导致水潴留、氮质血症、电解质及酸碱平衡紊乱等急性尿毒症的临床综合征。急性肾功能衰竭如能早期诊断、及时抢救和合理治疗，多数病例可逆转，是目前能得到完全恢复的重要器官功能衰竭之一。

## 二、复苏

在患者心搏呼吸停止时所采取的抢救措施称复苏术。抢救的目的不仅要使患者存活，而且要使患者意识恢复，此称为复苏。心肺脑复苏在临床上大致分为 3 个既有区别又有联系的阶段：基础生命支持→继续生命支持→长期生命支持。

## （一）心搏呼吸停止临床表现

心搏停止的患者表现为突然的心音和大动脉搏动消失，继而呼吸、神志消失。如不及时抢救即出现瞳孔散大、固定，肌肉软瘫，脊髓和基础防御（如咳嗽）反射消失；手术的患者则发生术野渗血停止；枕骨大孔疝的患者首先表现为呼吸骤停。

经复苏治疗的病例，原发病不严重或初期复苏及时且有效者，呼吸功能和循环功能可逐渐恢复，原发病较重或初期复苏不及时者，循环功能即使基本稳定后，呼吸可能还未恢复或未完全恢复，心、肺、脑、肾等重要器官的病理生理状态不仅未能恢复，而且可能继续恶化。但经复苏后对这些重要器官功能进行严密的观察和必要的处理，部分患者可得以逐步康复。有研究表明：4 分钟内开展初期复苏，8 分钟内后期复苏，患者存活率为 43%；8～16分钟内开始后期复苏，存活率为 10%；8～12 分钟内开始初期复苏，16 分钟后期复苏，存活率仅为 6%。

## （二）心搏呼吸停止检查方法

心搏停止后，心电图可见 3 种情况：①心电活动消失，心电图呈直线；②心室颤动（室颤）；③仍有生物电活动存在，但无有效机械收缩。

## （三）心搏呼吸停止诊断标准与诊断

1. 诊断标准

（1）神志突然消失，大动脉搏动触不到。

（2）听不到心音，测不到血压。

（3）呼吸停止或呈叹息样呼吸，面色苍白或灰白。

（4）手术创面血色变紫、渗血或出血停止。

（5）瞳孔散大，无任何反射。注意脑挫伤、颅骨骨折、颅内出血儿茶酚胺效应、安定类药中毒或使用阿托品类药物者瞳孔也会散大，应予以鉴别。

2. 诊断

符合（1）、（2）与（3）、（4）、（5）即可确诊。在现场复苏时，为不延误抢救时机，据（1）即可确诊。

## （四）复苏效果判定标准

治愈：给予复苏治疗后，自主循环、呼吸恢复，瞳孔对光反射敏感，神志逐步清醒，智力恢复，参加正常工作。

有效：心肺复苏后遗留一定的精神行为或神经障碍，或者仅呈皮质下存活（持续的植物人状态）。

无效：心肺复苏后再度衰竭，在短期内死亡，或给予持续复苏治疗 30～60 分钟仍无自主循环、呼吸出现。

## （五）复苏治疗的要求与步骤

维持通气和换气功能；心脏按压以触及颈动脉或股动脉搏动为有效；利用各种措施诱发心搏；维持循环功能、肾功能；维持水、电解质、酸碱平衡；贯穿始终的脑保护，防止或缓解脑水肿（和脑肿胀）的发展。

复苏可分为 3 个步骤：初期的通畅气道，恢复呼吸循环功能及实施脑保护；中期的药物治疗，电除颤，纠正内环境及进一步脑保护；后期的脑复苏及循环功能维持。

## （六）复苏治疗中应注意的问题

（1）一旦发现患者神志、呼吸及大动脉搏动消失，应立即进行复苏，不应反复听心音或等心电图诊断而延误抢救。

（2）口对口人工呼吸的潮气量应为正常呼吸时的 2~3 倍，形成过度通气，以弥补吹入气氧含量低、二氧化碳含量高的缺陷。

（3）心包压塞、张力性气胸、新鲜肋骨骨折及心瓣膜置换术后的患者不应采用胸外心脏按压，宜开胸胸内挤压。老年人骨质较脆，胸廓缺乏弹性，易发生肋骨骨折，胸外心脏按压时应加倍小心。

（4）电除颤失败时，不宜无限制地增加电能，应纠正其他因素，如心肌缺血、血钾过低、心脏温度过低、高碳酸血症等。

（5）脑复苏中不应用硫喷妥钠，因此药虽可抑制惊厥，但负荷量的硫喷妥钠有明显的负性肌力作用及负性血流动力学作用。

（6）应用甘露醇要防止过量，以免使血容量不足、血液黏度增加、脑血流减少和电解质紊乱。

（袁炳林）

# 第三节 重症监测治疗病房（ICU）

重症监测治疗病房（intensive care unit，ICU）是在麻醉后恢复室（post-anesthesia recovery room，PARR）的基础上发展起来的，真正具有现代规范的 ICU 建立于 1958 年美国 Baltimore City Hospital，属麻醉科管辖。ICU 在英国改名为 ITU（intensive therapy unit）。中文的意思是将患者集中加强监测治疗的单位，因此国内有些医疗单位称为"加强医疗病房"，中华医学会麻醉学会则建议称为"重症监测治疗病房"。ICU 有以下 4 个特点。①是医院中对危重患者集中管理的场所。②具有一支对危重病症进行紧急急救与诊治的医师、护士队伍。③配备有先进的监测技术，能进行连续、定量的监测，可为临床诊治提供及时、准确的依据。④具有先进的治疗技术，对重要脏器功能衰竭可进行有效、持久的治疗。ICU 的宗旨是对危重患者提供高水准的医疗护理服务，最大限度地抢救患者。其主要任务是对危重患者进行抢救和实施监测治疗。通过精心的观察护理，对患者内环境及各重要脏器功能进行全面监测和及时有效治疗，从而减少并发症的发生，降低病死率和提高抢救成功率、治愈率。ICU 的建立促进了危重病医学的崛起。

## 一、ICU 建制

综合来讲，ICU 的建制大致可分为专科 ICU、综合 ICU 和部分综合 ICU 3 种形式。

### （一）专科 ICU

专科 ICU 是各专科将本专业范围内的危重患者进行集中管理的加强监测治疗病房。例如，心血管内科的 CCU（cardiac care unit），呼吸内科的 RCU（respiratory care unit），儿科的 NCU（neonatal care unit），心胸外科的 TCU（thoracic care unit）等，此外烧伤科、神经科、脏器移植等都可设立自己的 ICU。不同专科的 ICU 有各自的收治范围和治疗特点，患者留住的时间等方面也不尽相同。专科 ICU 由专科负责管理，通常指派一名高年资的专科医师固定或定时轮转、全面负责。专科 ICU 的特点与优势是对患者的原发病、专科处理、病情演变等从理论到实践均有较高的水平或造诣，实际上是专科处理在高水平上的延续。但其不足之处是对专科以外的诊治经验与能力相对不足，因而遇有紧急、危重情况，常需约请其他专科医师协同处理，如气管切开、气管插管、呼吸器治疗、血液透析等。麻醉科是最常被约请协助处理的科室之一。此外，建设 ICU 需要投入大量的财力、物力。因此即使在经济相当发达国家的医院中，至今仍是根据各医院的优势即重点专科建立相应的专科 ICU。

## （二）综合 ICU

综合 ICU 是在专科 ICU 的基础上逐渐发展起来的跨科室的全院性综合监护病房（general ICU 或 multidisciplinary ICU），以处理多学科危重病症为工作内容。综合 ICU 归属医院直接领导而成为医院中的一个独立科室；也可由医院中的某一科室管辖，如麻醉科、内科或外科。综合 ICU 应由专职医师管理，即从事危重病医学的专科医师。这样的专职医师需要接受专门的培训和学习，取得资格才能胜任。在综合 ICU，专职医师全面负责 ICU 的日常工作，包括患者的转入转出、全面监测，治疗方案的制定和监督协助执行，及与各专科医师的联络和协调等。原专科的床位医师每天应定期查房，负责专科处理。

综合 ICU 的特点与优势是克服了专科分割的缺陷，体现了医学的整体观念，也符合危重病发展的"共同通路"特点，其结果必然是有利于提高抢救成功率与医疗质量。但其难点是，要求一个 ICU 专职医师，对医学领域中如此众多的专科患者的专科特点均能有较深入、全面的了解是相当困难的，因而在这种 ICU 中，与各专科医师的配合十分重要。

## （三）部分综合 ICU

鉴于上述两种形式的优缺点，部分综合 ICU 的建立有利于扬长避短。部分综合 ICU 系指由多个邻近专科联合建立 ICU，较典型的例子是外科 ICU 或麻醉科 ICU（或麻醉后 ICU，PAICU），两者主要收治外科各专科的术后危重患者，这些患者除了专科特点，有其外科手术后的共性。因此综合 ICU 不应排斥专科 ICU 的建立，特别是术后综合 ICU 的建立具有重要价值，也是现代麻醉学的重要组成部分。

# 二、ICU 建设

## （一）病房与床位要求

PAICU 的位置应与麻醉科、手术室相靠近，专科 ICU 则设置在专科病区内，在有条件的医院内所有的 ICU 应在同一个区域里，共同组成医院的危重病区域。ICU 病床一般按医院总床位数的 1%～2% 设置，每张危重病床应有 15～18 m² 的面积。除此以外，还要有相同面积的支持区域，作为实验室、办公室、中心监测站、值班室、导管室、家属接待室、设备室、被服净物和污物处理室等。病房应是开放式，一般一大间放置 6～8 张床位，每张床位之间安置可移动隔挡。另设一定数量的单人间，病房内设有护士站，稍高出地面，可看到所有病床，中心护士站应设有通讯联络设备和控制室内温度、光线和通气及管理控制药物柜的操纵装置。每个床位至少要有 8～10 个 10～13 A 的电源插座，分布于床位的两边。电源最好来自不同的线路，一旦发生故障更换插座仍可使用。所有电源应与自动转换装置连接，电源中断时可自动启用备用系统。每个床位至少要两个氧气头，两个吸引器头，还要有压缩空气、笑气与氧气的等量混合气体。

### （二）仪器配备

ICU 需购置许多贵重仪器，选择仪器应根据 ICU 的任务、财力及工作人员的情况而定，一般仪器设备包括以下三方面：监测和专项治疗仪器设备、诊断仪器设备、护理设备。

### （三）建立科学管理制度

ICU 的医护人员除执行上级单位颁发的有关医院各级人员职责外，为了保证工作有秩序地进行，还需要建立和健全自身的各项制度，包括：早会制度、交接班制度、患者出入室制度、抢救工作制度、保护性医疗制度、死亡讨论制度、医疗差错事故报告制度、会诊制度、护理查房制度、药品管理制度、医嘱查对制度、用药查对制度、输血查对制度、仪器保管使用制度、消毒隔离制度、病区清洁卫生制度、财物管理制度、学习进修制度及患者家属探视制度。同时还需要建立健全各种常规，包括体外循环术后监护常规、休克监护常规、呼吸器支持呼吸监护常规、气管造口护理常规、各种导管及引流管护理常规和基础护理常规等。

## 三、人员配备

ICU 中专职医师的人数视病房的规模和工作量需求而定。不同形式的 ICU 应有所区别，医师与床位的比例一般为 0.5～1.0。ICU 设主任一名（专科 ICU 可由专科主任兼任），主治医师、住院医师按床位数决定。如隶属于麻醉科等一级科室（如内科、外科、急诊科等）管理，则低年资主治医师和住院医师可轮转，高年资主治医师应相对固定，ICU 主任可由一级科室的副主任兼任。ICU 的护士是固定的。不论何种 ICU，均应设专职护士长 1～2 名，护士人数根据对护理量的计算而确定，一般与床位的比例为 3∶1。

临床护理量根据患者轻重程度一般分为以下四类。第 I 类：病危，此类患者至少有一个脏器发生功能衰竭，随时有生命危险，每日护理量在 24 小时甚至更多，即患者床边不能离开人。第 II 类：病重，主要是术后高危，病情较重，有脏器功能不全或随时有可能发展成为衰竭的患者，每日护理工作量在 8～16 小时，即每 24 小时至少有 1～2 个护士在床边监护。第 III 类：一般，每日护理量在 4～8 小时。第 IV 类：自理，每日护理量在 4 小时以下。在以上各类患者中 ICU 只收治第 I、第 II 类患者，根据各医院 ICU 收治患者的特点计算所需护士人数，计算方法是：以每个患者每周所需护理工作时间，病房每周所需总护理小时数，除以一个护士每周可能提供的工作时间数（按 40 小时计算），得出所需护士人数。这样的计算结果，加上周末、节假日等，一般 ICU 的床位与护士之比如前所述约为 1∶3。

除医师、护士外，ICU 还需要配备多种专门人才，如呼吸治疗师、管理仪器设备的医学工程师、放射科诊断医师和技术员、营养治疗师、院内感染管理人员、药剂师、实验室技术员、计算机工作人员、护理员、清洁工等。

## 四、收治对象

ICU 的收治对象是来自各临床科室的危重患者，如呼吸、循环等重要脏器和代谢有严重功能不全或可能发生急性功能衰竭，随时可能有生命危险的患者。在 ICU 收治患者的选择上要明确以下两点：①患者是否有危重病存在或有潜在的危重病或严重的生理紊乱；②患者的危重程度和严重生理紊乱经积极处理后是否有获得成功的可能。

# 五、日常工作内容

## （一）监测

监测内容包括呼吸、心血管、氧传递、水电解质和酸碱平衡、血液学和凝血机制、代谢、肝肾功能、胃肠道、神经系统和免疫与感染等。对不同病种的监测应有不同的侧重。

## （二）治疗

ICU 治疗的重点是脏器功能支持和原发病控制，有以下 6 个特点。

1. 加强与集中

加强指对患者的监测、治疗等各方面都要强而有力。集中就是集中采用各种可能得到的最先进医疗监测和治疗手段，各专科的诊疗技术和现代医学最新医疗思想和医学工程最新成果。危重患者的病情有自然恶化的趋势，也有好转的可能，只有经过早期强而有力的治疗，才可能阻断恶化的趋势而争取好转的可能。

2. 共同特点

病程的危重期，无论原发病是什么，患者都可能表现出许多共同特点，称为各种疾病危重期发展的共同道路。这时的患者不但表现各单个脏器的功能障碍，而且还突出地表现为脏器功能间的相互不平衡，表现为互相联系、互相影响和互为因果。因此对多脏器功能的全面支持成为临床上突出的工作内容。这种支持涉及各专科的医疗技术的运用，但不是它们的简单相加，而是要特别注意各脏器功能支持的平衡协调，阻断恶性循环，使患者转危为安。应当指出的是所有的治疗措施都可能会影响机体的平衡，越是强有力的治疗措施对平衡的影响也越大。患者的病情如仍集中在某一个脏器，则在支持这个脏器的基础上兼顾其他脏器功能，就抓住了恢复平衡的大方向。如果患者的主要问题已突破了某一脏器的范围，而以多脏器功能损害为临床突出表现，脏器支持的均衡性就成为十分突出的问题。

3. 整体观念

近代医学的进步使分科越来越细，有利于专科治疗成功率的提高，也带来了完整整体被分割的弊端。ICU 的患者其疾病涉及多个脏器，问题就复杂起来，对各个脏器的治疗可能是相互矛盾的。这就要求治疗从整体观念出发，注意各脏器支持的相互协调。

4. 确定治疗的先后缓急

根据病情轻重缓急，拟订治疗方案，明确哪些病情需要紧急处理，哪些需要稍缓，在病情的发展中，当一个主要的紧急问题获得缓解或解决，另一个问题可能会上升为主要矛盾，因此对病情做出动态估计并识别特定病变的病理生理影响在治疗中十分重要，也需有相当的经验和较高的临床判断力。

5. 区分和监测原发性治疗和继发性治疗

原发性治疗指针对原发疾病的处理，继发性治疗则针对受继发影响的其他生命器官和系统，旨在对这些器官功能进行保护。两者在治疗上是既有紧密联系又有区别的。

6. 区分支持治疗和替代治疗

支持治疗是针对重要器官系统发生的严重功能不全，但尚属可逆性病变，旨在努力恢复重要器官系统自身功能的支持措施。若病变不可逆，重要器官系统功能达到不可恢复的程度，需用替代治疗。两种治疗在一定条件下可以互相转化。

## 六、与一般治疗病室的关系

（1）危重患者转到 ICU 后，ICU 医师应和原病房医师保持联系，使患者不但得到 ICU 的严密监测和积极治疗，同时也得到原病房医师的治疗意见。

（2）有关治疗的重要医嘱及患者转回原病房的决定，应在每日晨间查房或在急诊时与原病房医师共同商定。

（3）原病房医师每日应定期查房，并提出处理意见，非查房期间，原病房医师需更改医嘱时，应征求值班医师的意见，商讨决定。

（4）除执行会诊商定的医嘱外，ICU 值班医师在病情变化时有权做紧急处理。

（赵　越）

## 第四节　疼痛诊断与治疗

### 一、疼痛诊断的思维方法

临床镇痛的根本目的是消除患者的疼痛，解除患者的疾苦。而有效的疼痛治疗必须建立在明确诊断的基础之上，即对疼痛的来源有准确的判断。

疼痛是一个主观感觉，目前人们对疼痛的诊断也主要是根据这种主观感觉来进行。因此医师必须将收集的全部临床资料（主要来自 3 个方面，即病史采集、体格检查及辅助检查）进行分析，去粗取精，去伪存真，弄清它们之间的关系。这样，就需要一个适合疼痛诊断特点的思考方法，并且始终贯穿于诊断的全过程中。

在疼痛诊断时应明确以下 5 个方面。

1. 明确病变的原因和性质

即明确引起疼痛的病变是属于肿瘤、炎症、损伤还是畸形，对肿瘤要分清是良性的还是恶性的；炎症要分清是感染（一般、特殊）性的还是无菌性的；损伤要分清是急性外伤还是慢性劳损；畸形应明确属于哪一种。明确病变的性质非常重要。除直接关系疼痛治疗的效果外，还可避免一些医疗意外和纠纷的发生。

2. 明确病变的组织或器官

即明确病变属于哪个系统，哪个脏器，如软组织、骨关节、神经系统或内脏器官等。软组织还要明确是在肌肉、筋膜、韧带还是滑囊等。

3. 明确病变的部位和深浅

病变部位是指病变在皮肤表面的投影，深浅是指病变的组织层次。只有对病变做出准确的平面定位和立体定位，才能使治疗措施（包括药物）真正在病变局部和病变组织发挥作用，取得好的疗效。

**4. 明确病程的缓急**

发病的缓急，病程的长短，与治疗方法的选择有密切关系。如急性腰扭伤引起的后关节半脱位、滑膜嵌顿，用手法矫治可收到立竿见影的效果。但若已形成慢性病变，则需行神经阻滞、理疗和针刀疗法等治疗。

**5. 明确患者体质以及重要生命器官的功能**

疼痛的诊断，始终是围绕临床镇痛的根本目的而进行的。疼痛治疗的一些主要方法如神经阻滞疗法，有一定的危险性。因此在疼痛的诊断过程中，应始终强调对全身状态即患者体质和重要生命器官功能的判定。年老、体弱、并发重要生命器官功能低下的患者，对阻滞疗法的耐受性差，应严格掌握适应证，控制麻醉药的用量。

明确了以上 5 个方面的问题之后，就可以有针对性地选择一些治疗方法，在保证患者安全的前提下，争取最好的治疗效果。

# 二、疼痛的治疗

疼痛治疗的目的主要是通过消除或减轻疼痛的感觉和反应，改善血液循环，特别是局部小血管功能和微血管循环，解除骨骼肌或平滑肌痉挛，松解局部挛缩组织，改善神经营养，恢复正常神经功能，改善全身或主要脏器的功能状态，以及进行精神心理性治疗。

## （一）药物治疗

### 1. 麻醉性镇痛药

常用药为阿片类如吗啡及哌替啶、芬太尼等，均有良好的镇痛作用，常用于急性剧烈疼痛，有成瘾性，因此应用受到限制。

### 2. 解热镇痛药

有水杨酸盐类（如阿司匹林）、吡唑酮类（如氨基比林等），有解热消炎镇痛作用，对中等度急慢性疼痛有效，如肌肉痛、关节痛、头痛及风湿性疼痛效果较好，这些药物无成瘾性，但可出现胃肠道症状等不良反应。

### 3. 安定药

如地西泮、氯丙嗪等药，有抗焦虑、遗忘和镇静作用，和镇痛药并发应用可增强镇痛效果。

## （二）神经阻滞

神经阻滞是疼痛治疗广泛应用的一种方法。通过神经阻滞可以达到治疗和诊断的目的，其治疗作用有阻断疼痛的神经传导通路，阻断由于疼痛引起的恶性循环，如解除由于疼痛刺激引起的血管收缩和肌肉痉挛而导致局部缺血、缺氧，进一步使疼痛加重的恶性循环；预防胸腹部手术后由于疼痛患者不敢咳嗽，而引起的肺部并发症；鉴别产生疼痛病变的部位，判断某些治疗措施的效果等。

### 1. 常用药物

（1）局部麻醉药：常用的有普鲁卡因、利多卡因和丁哌卡因等。普鲁卡因一般用质量分数为 1%～2% 浓度，一次量 10～30 mL，适用于浅层组织神经阻滞；利多卡因发挥作用快，组织穿透性好，弥散范围广，一般采用质量分数为 0.5%～1.0% 浓度 10～15 mL；丁哌卡因作用时间长达 2～4 小时，适用于疼痛治疗神经阻滞，用质量分数为 0.25%～0.50% 浓度，一次量 10 ~ 20 mL。

（2）肾上腺皮质激素：具有明显抗炎、减轻炎症反应作用，一般用于慢性炎症性疼痛，常用药物有醋酸可的松、泼尼松、地塞米松等，常用混悬液针剂进行局部组织、关节腔内或硬脊膜外腔注射，每次剂量 0.5 ~ 1.0 mL，每周 1 次，2 ~ 3 次为 1 个疗程，与局部麻醉药混合注射。高血压、糖尿病、溃疡病和急性化脓性炎症忌用。

（3）维生素：适用于周围神经炎、多发性神经炎等引起的疼痛，常与局部麻醉药、肾上腺皮质激素药合并应用，一般常用维生素 $B_6$ 10 ~ 25 mg，维生素 $B_{12}$ 0.5 ~ 1.0 mg，其疗效如何，尚需深入观察及了解。

（4）神经破坏药：注射后主要使神经纤维产生变性，破坏对疼痛的传导，同时也可以引起神经感觉运动功能障碍，只应用于采用一般神经阻滞效果不佳的患者。常用的药物有质量分数为 10% ~ 20% 生理盐水，体积分数为 95% 以上乙醇或质量分数为 5% ~ 10% 酚甘油，行周围神经阻滞、蛛网膜下隙或硬膜外间隙阻滞，临床均应严格掌握应用指征。

2. 神经阻滞方法

根据不同的病变部位，采用不同的神经阻滞。

（1）脑神经阻滞：如头面部三叉神经阻滞、面神经阻滞等。

（2）脊神经阻滞：如枕部神经阻滞、颈丛及臂丛神经阻滞、肩胛上神经阻滞、肋间神经阻滞、椎旁神经阻滞、坐骨神经阻滞、腓神经阻滞等。

（3）椎管内神经阻滞：如蛛网膜下隙阻滞、硬膜外间隙阻滞、骶管神经阻滞等。

（4）交感神经阻滞：如星状神经节阻滞、腹腔神经节阻滞、胸部腰部交感神经节阻滞等。

（5）局部神经阻滞：一般在患处找出压痛点，行局部神经阻滞。还有胸膜间镇痛用于术后镇痛。

## （三）物理疗法

包括各种物理因素如冷、热、光、电、超声、振荡等进行物理治疗的方法。

## （四）外科手术

如三叉神经切断术、经皮脊髓束切断术、经鼻垂体破坏术、丘脑切除术等神经外科手术。

## （五）精神心理疗法

精神心理疗法如催眠术、松弛术、生物反馈疗法、行为疗法等。

（王晗蔚）

# 第五节　麻醉门诊及其他任务

## 一、麻醉科门诊

麻醉科门诊的主要工作范围如下。

1. 麻醉前检查与准备

为缩短住院周期，保证麻醉前充分准备，凡拟接受择期手术的患者，在入院前应由麻醉医师在门诊按麻醉要求进行必要的检查与准备，然后将检查结果、准备情况、病情估计及麻醉处理意见等填表送到麻醉科病房。这样一来，患者入院后即可安排手术，缩短住院日期，可避免因麻醉前检查不全面而延期手术，麻醉前准备比较充裕，而且在患者入院前麻醉医师已能充分了解到病情及麻醉处理的难度，便于恰当地安排麻醉工作。

2. 出院患者的麻醉后随访

尤其是并发症的诊断与治疗由麻醉医师亲自诊治是十分必要的，因为某些并发症（如腰麻后头痛）由神经内科或其他科室诊治而疗效不够理想，而在麻醉医师不在场的情况下，把大量责任归咎于麻醉医师，也是对医疗及患者不负责任的表现。

3. 接受麻醉前会诊或咨询

如遇特殊病例，手术科室应提前请求会诊，负责麻醉的医师应全面了解患者的疾病诊断，拟行手术步骤及要求，患者的全身状况，包括体检和实验室检查结果、主要治疗过程、麻醉史、药物过敏史及其他特殊情况等，从而评估患者对手术和麻醉的耐受力；讨论并选定麻醉方法，制定麻醉方案；讨论麻醉中可能发生的问题及相应的处理措施，如发现术前准备不足，应向手术医师建议需补充的术前准备和商讨最佳手术时机。麻醉科也应提前讨论并做必要的术前准备。

4. 麻醉治疗

凡利用麻醉学的理论与技术（包括氧疗及各种慢性肺部疾患患者的辅助呼吸治疗）进行的各种治疗可称麻醉治疗，麻醉治疗是麻醉科门诊的重要内容。

## 二、麻醉恢复室

麻醉恢复室是手术结束后继续观测病情，预防麻醉后近期并发症，保障患者安全，提高医疗质量的重要场所。此外，可缩短患者在手术室停留时间，提高手术台利用率。床位数与手术台比例为（1：2）～（2：3）。麻醉恢复室是临床麻醉工作的一部分，在麻醉医师主持指导下由麻醉护士进行管理。

（1）凡麻醉结束后尚未清醒（含嗜睡），或虽已基本清醒但肌张力恢复不满意的患者均应进入麻醉恢复室。

（2）麻醉恢复室收治的患者应与 ICU 收治的患者各有侧重并互相衔接。

（3）麻醉恢复室应配备专业护士，协助麻醉医师负责病情监测与诊治，护士与床位的比例为（1：3）～（1：2），麻醉医师与床位的比例为（1：4）～（1：3）。

（4）待患者清醒、重要器官功能稳定即可由麻醉恢复室送回病房，但麻醉后访视仍应有原麻醉者负责。

（5）凡遇到患者苏醒意外延长，或呼吸循环等功能不稳定者应及时送入 ICU，以免延误病情。

## 三、麻醉学研究室或实验室

麻醉学实验室一般附属在麻醉科内。为了科研工作的需要可成立研究室，成立研究室时必须具备以下条件：①要有学术水平较高、治学严谨，具有副教授以上职称的学科或学术带头人；②形成相对稳定的研究方向并有相应的研究课题或经费；③配备有开展研究所必须的专职实验室人员编制及仪器设备；④初步形成结构合理的人才梯队。

（米智华）

# 第二章

# 椎管内麻醉

## 第一节　椎管内麻醉的解剖与生理基础

### 一、椎管的解剖

#### （一）椎管及椎骨的结构

脊椎由 7 节颈椎、12 节胸椎、5 节腰椎、融合在一起的 5 节骶椎以及 3~4 节尾椎组成。成人脊椎呈现 4 个生理弯曲，即颈曲、胸曲、腰曲和骶曲。颈曲和腰曲向前，胸曲和骶曲向后。典型的椎骨由椎体和椎弓两部分组成。椎体的功能是承重，两侧的椎弓（椎弓根及椎板）从外侧向后围成椎孔，起保护脊髓的作用。每一椎板有 7 个突起，即 3 个肌突（2 个横突及 1 个棘突）是肌肉和韧带的附着处；4 个关节突，上下各 2 个，各有关节面。椎弓根上下有切迹，相邻的切迹围成椎间孔，供脊神经通过。

位于上、下两棘突之间的间隙是椎管内麻醉的常用穿刺路径。从颈椎到第 4 胸椎棘突与椎体的横截面呈水平位，穿刺时可垂直进针。从第 4 胸椎至第 12 胸椎，棘突呈叠瓦状排列，穿刺方向要向头侧倾斜 45°~60° 方可进入。而腰椎的棘突与椎体平行，垂直进针较易进入椎管。

骶管裂孔是骶管下后面的斜行三角形裂隙，是硬膜外间隙的终点，用腰部硬膜外相似的穿刺方法，经骶管裂隙垂直进针行骶管麻醉，可以提高穿刺成功率。

#### （二）椎管外软组织

相邻两节椎骨的椎弓及其棘突由三条韧带相互连接，从椎管内向外依次为黄韧带、棘间韧带及棘上韧带。

1. 黄韧带

黄韧带几乎全由弹力纤维构成，是连接椎弓板之间的韧带，协助围成椎管，限制脊柱过度前屈。黄韧带从上位椎弓板的下缘和内面，连至下位椎弓板的上缘和外缘，参与围成椎管的后壁和后外侧壁，从上往下逐渐增厚，刺入黄韧带时的阻力感和刺穿后的阻力消失感均较显著，常以此作为是否刺入硬膜外间隙的依据。黄韧带的宽度约等于椎管后壁的 1/2，腰部最坚韧厚实。穿刺时，借助于穿刺针，可感知此韧带的坚实感，穿刺针再前进，一旦失去阻力，便知已进入硬膜外间隙。黄韧带常被认为是一条韧带，其实是由左、右两条韧带在脊椎中线融合而成。需要注意的是，某些患者的黄韧带在脊椎中线部位可能没有融合，或者在某些椎体部位没有融合，可能给硬膜外穿刺造成误判。

2. 棘间韧带

棘间韧带比较薄，连接上下两个棘突，前面与黄韧带相连，后方移行于棘上韧带。棘间韧带起自第 7 颈椎棘突，止于骶中嵴。

3. 棘上韧带

棘上韧带在颈部特别发达，构成颈部两侧肌肉之间的中隔，故称项中隔或项韧带（据近年解剖学研究发现，该韧带止于第 3 腰椎棘突者占 22%，止于第 4 腰椎棘突者占 73%，止于第 5 腰椎棘突者占 5%，从未发现骶椎上韧带附着）。棘上韧带是由腰背筋膜、背阔肌、多裂肌的延伸（腱膜）部分组成，分 3 层，深层连接相邻两个棘突，且与棘间韧带交织在一起；中层跨越 2~3 个棘突；浅层跨越 3~4 个棘突。棘上韧带与棘间韧带有脊神经后支的神经末梢分布，是极敏感的组织，一旦受到损伤，可通过脊神经后支传入中枢，引起腰痛或牵涉性下肢痛。老年人棘上韧带可发生钙化而坚硬如骨，甚至无法经正中线穿刺，因此可能需避开棘上韧带，以减少穿刺困难。

## （三）脊髓与脊神经

### 1. 脊髓的解剖结构

脊髓是中枢神经系统的一部分，位于椎管内，呈圆柱状。脊髓上端起自枕骨大孔，上端与延髓相连，下端呈圆锥形，随个体的发育而不同，在胚胎期充满整个椎管间隙，至新生儿终止于第 3 腰椎或第 4 腰椎，成人则在第 1、第 2 腰椎之间，平均长度为 42~45 cm。一般颈部下段脊髓与脊椎相差 1 个节段，上胸段相差 2 个节段，下胸段相差 3 个节段，腰椎则相差 4~5 个节段。因此，成人在第 2 腰椎以下的蛛网膜下隙中只有脊神经，即马尾神经，成人行腰麻时多选择在第 2 腰椎以下的间隙，以免损伤脊髓。

### 2. 脊髓的内部结构

脊髓的横切面可呈现位于中央部的灰质和位于周围部的白质。脊髓的灰质呈蝴蝶形或"H"状，其中心有中央管。中央管前后的横条灰质称为灰联合，将左右两部分灰质连接在一起。灰质的每一半由前角和后角组成。前角内含有大型的运动细胞，其轴突贯穿白质，经前外侧沟走出脊髓，组成前根。脊髓的白质主要由上行（感觉）和下行（运动）有髓神经纤维纵行排列组成，分为前索、侧索和后索。

### 3. 脊髓的功能

脊髓具有反射和传导功能。脊髓是神经系统的重要组成部分，其活动受脑的控制。来自四肢和躯干的各种感觉冲动，通过脊髓的上行纤维束，包括传导浅感觉，即传导面部以外的痛觉、温度觉和粗触觉的脊髓丘脑束，传导意识性本体感觉和精细触觉的薄束和楔束等，以及传导非意识性本体感觉的脊髓小脑束。这些传导径路将各种感觉冲动传达到脑，进行高级综合分析。脑的活动通过脊髓的下行纤维束，包括执行传导随意运动的皮质脊髓束以及调整锥体系统的活动并调整肌张力、协调肌肉活动，维持姿势和习惯性动作，使动作协调、准确，免除振动和不必要附带动作的锥体外系统，结果通过锥体系统和锥体外系统，调整脊髓神经元的活动。脊髓本身能完成许多反射活动，但也受脑活动的影响。

脊髓发生急性横断性损伤时，病灶节段水平以下呈现弛缓性瘫痪、感觉消失和肌张力消失，不能维持正常体温，大便滞留，膀胱不能排空以及血压下降等，总称为脊髓休克。损伤一至数周后，脊髓反射始见恢复，如肌力增强和深反射亢进，对皮肤的损害性刺激可出现保护性屈反射。数月后，比较复杂的肌反射逐渐恢复，内脏反射活动，如血压上升、发汗、排便和排尿反射也能部分恢复。膀胱功能障碍一般分为 3 个阶段：脊髓横断后，由于膀胱逼尿肌瘫痪而使膀胱括约肌痉挛，出现尿潴留；2~3 周以后，由于逼尿肌日益肥厚，膀胱内压胜过外括约肌的阻力，出现溢出性尿失禁；到第三阶段可能因腹壁肌挛缩，增加膀胱外压而出现自动排尿。

脊髓半侧切断综合征表现为病灶水平以下、同侧以上运动神经元麻痹，关节肌肉的振动觉缺失，对侧痛觉和温度觉消失；在病灶侧与病灶节段相当，有节段性下运动神经元麻痹和感觉障碍。由于切断后索，病灶节段以下同侧的本体感觉和两点辨别觉消失。由于切断锥体束，病灶节段水平以下同侧出现上运动神经元瘫痪；由于锥体外系统的抑制作用被阻断，而脊髓后根传入冲动的作用明显，因而肌张力增强，深反射亢进，趾反射变为趾背屈。由于切断脊髓丘脑束，在对侧，相当于病灶节段以下一或二脊髓节段水平以下，痛觉和温度觉消失。由于切断节段的后根受累，同侧出现节段性感觉消失。而由于对上位节段产生刺激，在感觉消失区的上方，有节段性感觉过敏。由于侧角受累，可以出现交感神经症状，如在颈 8 节段受损害，同侧颜面、头颈部皮肤可有血管运动失调征象和 Horner 综合征（瞳孔缩小、眼裂狭小和眼球内陷）。

### 4. 脊髓的血供

脊髓的动脉来源主要由发自椎动脉的脊髓前动脉和脊髓后动脉以及来自节段动脉的椎间动脉脊膜支组成。脊髓前动脉发自椎动脉末端，沿脊髓前正中裂迂曲下降，供应脊髓全长，途中接受 6~8 支前根动脉。在下降过程中有两个分支，一支绕脊髓向后与脊髓后动脉的分支吻合，形成动脉冠；另一支又称沟动脉，进入前正中裂后。左右交替进入脊髓，穿过白质前连合，分布于脊髓灰质的前柱、侧柱和后柱基底部以及白质的前索和侧索深部。

脊髓后动脉发自椎动脉内侧或小脑后动脉，左右各一，沿脊髓后外侧沟下降，沿途接受 5~8 条后根动脉，在后根的侧方进入脊髓，分布于后索和后柱。供应脊髓后 1/3 部分。

椎间动脉根据部位不同可发自椎动脉、颈深动脉、肋间动脉、腰动脉或骶中动脉。在颈部，主要为椎动脉和（或）颈深动脉的分支，沿脊神经进入椎管，分为前根动脉和后根动脉。

前根动脉沿脊神经前根达脊髓正中裂，分为升支和降支，与相邻前根动脉的降支和升支吻合并同脊髓前动脉相延续。其中有一支较大，为腰骶膨大动脉（又称大前根动脉或 Adamkiewicz 动脉），起自 $T_7$~$L_3$ 范围之内，以 $T_9$ 常见，左侧为多；另一支次大的叫颈膨大动脉，起自 $C_4$~$T_4$ 范围之内，以起自 $C_8$ 者多见。

后根动脉达脊髓后外侧沟时，在后根的侧方与前根动脉一样，分为升支和降支，与相邻的降支和升支吻合，延续为脊髓后动脉。

### 5. 脊神经

脊神经有 31 对，包括 8 对颈神经、12 对胸神经、5 对腰神经、5 对骶神经和 1 对马尾神经。每条脊神经由前、后根合并而成。后根司感觉，前根司运动，后根较前根略粗，二者在椎间孔处合成一条脊神经干，感觉和运动纤维在干中混合。后根在椎间孔附近有椭圆形膨大，称为脊神经节。

脊神经干很短，出椎间孔后立即分为前支、后支、脊膜支和交通支。前支粗大，是混合性的，分布于躯干前外侧和四肢的肌肉和皮肤。脊神经前支形成的神经丛有颈丛、腰丛和骶丛等。后支较细，是混合性的，经相邻椎骨横突之间向后行走（出骶部的骶后孔），有肌支和皮支分布于项、背及腰骶部深层的肌肉和枕、项、背、腰、臀部的皮肤，其分布有明显的节段性。交通支为连接于脊神经与交感干间的细支。其中发自脊神经连至交感干的叫白交通支，而来自交感干连接每条脊神经的叫灰交通支。脊膜支细小，经椎间孔返回椎管，分布于脊髓的被膜和脊柱。

神经纤维分为无髓鞘和有髓鞘两种，前者包括自主神经纤维和多数感觉神经纤维，后者包括运动神经纤维。无髓鞘纤维接触较低浓度的局部麻醉药即被阻滞，而有髓鞘纤维往往需较高浓度的局部麻醉药才被阻滞。

神经根从脊髓的不同节段发出，称为神经节段。躯干部皮肤的脊神经支配区：甲状软骨部皮肤为 $C_2$ 神经支配；胸骨柄上缘为 $T_2$ 神经支配；两侧乳头连线为 $T_4$ 神经支配；剑突下为 $T_6$ 神经支配；季肋部肋缘为 $T_8$ 神经支配；平脐为 $T_{10}$ 神经支配；耻骨联合部为 $T_{12}$ 神经支配；大腿前面为 $L_{1\sim3}$ 神经支配；小腿前面和足背为 $L_{4\sim5}$ 神经支配；足、小腿及大腿后面、骶部和会阴部为骶神经支配；上肢为 $C_3 \sim T_1$ 神经支配。脊神经的体表节段性分布是确定蛛网膜下隙和硬膜外麻醉平面的重要标记。

6. 脑脊液

脑脊液是存在于脑室及蛛网膜下隙的一种无色透明液体，比重为 1.005，总量为 130～150 mL。脑脊液产生的速率为 0.3 mL/min，日分泌量 432 mL。穿刺后测得的脑脊液压力，侧卧位成人为 0.78～1.96 kPa（80～200 $mmH_2O$），儿童为 0.39～0.98 kPa（40～100 $mmH_2O$），新生儿为 0.098～0.14 kPa（10～14 $mmH_2O$）。

### （四）椎管内腔与间隙

脊髓容纳在椎管内，为脊膜所包裹。脊膜从内向外分为三层，即软膜、蛛网膜和硬脊膜。

硬脊膜由致密结缔组织构成，厚而坚韧，形成一筒状的硬脊膜囊，上端附着于枕骨大孔边缘，与硬脑膜相连续，下端在第 2 骶椎水平形成一盲端，并借终丝附着于尾骨。从枕骨大孔以下开始分为内、外两层。外层与椎管内壁的骨膜和黄韧带融合在一起，内层形成包裹脊髓的硬脊膜囊，抵止于第 2 或第 3 骶椎。因此通常所说的硬脊膜实际是硬脊膜的内层。硬脊膜内、外两层之间的间隙为硬膜外间隙。硬脊膜血供较少，刺破后不易愈合。

蛛网膜由很薄的结缔组织构成，是一层半透明的膜。蛛网膜上与脑膜相连续，下端止于第 2 骶椎平面。蛛网膜与软膜之间的间隙称为蛛网膜下隙，其中充满脑脊液。蛛网膜下隙上与脑室相通，下端止于第 2 骶椎平面，最宽处位于 $L_{3\sim4}$，称为终池，为蛛网膜下隙穿刺的最佳位点。硬脊膜与蛛网膜几乎贴在一起，两层之间有一潜在的间隙，称为硬膜下腔或硬膜下间隙。在硬膜外穿刺的过程中，如果导管误入硬膜下间隙，将导致硬膜下间隙麻醉，引起难以预料的后果。

软膜覆盖脊髓表面，血管丰富，与蛛网膜之间形成蛛网膜下隙。

蛛网膜下隙有无数蛛丝小梁，内含脑脊液，在 $L_2$ 以下，内无脊髓，而且蛛网膜下隙前后径较宽，穿刺安全，且较易成功。硬膜下间隙为一潜在的、不太连贯的结缔组织间隙，内含少量的浆液性组织液。硬膜下间隙以颈部最宽，在此穿刺易误入此间隙。硬膜外麻醉时若误入此间隙，可引起广泛的脊神经阻滞，而脊髓麻醉时穿刺针针尖部分在硬膜下间隙，是导致脊髓麻醉失败的原因之一。硬膜外间隙是一环绕硬脊膜囊的潜在间隙，略呈负压，内有疏松的结缔组织和脂肪组织、淋巴管，并有极为丰富的静脉丛，血管菲薄。穿刺或置入硬膜外导管时，有可能损伤静脉丛引起出血，此时若注入药物易被迅速吸收，导致局部麻醉药中毒。

　　硬脊膜、蛛网膜和软膜均沿脊神经根向两侧延伸，包裹脊神经根，故分别称为根硬膜、根蛛网膜和根软膜。根硬膜较薄，且越近椎间孔越薄。根蛛网膜细胞增生形成绒毛结构，可以突进或穿透根硬膜，并随年龄增长而增多。根蛛网膜和根软膜之间的间隙称为根蛛网膜下隙，与脊髓蛛网膜下隙相通，在椎间孔处闭合成盲囊。在蛛网膜下隙注入墨汁时，可见墨水颗粒聚积在根蛛网膜下隙处，故又称墨水套囊。蛛网膜绒毛有利于引流脑脊液和清除蛛网膜下隙的颗粒物。

　　骶管是骶骨内的椎管间隙，骶管内有稀疏结缔组织、脂肪和丰富的静脉丛，容积为 25 ~ 30 mL。由于硬膜囊终止于 $S_2$ 水平，因此骶管是硬膜外间隙的一部分，并与腰段硬膜外间隙相通。在此间隙内注入局部麻醉药所产生的硬膜外麻醉称为骶管麻醉。骶管下端终止于骶管裂孔，骶管裂孔呈 V 形或 U 形，上有骶尾韧带覆盖，两旁各有一骨性突起，称为骶角。骶管裂孔和骶角是骶管穿刺定位时的重要解剖标志。硬膜囊至骶管裂孔的平均距离为 47 mm，为避免误入蛛网膜下隙，骶管穿刺时进针不能太深。由于骶管的变异很多，有可能穿刺困难或麻醉失败。

## 二、椎管内麻醉的生理学基础

### （一）蛛网膜下隙麻醉的生理

　　蛛网膜下隙麻醉是通过穿刺，把局部麻醉药注入蛛网膜下隙的脑脊液中，从而产生神经阻滞的一种麻醉方法。尽管有部分局部麻醉药浸入到脊髓表面，但局部麻醉药对脊髓表面本身的阻滞作用不大。现在认为，蛛网膜下隙麻醉是局部麻醉药通过阻滞脊神经根而发挥其作用。离开椎管的脊神经根未被神经外膜覆盖，暴露在含局部麻醉药的脑脊液中，通过背根进入中枢神经系统的传入冲动及通过前根离开中枢神经系统的传出冲动均被阻滞。因此，脊髓麻醉并不是局部麻醉药作用于脊髓的化学横断面，而是通过脑脊液阻滞脊髓的前根神经和后根神经，导致感觉、交感神经及运动神经被阻滞。Cohen 将 [14]C 标记的普鲁卡因或利多卡因注入蛛网膜下隙，发现脊神经根和脊髓都吸收局部麻醉药，进一步证实了局部麻醉药的作用部位，而且脊神经根的局部麻醉药浓度是后根高于前根。因后根多为无髓鞘的感觉神经纤维及交感神经纤维，本身对局部麻醉药特别敏感，前根多为有髓鞘的运动神经纤维，对局部麻醉药敏感性差，所以局部麻醉药阻滞顺序先从自主神经开始，次之为感觉神经纤维，而传递运动的神经纤维及有髓鞘的本体感觉纤维最后被阻滞。阻滞消退的顺序与阻滞顺序则相反。交感神经阻滞总是先出现而最后消失，因而易造成术后低血压，尤易出现直立性低血压，故术后过早改变患者的体位是不恰当的。交感神经、感觉神经、运动神经阻滞的平面并不一致，一般来说，交感神经的麻醉平面比感觉消失的平面多 2 ~ 4 神经节段，感觉消失的平面比运动神经麻醉平面多 1 ~ 4 神经节段。

### （二）硬膜外麻醉的作用机制

　　局部麻醉药注入硬膜外间隙后，沿硬膜外间隙进行上下扩散，部分经过毛细血管进入静脉；一些药物渗出椎间孔，产生椎旁麻醉，并沿神经束膜及软膜下分布，阻滞脊神经根及周围神经；有些药物也可经根蛛网膜下隙，阻滞脊神经根；还有一些药物直接透过硬膜及蛛网膜，进入脑脊液中。所以目前多数学者认为，硬膜外麻醉时，局部麻醉药经多种途径发生作用，其中以椎旁麻醉、经根蛛网膜绒毛阻滞脊神经根，以及局部麻醉药通过硬膜进入蛛网膜下隙产生"延迟"的脊髓麻醉为主要作用方式。鉴于局部麻醉药在硬膜外间隙中要进行多处扩散和分布，需要比蛛网膜下隙麻醉大得多的容量才能导致硬膜外麻醉，所以容量是决定硬膜外麻醉"量"的重要因素，大容量局部麻醉药使麻醉范围广。而浓度是决定硬膜外麻醉"质"的重要因素，高浓度局部麻醉药使麻醉更完全，包括运动、感觉及自主神经功能均被阻滞。相反，可通过稀释局部麻醉药浓度，获得分离阻滞，这种分离阻滞尤其适用于术后镇痛和无痛分娩，即仅阻滞感觉神经而保留运动神经功能。硬膜外麻醉可在任何脊神经节段处穿刺，通过调节局部麻醉药的容量和浓度来达到所需的麻醉平面和麻醉程度。

## （三）椎管内麻醉对机体的影响

椎管内麻醉，无论是蛛网膜下隙麻醉还是硬膜外麻醉，均是通过阻滞脊神经，从而阻滞交感、感觉、运动神经纤维。椎管内麻醉对全身系统的影响，主要取决于麻醉的范围及麻醉的程度。

### 1. 对循环系统的影响

椎管内麻醉对心血管系统的影响与交感神经被阻滞的平面与范围有关，总的表现为心率减慢和血压降低。椎管内麻醉的这种心血管系统的改变与交感神经被阻滞有关，交感神经阻滞导致静脉和动脉血管扩张。由于静脉中的血量占总血容量的75%，静脉主要是容量血管，血管扩张主要是小静脉的平滑肌松弛的结果；相反，交感神经阻滞导致小动脉扩张对血管阻力影响较小，如果心排血量维持正常，在椎管内麻醉导致的交感神经阻滞的患者，其外周血管阻力降低只有15%～18%。

局部麻醉药阻滞胸腰段（$T_1 \sim L_2$）交感神经的血管收缩纤维，导致血管扩张，继而发生一系列血流动力学改变，其程度与交感神经节前纤维被阻滞的平面高低与范围密切相关，表现为外周血管张力、心率、心排血量及血压均有一定程度的下降。外周血管阻力下降是由大量的容量血管扩张所致。心率减慢是由迷走神经兴奋性相对增强及静脉血回流减少，右房压下降，导致静脉心脏反射所致；当麻醉平面超过$T_4$时，更由于心脏加速神经纤维被抑制而使心动过缓加重。心排血量的减少与以下机制有关：①$T_{1\sim5}$脊神经交感丛被阻滞，心脏的交感张力减小，使心率减慢，心肌收缩性降低；②静脉回心血量减少。低平面麻醉时，心排血量可下降16%，而高平面麻醉时可下降31%。心排血量下降，使血压降低，产生低血压。如果麻醉平面在$T_5$以下，循环功能可借上半身未麻醉区血管收缩来代偿，使血压降低幅度维持在20%以内。血压下降的程度除与麻醉平面有关外，还与年龄、麻醉前血容量状况以及麻醉前血管张力状况等有关，例如老年人或未经治疗的高血压患者，血压降低的幅度更为明显。

硬膜外麻醉与蛛网膜下隙麻醉对血压的影响主要与给药方式及麻醉平面与范围有关，但与麻醉方法本身无关。一般说来连续硬膜外麻醉对血压的影响是逐渐的、温和的，单次大剂量注入局部麻醉药对血压的影响较大。有报道表明10 mg丁卡因脊髓麻醉与同一穿刺点的1.5%利多卡因20～25 mL硬膜外麻醉，后者血压降低的幅度更大。椎管内麻醉时由于单纯交感神经阻滞而引起的血压下降幅度有限，可能在临床上仅出现直立性低血压，治疗时需把患者体位调整为头低位，妊娠后期的患者可将子宫推向一侧以增加回心血量。但如果合并血管迷走神经过分活跃，患者可迅速出现严重的低血压甚至心搏骤停，这种情况仅见于清醒的患者而不会见于接受全身麻醉的患者。下间隙静脉阻塞或术前合并有低血容量的患者，椎管内麻醉也容易导致严重的低血压。椎管浅麻醉引发的低血压是由于交感神经阻滞所致，可用拟交感药物来处理。

2. 对呼吸系统的影响

椎管内麻醉对呼吸功能的影响，取决于麻醉平面的高度，尤以运动神经阻滞范围更为重要。高平面蛛网膜下隙麻醉或上胸段硬膜外麻醉时，运动神经阻滞导致肋间肌麻痹，影响呼吸肌收缩，可使呼吸受到不同程度的抑制，表现为胸式呼吸减弱甚至消失，但只要膈神经未被麻痹，就仍能保持基本的肺通气量。如腹肌也被麻痹，则深呼吸受到影响，呼吸储备能力明显减弱，临床多表现不能大声讲话，甚至可能出现鼻扇及发绀。有时虽然麻醉平面不高，但术前用药或麻醉辅助药用量大，也会发生呼吸抑制。此外，尚需注意因肋间肌麻痹削弱咳嗽能力，使痰不易咳出，有阻塞呼吸道的可能。有关硬膜外麻醉对支气管平滑肌的影响，存在意见分歧。一般认为支配支气管的交感神经纤维来自 $T_{1 \sim 6}$，高位硬膜外麻醉引起交感神经麻痹，迷走神经兴奋性增强，可出现支气管痉挛，但有文献报道用硬膜外麻醉治疗顽固性哮喘，可取得缓解的效果。

3. 对消化系统的影响

椎管内麻醉易受影响的另一系统为消化系统。由于交感神经被阻滞，迷走神经兴奋性增强，胃肠蠕动亢进，容易发生恶心、呕吐。据报道，有 20% 以上的患者术中出现恶心、呕吐。由于血压降低，肝脏血流也减少，肝血流减少的程度与血压降低的幅度成正比。硬膜外麻醉时胃黏膜内 pH 升高，术后持续应用硬膜外麻醉对胃黏膜有保护作用。

4. 对肾脏的影响

肾功能有较好的生理储备，椎管内麻醉时虽然肾血流减少，但一般没有临床意义。椎管内麻醉使膀胱内括约肌收缩及膀胱逼尿肌松弛，使膀胱排尿功能受抑制导致尿潴留，患者常需要使用导尿管。

（张继刚）

# 第二节　蛛网膜下隙麻醉

蛛网膜下隙麻醉是把局部麻醉药注入蛛网膜下隙，使脊神经根、背根神经节及脊髓表面产生不同程度的阻滞，又称为脊髓麻醉。脊髓麻醉至今有近百年历史，大量的临床实践证明，只要病例选择得当，用药合理，操作准确，脊髓麻醉不失为一种简单易行、行之有效的麻醉方法，对于下肢及下腹部手术尤为可取。近年来连续蛛网膜下隙麻醉技术的应用，使脊髓麻醉技术日臻完善。

## 一、适应证与禁忌证

一种麻醉方法的适应证和禁忌证都存在相对性，蛛网膜下隙麻醉也不例外。在选用时，除参考其固有的适应证与禁忌证外，还应根据麻醉科医师自己的技术水平、患者的全身情况及手术要求等条件来决定。蛛网膜下隙麻醉主要用于可以预知手术时间的下肢、会阴、骨盆或下腹部手术。当患者希望保持清醒或有严重呼吸道疾病或困难气道，使用全身麻醉风险增加的手术可选用。

## （一）适应证

### 1. 下腹部手术

如剖宫产手术、阑尾切除术、疝修补术。

### 2. 肛门及会阴部手术

如痔切除术、肛瘘切除术、直肠息肉摘除术、前庭大腺囊肿摘除术、阴茎及睾丸切除术等。

### 3. 盆腔手术

包括一些妇产科及泌尿外科手术，如子宫及附件切除术、膀胱手术、下尿道手术及开放性前列腺切除术等。

### 4. 下肢手术

包括下肢骨、血管手术，截肢及皮肤移植手术，止痛效果比硬膜外麻醉更完全。

### 5. 其他

下腹部、盆腔、会阴部、下肢的疼痛治疗。

## （二）禁忌证

### 1. 绝对禁忌证

（1）精神病、严重神经疾病以及小儿等不能合作的患者，或不同意该麻醉的患者。

（2）穿刺部位有感染的患者。穿刺部位有炎症或感染者，脊髓麻醉有可能将致病菌带入蛛网膜下隙引起急性脑脊膜炎。

（3）中枢神经系统疾病，特别是脊髓或脊神经根病变者，麻醉后有可能后遗长期麻痹。

### 2. 相对禁忌证

（1）严重低血容量的患者。此类患者在脊髓麻醉发生作用后，可能发生血压骤降甚至心搏骤停，故术前访视患者时，应切实重视失血、脱水及营养不良等有关情况，特别应衡量血容量状态，并仔细检查，以防意外。

（2）止血功能异常的患者。止血功能异常包括血小板数量与质量异常以及凝血功能异常等，穿刺部位易出血，可导致血肿形成及蛛网膜下隙出血，重者可致截瘫。

（3）全身感染的患者慎用。

（4）脊椎外伤或有严重腰背痛病史以及不明原因脊神经压迫症状者，慎用脊髓麻醉。脊椎畸形者解剖结构异常，也应慎用脊髓麻醉。

# 二、蛛网膜下隙麻醉穿刺技术

## （一）穿刺前准备

### 1. 急救准备

在穿刺前备好急救设备和物品（麻醉机和氧气、气管插管用品等）以及药物（如麻黄碱和阿托品等）。

### 2. 麻醉前用药

用量不宜过大，应让患者保持清醒配合状态，以利于进行麻醉平面的调节。可于麻醉前

1 小时肌内注射苯巴比妥钠 0.1 g（成人量），阿托品或东莨菪碱可不用或少用。存在术前疼痛患者，应当按需给予不同种类的镇痛药。氯丙嗪或氟哌利多等药不推荐应用，以免导致患者意识模糊和血压剧降。

3. 无菌

蛛网膜下隙穿刺必须执行严格的无菌原则。所有的物品在使用前必须进行检查。

4. 穿刺点选择

为避免损伤脊髓，成人穿刺点应选择不高于 $L_{2\sim3}$，小儿应选择在 $L_{4\sim5}$。

5. 麻醉用具

穿刺针主要有两类：一类是尖端呈斜口状，可切断硬膜进入蛛网膜下隙，如 Quincke 针，由于对硬脊膜穿刺形成破口较大，现已少用。临床广泛应用的是尖端呈笔尖式穿刺针，注药口在针侧壁，可推开硬膜进入蛛网膜下隙，如 Sprotte 针和 Whitacre 针，笔尖式细穿刺针使腰麻后头痛的发生率大大降低。应尽可能选择细的穿刺针，24～25 G 较为理想，可减少穿刺后头痛的发生率。

## （二）穿刺体位

蛛网膜下隙穿刺体位，一般可取侧卧位或坐位，以前者常用。

1. 侧卧位

侧卧位时应注意脊柱的轴线是否水平。女性的髋部常比双肩宽，侧卧位时脊柱水平常倾向于头低位。男性相反。因此应该通过调节手术床使脊柱保持水平。取左侧或右侧卧位，患者两手抱膝，大腿贴近腹壁。头尽量向胸部屈曲，使腰背部向后弓成弧形，以使棘突间隙张开，便于穿刺。背部与床面垂直，平齐手术台边沿。采用重比重液时，手术侧置于下方；采用轻比重液时，手术侧置于上方。

2. 坐位

臀部与手术台边沿相齐，两足踏于凳上，两手置膝，头下垂，使腰背部向后弓出。这种体位需有助手协助，以扶持患者保持体位不变。如果患者于坐位下出现头晕或血压变化等症状，应立即改为平卧，经处理后改用侧卧位穿刺。鞍区麻醉一般需要取坐位。

## （三）穿刺部位与消毒范围

成人蛛网膜下隙常选用 $L_{2\sim3}$ 或 $L_{3\sim4}$ 棘突间隙，此处的蛛网膜下隙较宽，脊髓于此也已形成终丝，故无伤及脊髓之虞。确定穿刺点的方法是：取两侧髂嵴的最高点作连线，与脊柱相交处，即为第 4 腰椎或 $L_{3\sim4}$ 棘突间隙。如果该间隙较窄，可上移或下移一个间隙做穿刺点。穿刺前须严格消毒皮肤，消毒范围应上至肩胛下角，下至尾椎，两侧至腋后线。消毒后穿刺点处铺孔巾或无菌单。

## （四）穿刺方法

穿刺点可用 1%～2% 利多卡因作皮内、皮下和棘间韧带逐层浸润。常用的蛛网膜下隙穿刺术有以下 2 种。

1. 直入法

用左手拇、示两指固定穿刺点皮肤。将穿刺针在棘突间隙中点，与患者背部垂直，针尖稍向头侧作缓慢刺入，并仔细体会针尖处的阻力变化。当针穿过黄韧带时，有阻力突然消失的"落空"感觉，继续推进常有第二个"落空"感觉，提示已穿破硬膜与蛛网膜而进入蛛网膜下隙。如果进针较快，常将黄韧带和硬膜一并刺穿，则往往只有一次"落空"感觉。这种"落空"感在老年患者常不明显。

2. 旁入法

于棘突间隙中点旁开 1.5 cm 处做局部浸润。穿刺针与皮肤约成 75° 对准棘突间孔刺入，经黄韧带及硬脊膜而达蛛网膜下隙。此法可避开棘上及棘间韧带，特别适用于韧带钙化的老年患者或脊椎畸形或棘突间隙不清楚的肥胖患者。

针尖进入蛛网膜下隙后，拔出针芯即有脑脊液流出，脑脊液流出是脊髓麻醉成功的重要标志，如未见脑脊液流出可旋转针干 180° 或用注射器缓慢抽吸。经上述处理仍无脑脊液流出者，应重新穿刺。穿刺时如遇骨质，应改变进针方向，避免损伤骨质。经 3~5 次穿刺而仍未能成功者，应请示上级医师或改换椎间隙另行穿刺。

## 三、常用药物及配制

### （一）局部麻醉药

蛛网膜下隙麻醉较常用的局部麻醉药有普鲁卡因、丁卡因、丁哌卡因和罗哌卡因。其作用时间取决于脂溶性及蛋白结合力。短时间的手术可选择普鲁卡因，而长时间的手术（膝关节或髋关节置换术及下肢血管手术）可用丁哌卡因、丁卡因及罗哌卡因。普鲁卡因成人用量为 100~150 mg，常用浓度为 5%，麻醉起效时间为 1~5 分钟，维持时间仅 45~90 分钟。丁哌卡因常用剂量为 8~12 mg，最多不超过 15 mg，一般用 0.5%~0.75% 浓度，起效时间为 5~10 分钟，可维持 2~2.5 小时。丁卡因常用剂量为 10~15 mg，常用浓度为 0.33%，起效缓慢，需 5~20 分钟，麻醉平面有时不易控制，维持时间为 2~3 小时，丁卡因容易被弱碱中和沉淀，使麻醉作用减弱，须注意。罗哌卡因常用剂量为 5~15 mg，常用浓度为 0.375%~0.5%，最高浓度可用 0.75%。

### （二）血管收缩药

血管收缩药可减少局部麻醉药血管吸收，使更多的局部麻醉药物浸润至神经中，从而使麻醉时间延长。常用的血管收缩药有麻黄碱、肾上腺素及去氧肾上腺素。常用麻黄碱 (1:1 000)200~500 μg (0.2~0.5 mL) 或去氧肾上腺素（1:100）2~5 mg (0.2~0.5 mL) 加入局部麻醉药中。但目前认为，血管收缩药能否延长局部麻醉药的作用时间与局部麻醉药的种类有关。丁卡因可使脊髓及硬膜外血管扩张、血流增加，将血管收缩药加入至丁卡因中，可使已经扩张的血管收缩，因而能延长作用时间；而丁哌卡因和罗哌卡因使脊髓及硬膜外血管收缩，药液中加入血管收缩药并不能延长其作用时间。麻黄碱、去氧肾上腺素作用于脊髓背根神经元 α 受体，也有一定的镇痛作用，与其延长麻醉作用时间也有关。因为剂量小，不会引起脊髓缺血，故血管收缩药被常规推荐加入局部麻醉药中。

### （三）药物的配制

除了血管收缩药外，尚可加入一些溶剂，以配成重比重液、等比重液或轻比重液以利药物的弥散和分布。重比重液其比重大于脑脊液，容易下沉，向低端扩散，常通过加 5% 葡萄糖注射液实现，重比重液是临床上常用的脊髓麻醉液。轻比重液比重小于脑脊液，但由于轻比重液可能导致麻醉平面过高，目前已较少采用。5% 普鲁卡因重比重液配制方法为：普鲁卡因 150 mg 溶解于 5% 葡萄糖注射液 2.7 mL，再加 0.1% 肾上腺素 0.3 mL。丁卡因重比重液常用1%丁卡因、10%葡萄糖注射液及3%麻黄碱各1 mL配制而成。丁哌卡因重比重液取0.5%丁哌卡因2 mL或0.75%丁哌卡因2 mL，加10%葡萄糖注射液0.8 mL及0.1%肾上腺素0.2 mL配制而成。目前临床也常用0.5%~0.75%盐酸丁哌卡因或盐酸罗哌卡因，均为等比重，或倾向于轻比重。必须注意的是甲磺酸罗哌卡因禁忌用于脊髓麻醉，配制的葡萄糖注射液浓度不得超过8%。

## 四、影响麻醉平面的因素

麻醉平面是指皮肤感觉消失的界限。麻醉药注入蛛网膜下隙后，须在短时间内主动调节和控制麻醉平面达到手术所需的范围，而且要避免麻醉平面过高。这不仅关系到麻醉成败，而且与患者安危密切关系，是蛛网膜下隙麻醉操作技术中最重要的环节。

许多因素影响蛛网膜下隙麻醉平面，其中最重要的因素是局部麻醉药的剂量及比重、椎管的形状以及注药时患者的体位。患者体位和局部麻醉药的比重是调节麻醉平面的两个主要因素，局部麻醉药注入脑脊液中后，重比重液向低处移动，轻比重液向高处移动，等比重液即停留在注药点附近。所以坐位注药时，轻比重液易向头侧扩散，使麻醉平面过高；而侧卧位手术时（如全髋置换术），选用轻比重液可为非下垂侧提供良好的麻醉。但是体位的影响主要在5~10分钟内起作用，超过此时限，药物已与脊神经充分结合，体位调节的作用就会消失。脊椎的4个生理弯曲在仰卧位时，$L_3$最高，$T_6$最低，如果经$L_{2~3}$间隙穿刺注药，患者转为仰卧位后，重比重药物将沿着脊柱的坡度向胸段移动，使麻醉平面偏高；如果在$L_{3~4}$或$L_{4~5}$间隙穿刺，患者仰卧后，大部分重比重药液向骶段方向移动，骶部及下肢麻醉较好，麻醉平面偏低。因此腹部手术时，穿刺点宜选用$L_{2~3}$间隙；下肢或会阴肛门手术时，穿刺点不宜超过$L_{3~4}$间隙。一般而言，注药的速度越快，麻醉范围越广；相反，注药速度越慢，药物越集中，麻醉范围越小（尤其是等比重液）。一般以每5秒注入1 mL药物为适宜。穿刺针斜口方向对麻醉药的扩散和平面的调节有一定影响，斜口方向向头侧，麻醉平面易升高；反之，麻醉平面不易过多上升。局部麻醉药的剂量对麻醉平面影响不大。Lambert观察仰卧位时应用不同剂量的局部麻醉药，由于重比重液的下沉作用，均能达到相同的麻醉平面，但低剂量的麻醉强度和作用时间都低于高剂量组。

具体实际操作中，有人建议以$L_1$麻醉平面为界。麻醉平面在$L_1$以上，应选择重比重液，因这些患者转为水平仰卧位时，由于重力作用局部麻醉药下沉到较低的胸段（$T_6$），可达满意的麻醉效果；而需麻醉$L_1$以下平面，可选用等比重液，因局部麻醉药停留在注药部位，使麻醉平面不致过高。在确定麻醉平面时，除了阻滞支配手术部位的皮区神经外，尚需阻滞支配手术的内脏器官的神经，如全子宫切除术，阻滞手术部位皮区的神经达$T_{12}$即可，但阻滞支配子宫的神经需达$T_{11}$、$T_{10}$，而且术中常发生牵拉反射，要阻滞该反射，麻醉平面需达$T_6$，所以术中麻醉平面达$T_6$，方能减轻患者的不适反应。

## 五、麻醉中的管理

蛛网膜下隙麻醉后，可能引起一系列生理扰乱，其程度与麻醉平面有密切关系。平面越高，扰乱越明显。因此，需切实注意平面的调节，密切观察病情变化，并及时处理。

### （一）血压下降与心率缓慢

蛛网膜下隙麻醉平面超过$T_4$后，常出现血压下降，多数于注药后15~30分钟发生，同时伴心率缓慢，严重者可因脑供血不足而出现恶心呕吐、面色苍白、躁动不安等症状。这类血压下降主要是由于交感神经节前神经纤维被阻滞，使小动脉扩张，周围阻力下降，加之血液淤积于周围血管系，静脉回心血量减少，心排血量下降而造成。心率缓慢是由于交感神经部分被阻滞，迷走神经呈相对亢进所致。血压下降的程度，主要取决于麻醉平面的高低，但与患者心血管功能代偿状态以及是否伴有高血压、血容量不足或酸中毒等情况有密切关系。处理上应首先考虑补充血容量，如果无效可给予适量血管活性药物（去氧肾上腺素、去甲肾上腺素或麻黄碱等），直到血压回升为止。对心率缓慢者可考虑静脉注射阿托品 0.25 ~ 0.50 mg 以降低迷走神经张力。

### （二）呼吸抑制

因胸段脊髓麻醉引起肋间肌麻痹，可出现呼吸抑制，表现为胸式呼吸微弱，腹式呼吸增强，严重时患者潮气量减少，咳嗽无力，不能发声，甚至发绀，应迅速有效吸氧。如果发生全脊髓麻醉而引起呼吸停止、血压骤降或心搏骤停，应立即施行气管内插管人工呼吸、维持循环等措施进行抢救。

### （三）恶心、呕吐

主要诱因包括：①血压骤降，脑供血骤减，兴奋呕吐中枢；②迷走神经功能亢进，胃肠蠕动增加；③手术牵拉内脏。一旦出现恶心呕吐，应检查是否有麻醉平面过高及血压下降，并采取相应措施；或暂停手术以减少迷走刺激；或施行内脏麻醉，一般能收到良好效果。若仍不能制止呕吐，可考虑使用异丙嗪或氟哌利多等药物镇吐。

## 六、连续蛛网膜下隙麻醉

连续蛛网膜下隙麻醉是通过放置于蛛网膜下隙的导管向其间断注射小剂量局部麻醉药物或镇痛药物产生和维持脊髓麻醉的方法。

1907 年这一概念首次由英国外科医师 Dean 提出。后续发现连续脊髓麻醉引起的麻醉成功率低和感觉异常发生率高，硬脊膜穿破后头痛（PDPH）发生率高和神经系统并发症等限制了连续脊髓麻醉的应用。20 世纪 80 年代大量文献报道提示连续脊髓麻醉节段扩散和维持的高度可控性好，小剂量局部麻醉药即可产生良好麻醉效果，血流动力学稳定，PDPH 发生率不高，特别适合于老年患者、高危患者的手术麻醉。连续脊髓麻醉微导管技术的应用同时降低了 PDPH 的发生率。然而，1991—1992 年 12 例使用微导管脊髓麻醉后出现马尾综合征及类似严重的神经系统并发症的连续报道导致美国食品药品监督管理局（FDA）于 1992 年公布了禁止在美国使用 24 G 腰麻微导管的禁令。直到 1996 年新型连续蛛网膜下隙麻醉导管针"Spinocath"研制成功，该技术再次得以研究推广。目前连续脊髓麻醉导管针设计均为内针芯设计，内针为 27 G 腰穿针，外导管为 27 G 或 24 G 导管，长约为 10 cm，穿刺后腰麻针孔可完全被留置导管封闭，避免了脑脊液外漏，减少了 PDPH；导管内径满足药物注射与脑脊液回吸。其优点如下。

（1）所用局部麻醉药、镇痛药剂量显著减少，麻醉平面可控性好，效果确切。避免过量局部麻醉药造成的全身毒性反应。

（2）缓慢分次给药对呼吸、循环干扰小，血流动力学稳定，尤其适用于老年患者和心血管系统高风险患者的麻醉。

（3）可广泛应用于术后镇痛、癌痛及其他慢性疼痛的治疗。

（4）虽然有 PDPH 的发生，随着细套管针技术应用，减少了脑脊液外漏，PDPH 发生率显著降低。

（5）留置于蛛网膜下隙的导管长度、方向、所用局部麻醉药的浓度及合适的剂量选择是避免马尾综合征等神经系统并发症的重要因素。

（6）连续蛛网膜下隙麻醉器具、导管必须严格无菌操作，严密观察控制导管留置情况和时间，可有效避免中枢神经系统感染等并发症。

连续蛛网膜下隙麻醉技术是一项非常有意义的技术，对其临床应用范围、效果的研究有待更广泛、更深入的探索。

（蔡红红）

## 第三节　硬膜外麻醉

将局部麻醉药注入硬膜外间隙，阻滞脊神经根，使其支配的区域产生暂时性麻痹，称为硬膜外麻醉。

硬膜外麻醉有单次法和连续法两种。单次法是穿刺后将预定的局部麻醉药全部注入硬膜外间隙以产生麻醉作用。此法缺乏可控性，易发生严重并发症，故已罕用。连续法是通过穿刺针在硬膜外间隙留置导管，根据病情、手术范围和时间，分次给药，使麻醉平面完善，作用时间延长，并发症减少。连续硬膜外麻醉已成为临床上常用的麻醉方法之一。

根据脊髓麻醉部位不同，可将硬膜外麻醉分为高位、中位、低位及骶管麻醉。

# 一、适应证与禁忌证

## （一）适应证

### 1. 外科手术

因硬膜外穿刺上至颈段、下至腰段，通过给药可阻滞这些脊神经所支配的相应区域，所以理论上讲，硬膜外麻醉可用于除头部以外的任何手术。但从安全角度考虑，硬膜外麻醉主要用于腹部及其以下部位的手术，包括泌尿科、妇产科及下肢手术。颈部、上肢及胸部手术虽可应用，但管理困难。此外，凡适用于蛛网膜下隙麻醉的手术，可采用硬膜外麻醉。

### 2. 镇痛

包括产科镇痛、术后镇痛及一些慢性疼痛的镇痛常用硬膜外麻醉，硬膜外麻醉是分娩镇痛最有效的方法，通过腰部硬膜外麻醉，可阻滞支配子宫的交感神经，从而减轻宫缩疼痛；通过调节局部麻醉药浓度或加入阿片类药物，可调控麻醉强度（尤其是运动神经）；而且不影响产程的进行；即便要行剖宫产或行产钳辅助分娩，也可通过调节局部麻醉药的剂量和容量来达到所需的麻醉平面；对于有妊娠高血压的患者，硬膜外麻醉可帮助调控血压。硬膜外联合应用局部麻醉药和阿片药，可产生最好的镇痛作用及最少的并发症，是术后镇痛的常用方法。硬膜外给予破坏神经药物，可有效缓解癌症疼痛。硬膜外应用局部麻醉药及激素，可治疗慢性背痛，但其长远的效果尚不确切。

## （二）禁忌证

1. 绝对禁忌证

（1）精神病、严重神经疾病以及小儿等不能合作的患者，或不同意该麻醉的患者。

（2）穿刺部位有感染的患者。穿刺部位有炎症或感染者，有可能将致病菌带入硬膜外间隙引起硬膜外间隙感染或脓肿形成。

（3）中枢神经系统疾病，特别是近期卒中、脊髓或脊神经根病变者，麻醉后有可能后遗长期麻痹。

（4）止血功能异常的患者。止血功能异常包括血小板数量与质量异常以及凝血功能异常等，穿刺部位易出血，可导致椎管内血肿形成，重者可致截瘫。

2. 相对禁忌证

（1）严重低血容量的患者。此类患者硬膜外麻醉可能发生顽固性低血压，故术前访视患者时，应充分了解失血、脱水等有关情况，术中加强监测以防意外。

（2）全身感染的患者慎用。

（3）脊椎外伤或有严重腰背痛病史以及不明原因脊神经压迫症状者，慎用。

## 二、穿刺技术

### （一）穿刺前准备

硬膜外麻醉的局部麻醉药用量较大，为预防中毒反应，麻醉前可给予巴比妥类或苯二氮䓬类药物；对麻醉平面高、范围大或迷走神经兴奋型患者，可同时加用阿托品，以防心率减慢，术前有剧烈疼痛者可适量使用镇痛药。

硬膜外穿刺用具包括：连续硬膜外穿刺针（一般为 Tuohey 针）及硬膜外导管各一根，15 G 粗注射针头一枚（供穿刺皮肤用）、玻璃细管一根（用以观察硬膜外负压）、5 mL 和 20 mL 注射器各一副、50 mL 的药杯两只（用于盛局部麻醉药和无菌注射用水）、无菌单两块、纱布钳一把、纱布及棉球数个，以上物品用包扎布包好，进行高压蒸汽灭菌。目前，硬膜外穿刺包多为一次性使用。为预防并及时处理全脊髓麻醉等引起的并发症，须备好气管插管设备，给氧设备及其他急救用品。

### （二）穿刺体位与穿刺部位

穿刺体位有侧卧位及坐位两种，临床上多采用侧卧位，具体要求与蛛网膜下隙麻醉相同。穿刺点应根据手术部位选定，一般取支配手术范围中央的相应棘突间隙。通常上肢穿刺点在 $T_{3\sim4}$ 棘突间隙，上腹部手术在 $T_{8\sim10}$ 棘突间隙，中腹部手术在 $T_{9\sim11}$ 棘突间隙，下腹部手术在 $T_{12}\sim L_2$ 棘突间隙，下肢手术在 $L_{3\sim4}$ 棘突间隙，会阴部手术在 $L_{4\sim5}$ 间隙，也可用骶管麻醉。确定棘突间隙，一般参考体表解剖标志。如颈部明显突出的棘突为 $C_7$ 棘突；两侧肩胛冈连线交于 $T_3$ 棘突；两侧肩胛下角连线交于 $T_3$ 棘突；两侧髂嵴最高点连线交于 $L_4$ 棘突或 $L_{3\sim4}$ 棘突间隙。

### （三）穿刺方法与置管

硬膜外间隙穿刺术有直入法和旁入法两种。颈椎、胸椎上段及腰椎的棘突相互平行，多主张用直入法；胸椎的中下段棘突呈叠瓦状，间隙狭窄，穿刺困难时可用旁入法。老年人棘上韧带钙化、脊柱弯曲受限制者，一般宜用旁入法。直入法、旁入法的穿刺手法同蛛网膜下隙麻醉的穿刺手法，针尖所经的组织层次也与脊髓麻醉时类同，如穿透黄韧带有阻力骤失感，即提示已进入硬膜外间隙。

穿刺针穿透黄韧带后，根据阻力的突然消失、推注无菌注射用水或盐水无阻力、负压的出现以及无脑脊液流出等现象，即可判断穿刺针已进入硬膜外间隙。临床上一般穿刺到黄韧带时，阻力增大有韧感，此时可将针芯取下，用一内含约 2 mL 无菌注射用水或盐水和一个小气泡（约 0.25 mL）的 3~5 mL 玻璃注射器与穿刺针衔接，当推动注射器芯时即感到有弹回的阻力感且小气泡受压缩小，此后边进针边推动注射器芯试探阻力，一旦突破黄韧带则阻力消失，犹如"落空感"，同时注液毫无阻力，表示针尖已进入硬膜外间隙。临床上也可用负压法来判断硬膜外间隙，即抵达黄韧带后，拔出针芯，于针尾置一滴液体（悬滴法）或于针尾置一盛有液体的玻璃接管（玻管法），当针尖穿透黄韧带而进入硬膜外间隙时，悬滴（或管内液体）被吸入，这种负压现象于颈胸段穿刺时比腰段更为明显。除上述两项指标外，临床上还有多种辅助试验方法用于确定硬膜外间隙，包括抽吸试验（硬膜外间隙抽吸无脑脊液）、正压气囊试验（正压气囊进入硬膜外间隙而塌陷）及置管试验（在硬膜外间隙置管无阻力）。试验用药也可初步判断是否在硬膜外间隙。

确定针尖已进入硬膜外间隙后，即可经针蒂插入硬膜外导管。插管前应先测量皮肤至硬膜外间隙的距离，然后即行置管，导管再进入硬膜外间隙 4~6 cm，然后边拔针边固定导管，直至将针退出皮肤，在拔针过程中不要随意改变针尖的斜口方向，并切忌后退导管以防斜口割断导管。针拔出后，调整导管在硬膜外的长度，使保留在硬膜外的导管长度在 2~3 cm；如需要术后镇痛或产科镇痛时，该硬膜外导管长度可为 4~6 cm。然后在导管尾端接上注射器，注入少许生理盐水，如无阻力，并回吸无血液或脑脊液，即可固定导管。置管过程中如患者出现肢体异感或弹跳，提示导管已偏于一侧而刺激脊神经根，为避免脊神经损害，应将穿刺针与导管一并拔出，重新穿刺置管。如需将导管退出重插时，须将导管与穿刺针一并拔出。如导管内有全血流出，经冲洗无效后，应考虑另换间隙穿刺。

### （四）硬膜外间隙用药

用于硬膜外麻醉的局部麻醉药应该具备弥散性强、穿透性强、毒性小，且起效时间短、维持时间长等特点。目前常用的局部麻醉药有利多卡因、丁卡因、丁哌卡因和罗哌卡因等。利多卡因起效快，5~10 分钟即可发挥作用，在组织内浸透扩散能力强，所以麻醉完善，效果好，常用 1%~2% 浓度，作用持续时间为 1.5 小时，成年人一次最大用量为 400 mg。丁卡因常用浓度为 0.25%~0.33%，10~15 分钟起效，维持时间达 3~4 小时，一次最大用量为 60 mg。丁哌卡因常用浓度为 0.5%~0.75%，4~10 分钟起效，可维持 4~6 小时，但肌肉松弛效果只有 0.75% 溶液才满意。

罗哌卡因是长效酰胺类局部麻醉药。等浓度的罗哌卡因和丁哌卡因用于硬膜外麻醉所产生的感觉神经阻滞近似，而前者对运动神经的麻醉不仅起效慢、强度差且有效时间也短。所以在外科手术时为了增强对运动神经的麻醉作用，可将罗哌卡因浓度提高到 1%，总剂量可用至 150~200 mg，10~20 分钟起效，持续时间为 4~6 小时。鉴于罗哌卡因这种明显的感觉—运动阻滞分离特点，临床上常用罗哌卡因硬膜外麻醉作术后镇痛及无痛分娩。常用浓度为 0.1%~0.2%。

氯普鲁卡因属于酯类局部麻醉药，是一种较安全的局部麻醉药，应用于硬膜外麻醉常用浓度为 2%~3%。其最大剂量在不加入肾上腺素时为 11 mg/kg，总剂量不超过 800 mg；加入肾上腺素时为 14 mg/kg，总剂量不超过 1 000 mg。

左旋丁哌卡因属于酰胺类局部麻醉药，作用时间长。应用于硬膜外麻醉的浓度为 0.5% ~ 0.75%，最大剂量为 150 mg。

局部麻醉药中可加用肾上腺素，以减慢其吸收，延长作用时间。肾上腺素的浓度，应以达到局部轻度血管收缩而无明显全身反应为原则。一般浓度为 1 ：（200 000 ~ 400 000），如 20 mL 药液中可加 0.1% 肾上腺素 0.1 mL，高血压患者应酌减。

决定硬膜外麻醉范围的最主要因素是药物的容量，而决定麻醉强度及作用持续时间的主要因素则是药物的浓度。根据穿刺部位和手术要求的不同，应选择不同浓度的局部麻醉药。以丁哌卡因为例，用于颈胸部手术，以 0.25% 为宜，浓度过高可引起膈肌麻痹；用于腹部手术，为达到腹肌松弛要求，常需用 0.75% 浓度。此外，浓度的选择与患者全身情况有关，健壮患者所需的浓度宜偏高，虚弱或年老患者，浓度要偏低。

为了取长补短，临床上常将长效和短效局部麻醉配成混合液，以达到起效快而维持时间长的目的，常用的配伍是 1% 利多卡因和 0.15% 丁卡因混合液，可加肾上腺素 1 ：200 000。

穿刺置管成功后，即应注入试验剂量如利多卡因 40 ~ 60 mg，或丁哌卡因或罗哌卡因 8 ~ 10 mg，目的在于排除误入蛛网膜下隙的可能。此外，从试验剂量所出现的麻醉范围及血压波动幅度，可了解患者对药物的耐受性以指导继续用药的剂量。观察 5 ~ 10 分钟后，如无蛛网膜下隙麻醉征象，可每隔 5 分钟注入 3 ~ 5 mL 局部麻醉药，直至麻醉范围满足手术要求为止。此时的用药总和即首次总量，也称初量，一般成年患者需 15 ~ 20 mL。最后一次注药后 10 ~ 15 分钟，可追求初量的 20% ~ 25%，以达到感觉麻醉平面不增加而麻醉效果加强的效果。之后每 40 ~ 60 分钟给予 5 ~ 10 mL 或追加首次用量的 1/2 ~ 1/3，直至手术结束。

## 三、硬膜外麻醉的管理

### （一）影响麻醉平面的因素

1. 药物容量和注射速度

药物容量越大，麻醉范围越广，反之，则麻醉范围窄。临床实践证明，快速注药对扩大麻醉范围的作用有限。

2. 导管的位置和方向

导管向头侧时，药物易向头侧扩散；向尾侧时，则可多向尾侧扩散 1 ~ 2 个节段，但仍以向头侧扩散为主。如果导管偏于一侧，可能出现单侧麻醉，偶尔导管进入椎间孔，则只能阻滞数个脊神经根。

3. 患者的情况

婴幼儿硬膜外间隙小，用药量需减少。妊娠后期，由于下间隙静脉受压，硬膜外间隙相对变小，药物容易扩散，用药量也需减少。有研究表明，硬膜外间隙并非是一个规则的间隙，在硬膜外间隙内注射溶液传播并不均匀，说明硬膜外药物扩散具有临床不可预知性。这种缺乏一致性的情况与年龄相关。有证据表明，随着年龄增加硬膜外空间的脂肪组织减少，这可能导致老年患者硬膜外麻醉所需剂量的减少。某些病理因素，如脱水、血容量不足等，可加速药物扩散，用药应格外慎重。

### （二）术中管理

硬膜外间隙注入局部麻醉药 5 ~ 10 分钟内，在穿刺部位的上下各 2、3 节段的皮肤支配区可出现感觉迟钝；20 分钟内麻醉范围可扩大到所预期的范围，麻醉也趋完全。针刺皮肤测痛可得知麻醉的范围和效果。除感觉神经被阻滞外，交感神经、运动神经也被阻滞，由此可引起一系列生理紊乱。与脊髓麻醉一样，最常见的是血压下降、呼吸抑制和恶心呕吐。因此术中应注意麻醉平面，密切观察病情变化，及时进行处理。

### 四、骶管麻醉

骶管麻醉是经骶管裂孔穿刺，注射局部麻醉药于骶管间隙以阻滞骶部脊神经，是硬膜外麻醉的一种，适用于直肠、肛门等会阴部手术，也可用于婴幼儿及学龄前儿童的腹部手术。

骶管裂孔和骶角是骶管穿刺点的重要解剖标志，其定位方法是：先摸清尾骨尖，沿中线向头端方向摸至约 4 cm 处（成人），可触及一个有弹性的凹陷，即为骶管裂孔，在孔的两旁可触到蚕豆大的骨质隆起，是为骶角。两骶角连线的中点，即为穿刺点。髂后上棘连线在第 2 骶椎平面，是硬脊膜囊的终止部位，骶管穿刺针如果越过此连线，即有误入蛛网膜下隙而发生全脊髓麻醉的危险。

骶管穿刺术：可取侧卧位或俯卧位。侧卧位时，腰背应尽量向后弓曲，双膝屈向腹部。俯卧位时，髋部需垫厚枕以抬高骨盆，暴露骶部。于骶管裂孔中心作皮内小丘，将穿刺针垂直刺进皮肤，当刺到骶尾韧带时有弹韧感觉，稍作进针有阻力消失感觉。此时将针干向尾侧方向倾倒，与皮肤成 30°～45°，顺势推进约 2 cm，即可到达骶管间隙。接上注射器，抽吸无脑脊液，注射带小气泡的生理盐水无阻力，也无皮肤隆起，证实针尖确在骶管间隙内，即可注入试验剂量。观察无蛛网膜下隙麻醉现象后，可分次注入其余药液。

骶管穿刺成功的关键，在于掌握好穿刺针的方向。如果针与皮肤角度过小，即针体过度放平，针尖可在骶管的后壁受阻；若角度过大，针尖常可触及骶管前壁。穿刺如遇骨质，不宜用暴力，应退针少许，调整针体倾斜度后再进针，以免引起剧痛和损伤骶管静脉丛。

骶管有丰富的静脉丛，除容易穿刺损伤出血外，对局部麻醉药的吸收也快，故较易引起轻重不等的毒性反应。此外，当抽吸有较多回血时，应放弃骶管麻醉，改用腰部硬膜外麻醉。约有 20% 正常人的骶管呈解剖学异常，骶管裂孔畸形或闭锁者占 10%，如发现有异常，不应选用骶管麻醉。鉴于传统的骶管麻醉法，针的方向不好准确把握，难免麻醉失败。近年来对国人的骶骨进行解剖学研究，发现自 S4 至 S2 均可裂开，故可采用较容易的穿刺方法。与腰部硬膜外麻醉法相同，在 S2 平面以下先摸清骶管裂孔，穿刺针自中线垂直进针，易进入骶管裂孔。改进的穿刺方法失败率减少，并发症发生率也降低。

（梁　倩）

## 第四节　腰—硬联合麻醉

蛛网膜下隙与硬膜外联合阻滞麻醉（CSEA），简称为腰—硬联合麻醉，是通过硬膜外穿刺针将脊髓麻醉穿刺针刺破硬膜注射局部麻醉药与镇痛药至蛛网膜下隙，然后退出脊髓麻醉穿刺针，通过硬膜外穿刺针置管的技术。CSEA 既具有脊髓麻醉起效快、效果确切、局部麻醉药用量小的优点，又有硬膜外麻醉可连续性、便于控制平面和可用作术后镇痛的优点。主要用于下腹部及下肢手术的麻醉与镇痛，尤其是产科麻醉与镇痛。

## 一、适应证与禁忌证

### （一）适应证

CSEA 适用于分娩镇痛、剖宫产手术以及其他下腹部与下肢手术。

### （二）禁忌证

凡有脊髓麻醉或（和）硬膜外麻醉禁忌证的患者均不适合选用 CSEA。

## 二、常用的腰—硬联合麻醉技术

CSEA 技术主要有两种：两点穿刺技术与单点穿刺技术。两点穿刺技术（DST）是在腰段不同间隙分别实施硬膜外穿刺置管和蛛网膜下隙麻醉，由 Curelaru 于 1979 年首先报道，目前已很少使用。单点穿刺技术（SST）于 1982 年用于临床，该技术使用硬膜外穿刺针置入硬膜外间隙，然后从硬膜外穿刺针头端一侧孔或直接从硬膜外穿刺针内间隙插入细的蛛网膜下隙穿刺针穿破硬膜后进入蛛网膜下隙实施脊髓麻醉，然后拔除蛛网膜下隙穿刺针后经硬膜外穿刺针置入硬膜外导管。SST 是目前实施 CSEA 的通用方法。

目前国内外市场供应有一次性 CSEA 包，其中有 17 G 硬膜外穿刺针，有的针距其头端约 1 cm 处有一侧孔，蛛网膜下隙穿刺针可经侧孔通过。蛛网膜下隙穿刺针一般为 25~26 G，尖端为笔尖式，如 Sprotte 针或 Whitacre 针。蛛网膜下隙穿刺针完全置入硬膜外穿刺针后突出硬膜外穿刺针尖端一般为 1.1~1.2 cm。

穿刺间隙可为 $L_{2-3}$ 或 $L_{3-4}$。常规先行硬膜外间隙穿刺，当硬膜外穿刺针到达硬膜外间隙后，再经硬膜外穿刺针置入 25~26 G 的蛛网膜下隙穿刺针，后者穿破硬膜时多有轻微的突破感，此时拔出蛛网膜下隙穿刺针针芯后有脑脊液缓慢流出。经蛛网膜下隙穿刺针注入局部麻醉药至蛛网膜下隙后，拔出蛛网膜下隙穿刺针，然后经硬膜外穿刺针置入硬膜外导管，留置导管 3~4 cm，退出硬膜外穿刺针，妥善固定导管。

## 三、腰—硬联合麻醉的用药方案

CSEA 的用药方案可因分娩镇痛或手术要求不同而有所不同。以下介绍 CSEA 用于成人下腹部和下肢手术的用药方案。

### （一）脊髓麻醉用药

可选用 0.5%~0.75% 丁哌卡因，剂量宜控制在 10 mg 以内，可加入芬太尼 25 μg。

### （二）硬膜外麻醉用药

当脊髓麻醉 15 分钟以后，如果平面低于 $T_8$ 或未达到手术要求的麻醉水平，或单纯脊髓麻醉不能满足较长时间手术的要求或考虑硬膜外镇痛时，则需要经硬膜外导管给药。

（1）试验剂量：脊髓麻醉后 15 分钟，平面低于 $T_8$ 或未达到手术要求的麻醉水平，可经硬膜外导管给予 2% 利多卡因 1.5 mL，观察 5 分钟。

1）如果平面上升仅为约两个脊椎平面，提示硬膜外导管位置合适。

2）如果导管在蛛网膜下隙，则麻醉平面升高明显，但该试验剂量一般不会引起膈肌麻痹。

（2）确认硬膜外导管在硬膜外间隙后可每5分钟给予1%~2%利多卡因3~5 mL，直至麻醉达到理想平面。

（3）90~120分钟后可考虑经硬膜外导管追加局部麻醉药，如2%利多卡因或0.5%~0.75%丁哌卡因5~8 mL。

## 四、注意事项

（1）如果脊髓麻醉平面能满足整个手术要求，则术中硬膜外间隙不需要给药，或仅作为术后镇痛。

（2）硬膜外导管可能会经脊髓麻醉穿刺孔误入蛛网膜下隙，此时可能有脑脊液经导管流出。上述试验剂量可初步判断导管是否在蛛网膜下隙，因此启用硬膜外麻醉或镇痛时必须给予试验剂量，并且每次经硬膜外导管给药时均须回抽确认有无脑脊液。

（3）CSEA时脊髓麻醉用药量以及硬膜外麻醉用药量均较小，但是麻醉平面往往较单纯脊髓麻醉或硬膜外麻醉的范围广。主要原因可能包括：①硬膜外间隙穿刺后硬膜外间隙的负压消失，使脊膜囊容积缩小，促使脑脊液内局部麻醉药易于向头侧扩散；②注入硬膜外间隙的局部麻醉药挤压硬脊膜，使腰骶部蛛网膜下隙的局部麻醉药随脑脊液向头侧扩散；③注入硬膜外间隙的局部麻醉药经硬脊膜破损孔渗入蛛网膜下隙（称为渗漏效应）；④体位改变等。研究提示，前两个因素可能是CSEA时平面容易扩散的主要原因。

（4）硬膜外间隙置管困难，导致脊髓麻醉后恢复仰卧位体位延迟，结果出现单侧脊髓麻醉或脊髓麻醉平面过高或过低。一般要求蛛网膜下隙注药后3~4分钟内应完成硬膜外间隙置管。

（5）CSEA时可发生单纯脊髓麻醉或硬膜外麻醉可能出现的并发症，同样需引起高度重视。

（郭永萍）

# 第三章

# 神经科手术麻醉

## 第一节 颅脑创伤手术的麻醉

颅脑创伤（traumatic brain injury，TBI）是指头部遭受撞击或贯穿伤，引起脑功能障碍。在所有创伤中，颅脑创伤往往是最严重和危及生命的，是导致儿童和青壮年残疾和死亡的首要原因。TBI 围术期正确的麻醉管理对改善患者的转归至关重要。

### 一、颅脑创伤的分类和病理生理

按照创伤发生时间，TBI 可分为原发性颅脑创伤和继发性颅脑创伤。原发性颅脑创伤在创伤即刻发生，是对颅骨和脑组织的机械撞击和加速挤压引起的颅骨骨折和颅内损伤，主要有脑震荡、弥漫性轴索损伤、脑挫裂伤和原发性脑干损伤等。目前还没有应对原发性颅脑创伤的有效办法。继发性颅脑创伤发生于伤后数分钟、数小时或数天后，表现为源于原发性损伤的一系列复杂病理生理过程，主要有脑水肿和颅内血肿，后者按血肿的来源和部位又分为硬脑膜外血肿（通常是由于颅骨骨折和硬脑膜动脉或静脉窦破裂所致）、硬脑膜下血肿（通常是由于大脑皮质和脑膜之间的静脉撕裂所致）和脑内血肿等。最常见加重损伤的因素包括缺氧、高碳酸血症、低血压、贫血和高血糖，这些因素都是可以预防的。伤后数小时或数天若出现癫痫、感染和败血症会进一步加重脑损伤，必须及时防治。继发的神经损害和全身性并发症是可以预防和治疗的。颅脑创伤管理的目标是采取及时有效的措施预防继发性脑损伤。

TBI 后典型表现为颅内血肿形成、脑血管自主调节功能障碍、颅内压（intracranial pressure，ICP）升高和脑血流（cerebral blood flow，CBF）降低。创伤局部 CBF 降低导致脑细胞缺血缺氧，引起细胞毒性脑水肿，而 TBI 又常伴发不同程度的血脑屏障（blood brain barner，BBB）破坏，并发血管源性脑水肿。由于颅腔是一个几乎封闭的结构，颅内血肿和脑水肿的形成都会导致 ICP 升高，这时机体会启动代偿机制抑制 ICP 的增加，初期以减少颅内脑脊液容量为主，后期全脑 CBF 进一步降低，形成缺血—水肿恶性循环，最终导致脑疝。

TBI 后还会引起全身其他器官及系统并发症，在呼吸系统可表现为呼吸节律异常、舌后坠、反流误吸、支气管痉挛和肺不张等，TBI 后剧烈的应激反应可引起急性神经源性肺水肿。由于出血、呕吐和脱水利尿治疗等因素，绝大多数 TBI 患者伴有不同程度的低血容量，但临床上机体为了维持 CBF 的代偿性反应以及应激状态，多表现为高血压，高血压反应又会引起反射性心动过缓。当创伤累及心血管运动中枢时会出现各种心律失常，当心电图出现高 P 波、P-R 和 Q-T 间期延长，以及深 U 波、ST 段和 T 波改变、严重的室性期前收缩或传导阻滞时提示预后不良。TBI 患者还常伴发高热、应激性溃疡和弥散性血管内凝血等。

## 二、颅脑创伤的麻醉管理

TBI 患者围术期管理的重点是内环境，避免引起继发性损伤的全身和颅内损害。继发性脑损伤加重病情，严重影响预后。麻醉管理目标是迅速恢复心肺功能、维持脑灌注压（cerebral perfusion pressure，CPP）和脑供血供氧，降低 ICP，减轻脑水肿，避免继发性脑创伤。

1. TBI 患者的麻醉前评估

对 TBI 患者的诊治要争分夺秒，应在最短的时间内对患者的脑创伤程度、呼吸和循环状态进行快速评估，包括既往病史、受伤过程和时间、最后进食水时间、意识障碍的程度和持续时间、ICP 情况以及是否并发颈椎、颌面部和肋骨骨折以及内脏器官出血等。通过辅助检查如头颅 CT、MRI，胸片，血常规、出凝血时间、血生化、电解质和血气分析等迅速了解患者的一般状态并制定麻醉方案。

TBI 患者的预后与入院时格拉斯哥昏迷评分（GCS，见表 3-1）、年龄、循环呼吸状态、继发性颅脑创伤的救治等因素相关。重度 TBI（GCS ≤ 8）患者死亡率可达 33%，轻度（GCS 13～15）和中度（GCS 9～12）TBI 患者约 50% 可能后遗致残和认知功能障碍。

表 3-1 格拉斯哥昏迷评分（Glasgow coma score）

| 项目 | 得分 |
| --- | --- |
| 睁眼 | |
| 不睁眼 | 1 |
| 刺激睁眼 | 2 |
| 呼唤睁眼 | 3 |
| 自动睁眼 | 4 |
| 言语反应 | |
| 无发音 | 1 |
| 只能发音 | 2 |
| 只能说出（不适当）单词 | 3 |
| 言语错乱 | 4 |
| 正常交谈 | 5 |
| 运动反应 | |
| 无反应 | 1 |
| 异常伸展（去大脑状态） | 2 |
| 异常屈曲（去皮层状态） | 3 |
| 对疼痛刺激屈曲反应 | 4 |
| 对疼痛刺激定位反应 | 5 |
| 按指令动作 | 6 |

2. TBI 患者的呼吸管理

TBI 患者多为饱胃，且常并发颅底骨折、胸部创伤和通气不足等。大多数轻中度 TBI 患者的呼吸功能仍可维持稳定，无须紧急气管插管，但应尽早实施面罩吸氧，密切观察，可待麻醉诱导后进行气管插管。GCS≤8 分的 TBI 患者应尽早行气管插管以保护呼吸道，并进行有效呼吸支持。

2%~3% TBI 患者并发有颈椎骨折，而 GCS≤8 的重型 TBI 患者颈椎骨折可高达 8%~10%。颈椎骨折患者进行气管插管操作有导致进一步脊髓损伤的风险，因此除非已经有影像学指标明确排除颈椎损伤，在插管过程中所有患者都应进行颈椎保护。插管时由助手用双手固定患者头部于中立位，保持枕部不离开床面可以维持头颈部不过度后仰，颈部下方放置颈托也有助于保护颈椎。颈椎固定后增加了喉镜暴露和气管插管的难度，而 TBI 患者对缺氧的耐受性很差，必须事先准备好应对插管困难的措施，如训练有素的助手和各种插管设备等，紧急时应迅速行气管切开。颅底骨折患者经鼻插管和置入鼻咽通气道有可能损伤脑组织，属相对禁忌证。

麻醉中应保证 $PaO_2$ 在 100 mmHg 以上。并发肺挫伤、误吸或神经源性肺水肿的患者需要呼气末正压通气（positive end-expiratory pressure，PEEP）来维持充分的氧合，同时应尽量避免过高的 PEEP 导致 ICP 显著升高。

过度通气可引起脑血管收缩、减少脑血容量而达到降低 ICP 的目的，但近年来其应用价值受到广泛质疑。在 TBI 的早期 CBF 通常是降低的，过度通气会进一步降低 CBF，加重脑缺血。在 TBI 后 5 天内，尤其是 24 小时内要避免预防性的过度通气治疗。过度通气的缩血管效应时效较短，研究发现其降低 CBF 的效应仅能维持 6~18 小时，所以不应长时间应用，尤其不能将 $PaCO_2$ 降至 25 mmHg 以下。对 TBI 患者是否采用过度通气应综合考虑 ICP 和脑松弛等方面因素，尽量短时间使用。过度通气后将 $PaCO_2$ 恢复正常范围时也应逐步进行，快速升高 $PaCO_2$ 同样会干扰脑生理。

3. TBI 患者的循环管理

TBI 患者往往伴有中枢神经反射（Cushing 反射），在循环方面表现为高血压和心动过缓，是机体为了提高脑灌注的重要保护性反射，所以在此时不可盲目地将血压降至正常水平。ICP 升高的患者若伴有低血压会严重影响脑灌注，应进行积极纠正。心率若不低于 45 次/分，一般无须处理，若用抗胆碱药宜首选格隆溴铵，阿托品可通过血脑屏障，可能引起中枢抗胆碱综合征，表现为烦躁、精神错乱和幻觉，甚至出现惊厥和昏迷，应避免用于 TBI 患者。TBI 患者出现心动过速常提示可能有其他部位的出血。

TBI 早期 CBF 大多先明显降低，然后在 24~48 小时内逐步升高，TBI 后脑组织对低血压和缺氧十分敏感，多项研究证实轻度低血压状态会对转归产生明显不利影响，所以目前认为对 TBI 患者应给与积极的血压支持。

正常人平均动脉压（MAP）在 50~150 mmHg 范围内波动时，通过脑血管自动调节功能可使 CBF 保持恒定，而 TBI 患者这一调节机制受到不同程度破坏，有研究表明约 1/3 TBI 患者的 CBF 被动地随脑灌注压（CPP）同步改变，所以此时维持 CPP 至少在 60 mmHg 以上对改善 CBF 十分重要（儿童推荐维持 CPP 在 45 mmHg 以上）。

对于无高血压病史的 TBI 患者，为保证 CPP>60 mmHg，在骨瓣打开前应将 MAP 至少维持在 80~90 mmHg 以上。血压过高也会增加心肌负担和出血风险，应给予降压治疗，但一定要小剂量分次进行，谨防低血压的发生。手术减压后（打开骨瓣或剪开硬膜）ICP 降为零，此时 CPP = MAP，同时脑干的压迫缓解，Cushing 反射消失，很多患者会表现为血压突然降低和心率增快，在此期应维持 MAP 高于 60 ~ 70 mmHg，可通过使用血管收缩药和加快输液提升血压。由于骨瓣打开后血压降低的程度很难预料，所以不提倡预防性给予升压药，但应预先进行血容量的准确估计，在开颅前补充有效循环血量。

4. TBI 患者的液体管理

TBI 患者多伴有不同程度的低血容量，但往往被反射性的高血压状态所掩盖，此时液体治疗不要仅以血压为指导，还要监测尿量和中心静脉压（central venous pressure，CVP）等的变化，尤其复合伤伴有其他部位出血时。在围术期应避免血浆渗透压降低以防加重脑水肿，0.9% 盐水属轻度高渗液（308 mOsm/L），适用于神经外科手术中，但大量使用时可引起高氯性酸中毒，乳酸钠林格液可避免此情况，但它属于低渗液（273 mOsm/L），大量使用时会引起血浆渗透压降低，所以在需要大量输液的情况下，可以混合使用上述两种液体并在术中定期监测血浆渗透压和电解质作为指导。

关于 TBI 手术中晶体液和胶体液的选择一直存在争议，目前认为对于出血量不大者无须输入胶体液，但需要大量输液时应考虑加入胶体液。胶体液可选择白蛋白、明胶和羟乙基淀粉等，前两种有引起变态反应的风险，而后者大量使用时会影响凝血功能，要注意 TBI 本身即可引发凝血功能异常。

甘露醇和呋塞米都可以用来降低脑组织细胞外液容量，甘露醇起效快且效果强，对于血脑屏障（BBB）破坏严重的患者使用甘露醇有加重脑水肿的顾虑，但目前临床上仍将其作为脱水治疗的首选。甘露醇的常用剂量为 0.25 ~ 1.0 g/kg，使用后产生有效降低 ICP 或脑松弛效果时可考虑继续应用，而无效或血浆渗透压已经超过 320 mOsm/L 时则不推荐继续使用。近年来高渗盐水（3% 或 7.5%）用于 TBI 患者的效果引起了广泛的兴趣，尤其在多发创伤患者的急救方面，但已有研究未能证实高渗盐水较甘露醇具有明显优势，使用不当反而可导致严重的高钠血症，以及中枢系统脱髓鞘改变。

高血糖状态与神经系统不良预后密切相关，所以应尽量避免单纯使用含糖溶液。

围术期应将血细胞比容维持在 30% 以上，不足时应输入浓缩红细胞，闭合性脑创伤可进行术野自体血回收利用。小儿本身血容量就很少，单纯的帽状腱膜下血肿和头皮撕裂即可引起相对大量的失血，应注意及时补充。

5. 麻醉实施

（1）麻醉诱导：麻醉诱导的原则是快速建立气道，维持循环稳定，避免呛咳。临床上常用快速序贯诱导插管法。给药前先吸入 100% 氧气数分钟，静脉注射丙泊酚、硫喷妥钠、依托咪酯或咪达唑仑后立即给予插管剂量的肌肉松弛药。饱食患者不可加压通气，待自主呼吸停止即进行气管插管。除非明确排除颈椎损伤，插管过程中应保持头部中立位，助手持续环状软骨压迫直到确认导管位置正确、套囊充气。

低血容量患者使用丙泊酚会引起明显的低血压，可选用依托咪酯或咪达唑仑。循环衰竭患者可不使用任何镇静药。在置入喉镜前 90 秒静脉注射利多卡因 1.5 mg/kg 可减轻气管插管引起的 ICP 升高反应。

虽然琥珀胆碱可引起 ICP 升高，但程度较轻且持续时间短暂，在需要提供快速肌肉松弛时仍不失为一个较好的选择。传统观点认为琥珀胆碱引起的肌颤可升高胃内压，增加反流的概率，但实际上其增加食管下段括约肌张力的作用更强，并不会增加误吸的发生率。

苄异喹啉类非去极化肌肉松弛药如阿曲库铵等可引起组胺释放，导致脑血管扩张，引起CBF 和 ICP 升高，而全身血管扩张又会导致 MAP 降低，进一步降低 CPP，所以不主张用于TBI 患者。甾体类非去极化肌肉松弛药对 CBF 和 ICP 无直接影响，适用于 TBI 患者，但泮库溴铵的解迷走作用可使血压和心率升高，用于脑血流自动调节机制已损害的患者则可明显增加 CBF 和 ICP，应慎用。维库溴铵和罗库溴铵几乎不引起组胺释放，对血流动力学、CBF、脑氧代谢率（$CMRO_2$）和 ICP 均无直接影响，尤其后者是目前临床上起效最快的非去极化肌肉松弛药，静脉注射 1.0 mg/kg 后约 60 秒即可达到满意的插管条件，尤其适用于琥珀胆碱禁忌时的快速气管插管。

（2）麻醉维持：麻醉维持的原则是不增加 ICP、$CMRO_2$ 和 CBF，维持合理的血压和CPP，提供脑松弛。静脉麻醉药除氯胺酮外都可减少 CBF，而所有的吸入麻醉药都可引起不同程度脑血管扩张和 ICP 升高，因此当 ICP 明显升高和脑松弛不良时，宜采用全凭静脉麻醉方法，若使用吸入麻醉药应小于 1 MAC。气颅和气胸患者应避免使用氧化亚氮。

临床剂量的阿片类药物对 ICP、CBF 和 $CMRO_2$ 影响较小，可提供满意的镇痛并降低吸入麻醉药的用量，对于术后需保留气管插管的患者，阿片类药物的剂量可适当加大。头皮神经阻滞或手术切口使用局部麻醉药有助于减轻手术刺激引起的血压和 ICP 的突然增高，避免不必要的深麻醉。

血糖宜维持在 4.4~8.3 mmol/L，高于 11.1 mmol/L 时应积极处理。应定期监测血浆渗透压并控制在 320 mOsm/L 以内。常规使用抗酸药预防应激性溃疡。TBI 患者术后有可能出现惊厥，如果没有禁忌证，可考虑在术中预防性应用抗惊厥药如丙戊酸钠。糖皮质激素可减轻肿瘤引起的脑水肿，之前也大量应用于 TBI 患者，以期减轻脑水肿，但被证实对 TBI 患者反而产生不利影响，现在的共识是在 TBI 患者不再使用糖皮质激素。

（3）麻醉恢复期：术前意识清楚、手术顺利的患者术后可考虑早期拔管，拔管期应避免剧烈的呛咳和循环波动。重型 TBI 患者宜保留气管导管，待呼吸循环状态良好、意识恢复时再考虑拔管，为了抑制气管导管引起的呛咳反射，在手术结束后可在监测下追加小剂量的镇静药和阿片类药物。创伤程度重，预计需要长时间呼吸支持者应及时行气管切开术。

# 三、颅脑创伤患者的脑保护

药物脑保护主要是通过降低 $CMRO_2$，尽管大量的动物实验支持钙通道阻滞剂、自由基清除剂和甘氨酸抑制剂等具有明确的脑保护作用，但无一能在临床上得到有效验证。巴比妥类药是目前临床上唯一证实具有脑保护作用的药物，但二级证据并不支持使用预防性巴比妥达到脑电图爆发抑制。推荐使用大剂量巴比妥类药处理难治性 ICP 升高，但必须在患者血流动力学稳定的前提下。

TBI 后创伤核心区发生严重脑缺血，极短时间内即出现脑细胞坏死，治疗时间窗极其有限，而核心区周围的缺血半影区脑缺血程度相对较轻，如果局部 CBF 得到恢复，脑细胞坏死的程度和速度会明显改善，所以及时恢复缺血半影区的脑血流是临床上进行脑保护的关键。在此过程中，血压、$PaCO_2$、血糖和体温管理等对 TBI 患者的转归有重要影响。

脑缺血时氧供减少，低温可降低氧耗。体温降低到 33~35 ℃ 可能起到脑保护的作用。尽管一些临床实验得出了令人鼓舞的结果，但都没能表现出统计学上的显著改善。一项 TBI

后亚低温治疗的多中心研究在收住392名患者后被中止，正常体温组和亚低温组的死亡率没有差异，而且亚低温组还出现了更多的并发症。目前还不清楚是否存在创伤后亚低温保护作用的治疗时间窗，当实施低温时，必须注意避免不良反应，如低血压、心律失常、凝血功能障碍和感染等。复温应缓慢进行，复温不当时反而会加重脑损害，所以目前不推荐将低温作为一种常规治疗方案。围术期体温升高会严重影响预后，必须积极处理。

为维持足够的CBF，应保证TBI患者的CPP至少在60 mmHg以上，也有很多学者认为将CPP保持在70 mmHg以上更为合适。为了达到这一目标，临床上常常使用血管收缩药将血压提升基础值的20%左右，但应注意升压过快过高也会增加颅内出血的发生率。TBI后低血压状态是导致预后不良的重要因素，必须积极纠正，α受体激动剂提升血压的同时不引起CBF降低，是较为合适的选择。

葡萄糖在缺氧状态下会引起乳酸性酸中毒，加速脑细胞坏死，所以必须积极防治TBI患者的高血糖状态，可以通过输入含胰岛素的葡萄糖注射液调控血糖。对于将血糖控制到何种程度尚无定论，目前一般认为应将其维持5.6～10.0 mmol/L的范围内。治疗期间应加强血糖监测，随时调整胰岛素用量，避免血糖过低。

应积极地采取防治措施预防TBI后惊厥。苯二氮䓬类药、巴比妥类药、依托咪酯和丙泊酚等都可快速处理惊厥，需长期抗惊厥治疗时考虑苯妥英钠等。

目前认为TBI后药物的脑保护作用是十分有限的，应该将治疗的重点放在维持足够的CPP、合理使用过度通气、积极控制血糖、避免体温升高和惊厥等生理治疗上。

（魏　博）

# 第二节　神经外科术中唤醒麻醉

近年来，随着神经影像学、神经导航及术中神经电生理监测技术在临床的应用和发展，神经外科手术已经从传统的解剖学模式向现代解剖—功能模式转化，从而大大提高了手术质量并显著改善了手术效果。在术中唤醒状态下，应用电刺激技术进行脑功能监测，是目前在尽可能切除脑功能区病灶的同时保护脑功能的有效方法。通过术中直接电刺激判断大脑功能区，对全身麻醉术中唤醒技术的要求很高，这种麻醉方法既需要患者开、关颅过程中镇痛充分、能够耐受手术从而在麻醉与清醒过程中平稳过渡，又需要患者术中大脑皮质电刺激时维持清醒状态，配合神经功能测试；而且在手术中有效控制气道，不发生呼吸抑制，同时保证患者的舒适性而不误吸、无肢体乱动。目前的麻醉方法主要有静脉全身麻醉或清醒镇静术，复合手术切口局部麻醉或区域神经阻滞麻醉。

## 一、术中唤醒麻醉适应证与禁忌证

1. 术中唤醒麻醉适应证

包括脑功能区占位、功能区顽固性癫痫、脑深部核团和传导束定位、难治性中枢性疼痛的手术治疗。

2. 术中唤醒麻醉禁忌证

包括术前严重颅内高压，已有脑疝者；术前有意识、认知障碍者；术前沟通交流障碍，有严重失语，包括命名性、运动性以及传导性失语，造成术前医患之间的沟通障碍，也难以完成术中的神经功能监测者；并发严重呼吸系统疾病和长期大量吸烟者；枕下后颅窝入路手术需要俯卧位者；病理性肥胖，$BMI > 35 \ kg/m^2$，并发有肥胖性低通气综合征及阻塞性睡眠呼吸暂停综合征者；不能耐受长时间固定体位，如并发脊柱炎、关节炎患者；对手术极度焦虑恐惧，手术期间不合作者；无经验的外科医师和麻醉医师。

## 二、唤醒麻醉方法与实施

1. 麻醉前访视与医患沟通

麻醉前一天麻醉医师进行麻醉前访视，设法解除患者的紧张焦虑情绪，恰当阐明手术目的、麻醉方式、手术体位，以及麻醉或手术中可能出现的不适等情况，针对患者存在的顾虑和疑问进行说明，以取得患者信任，争取麻醉中的充分合作。对过度紧张而不能自控的患者应视为唤醒麻醉的禁忌证。

2. 麻醉前准备

麻醉前对气道的评估极为重要。对于并发困难气道、上呼吸道感染、未经控制的肺病患者应视为唤醒麻醉的禁忌证。癫痫、颅内肿瘤、运动障碍病及中枢性疼痛患者，术前常已接受一系列药物治疗，麻醉前除了全面检查药物治疗的效果外，还应重点考虑某些药物与麻醉药物之间存在的相互作用。

麻醉前用药目的为解除患者的焦虑，充分镇静和产生遗忘；抑制呼吸道腺体分泌；预防术后恶心、呕吐；预防术中癫痫发作等。常用药物包括苯二氮䓬类药、抗呕吐药、抗癫痫药、抗胆碱药等。

3. 患者手术体位摆放

唤醒麻醉手术最适宜体位为侧卧位，便于呼吸管理和术中监测。体位摆放既要充分考虑患者的舒适性和安全性，又要照顾术者手术操作的方便与舒适。头部应高于心脏平面，降低双侧颈静脉压和 ICP。避免过度扭转颈部发生静脉回流和通气障碍，同时避免颈部关节及神经损伤。头架固定后，防止颈部肌肉过度牵拉损伤臂丛神经，同时缓解头架的压力。手术体位摆好后铺放手术单，应保证患者眼前视野开阔，减轻患者焦虑。

4. 头部神经阻滞与切口局部浸润麻醉

（1）头部神经支配与分布：头部伤害性知觉传入纤维主要源于三叉神经，也有发自面神经、舌咽神经和迷走神经，颈神经也参与其中。与唤醒麻醉技术有关的头部感觉神经包括枕大神经、枕小神经、耳颞神经、眶上神经、滑车上神经和额支。

（2）头皮神经阻滞和局部浸润麻醉的药物选择：常用的局部麻醉药有利多卡因、丁哌卡因、左旋丁哌卡因以及罗哌卡因。唤醒麻醉中常用局部麻醉药浓度、剂量与用法见表3-2。

表3-2　常用局部麻醉药浓度、剂量与用法

| 局部麻醉药 | 用法 | 浓度（%） | 起效时间（min） | 作用时效（min） | 一次最大剂量（mg） | 产生中枢神经系统症状的阈剂量（mg/kg） |
|---|---|---|---|---|---|---|
| 利多卡因 | 头皮局部浸润 | 0.25~0.5 | 1.0 | 90~120 | 400 | 7.0 |
| | 头皮神经阻滞 | 1.0~1.5 | 10~20 | 120~240 | 400 | 7.0 |
| | 硬膜表面贴敷麻醉 | 2.0~4.0 | 5~10 | 60 | 400 | 7.0 |

| 局部麻醉药 | 用法 | 浓度（%） | 起效时间（min） | 作用时效（min） | 一次最大剂量（mg） | 产生中枢神经系统症状的阈剂量（mg/kg） |
|---|---|---|---|---|---|---|
| 丁哌卡因 | 头皮局部浸润 | 0.25~0.5 | | 120~240 | 150 | 2.0 |
| | 头皮神经阻滞 | 0.25~0.5 | 15~30 | 360~720 | 200 | 2.0 |
| 罗哌卡因 | 头皮局部浸润 | 0.25~0.5 | 1~3 | 240~400 | 300 | 3.5 |
| | 头皮神经阻滞 | 0.5~1.0 | 2~4 | 240~400 | 300 | 3.5 |

5. 术中人工气道建立与呼吸管理

（1）人工气道建立：唤醒麻醉过程中依据手术步骤和麻醉深度可采用口咽和鼻咽通气道、带套囊的口咽通气道和鼻咽通气道、喉罩通气道和气管内插管作为人工气道。

喉罩通气道适用于唤醒麻醉中建立人工通气道。食管引流型喉罩通气道通过引流管插入胃管吸引胃内的气体和胃液，可有效预防反流误吸。唤醒麻醉插入喉罩前，应进行口腔和会厌部位充分的表面麻醉（2%~4%利多卡因），丙泊酚（1~2 mg/kg）诱导，抑制咽喉反射。一般不用肌肉松弛药以避免潜在危险。

（2）唤醒麻醉期间呼吸管理：唤醒期间出现通气不足必然导致缺氧与二氧化碳蓄积，前者可增加吸入氧浓度来弥补，后者则必须加强通气管理维持足够的通气量。通气量维持$P_{ET}CO_2$ 35~45 mmHg较为适宜。当麻醉中患者通气不足时，需通过人工通气道进行手法或机械通气。

双水平气道正压通气本质为压力支持通气（PSV）与自主呼气状态下持续气道内正压通气（CPAP）的结合形式。PSV的特点是自主吸气时，采用设定的吸气正压辅助自主呼吸，以克服气道阻力，并协助呼吸肌在减轻负荷下做功。这种无创通气模式，可用于无气管内插管、无喉罩通气道的术中唤醒麻醉呼吸管理。

6. 清醒镇静麻醉

清醒镇静麻醉是早期神经外科唤醒麻醉时常用的麻醉技术之一，在切口局部浸润麻醉和（或）头部神经阻滞（图3-1）的基础上应用镇静/镇痛药物不仅可以减轻患者的恐惧、焦虑及术中疼痛，还能消除对伤害性刺激的记忆，从而提高患者的舒适和接受程度。常用药物有咪达唑仑、丙泊酚、芬太尼、苏芬太尼。$\alpha_2$受体激动药右美托咪啶具有剂量依赖性镇静、抗焦虑和止痛作用，且无呼吸抑制，还有止涎作用，可单独应用于唤醒麻醉，也可与阿片类或苯二氮䓬类药物合用。应用右美托咪啶可增加拔管期间患者的适应性，且容易唤醒。对血流动力学不稳定的患者，在快速注射右美托咪啶时应警惕引起心动过缓和低血压等。

采用清醒镇静麻醉方法在开颅和关颅阶段应充分镇痛，而且达到足够的镇静深度，Ramsay分级应在4级以上。术中麻醉唤醒期间Ramsay分级应在2~3级。在术中唤醒阶段使用镇静药的同时，经常与患者交流使之适应周围环境，给予充分的镇痛以及改善周围环境都可以起到减轻患者焦虑的作用。

7. 全凭静脉唤醒麻醉

以丙泊酚和瑞芬太尼靶控输注（TCI）的全凭静脉麻醉是目前唤醒麻醉的主要应用方法之一。在应用TCI静脉麻醉时，要获得满意的麻醉效果，必须熟悉所选择药物的血药浓度—临床效应的关系，以便在临床上设置靶浓度（表3-3）。

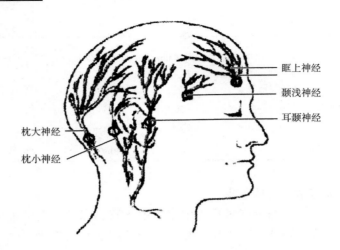

图 3-1　头部神经支配

表 3-3　常用药物血药浓度与临床效应之间的关系

| 药物 | 诱导麻醉 | 切皮 | 自主呼吸 | 清醒 | 镇痛或镇静 |
|---|---|---|---|---|---|
| 丙泊酚（μg/mL） | 4~6 | 2~6 | — | 0.8~1.8 | 1~3 |
| 瑞芬太尼（ng/mL） | 4~8 | 4~6 | <1~3 | — | 1~2 |
| 苏芬太尼（ng/mL） | 1~3 | 1~3 | <0.2 | — | 0.02~0.2 |

丙泊酚血药浓度为 1.0~1.5 μg/mL 时，患者有良好的镇静效果。全凭静脉麻醉维持期丙泊酚血药浓度达到 3.5~5 μg/mL 时，BIS 可降到 50 左右。

瑞芬太尼输注速度与药效直接相关，由于其独特的药代动力学特点，适用于静脉持续输注。由于代谢过于迅速，停药后镇痛作用很快消失，可能造成麻醉唤醒期的患者躁动。应用瑞芬太尼也应采用头部神经阻滞和（或）切口局部麻醉，在瑞芬太尼停药前 10 分钟应用小剂量的芬太尼（1~2 μg/kg）或曲马多（50~100 mg）。

## 三、术中唤醒麻醉并发症与防治

1. 麻醉唤醒期躁动

术前良好的交流和解释工作对于消除患者焦虑和恐惧至关重要。消除不良刺激，包括唤醒期镇痛完善，避免尿潴留等。由于疼痛引起的躁动给予芬太尼 0.05 mg 或曲马多 100 mg 效果较好。术中维持平稳，避免术中知晓，避免呼吸抑制、缺氧和二氧化碳潴留等。避免使用拮抗剂。不恰当的制动也是术后躁动的原因，适当安抚患者，放松强制制动往往有效。

2. 呼吸抑制

术前对唤醒麻醉呼吸功能障碍或并发睡眠呼吸暂停综合征患者的呼吸代偿能力进行重点评估。麻醉药物抑制了缺氧和高二氧化碳的呼吸驱动，在低氧血症和二氧化碳蓄积发生时辅助和控制呼吸的实施。

3. 高血压与心动过速

唤醒过程保持麻醉唤醒期适宜的镇静水平，避免患者焦虑紧张；保持适宜的镇痛水平，避免麻醉唤醒期疼痛刺激；保持呼吸道通畅，避免镇痛药和全身麻醉药抑制呼吸，必要时采用有效的辅助呼吸。对于麻醉唤醒过程中发生的高血压与心动过速，在加强监测和针对原因处理的同时，给予药物有效控制血流动力学改变。

4. 癫痫

术中应保持患者安静，避免刺激，保证呼吸道畅通，维持生命功能等。在术中皮层功能区定位脑皮层暴露情况下发生癫痫，可立即局部冲洗冰盐水终止癫痫发作。使用丙泊酚静脉注射也可以，但药物作用时间较短。

5. 颅内压增高

对于颅内占位及病灶周围明显水肿，颅内顺应性降低患者，应积极治疗脑水肿。麻醉中保持呼吸道通畅、通气充分，避免二氧化碳蓄积。麻醉前行腰部蛛网膜下隙穿刺，术中打开颅骨骨瓣后放脑脊液。针对脑水肿主要采用高渗性利尿药和肾上腺皮质激素等。头高位（15～30℃）利于颅内静脉回流，降低ICP。

6. 低温与寒战

对低温的预防比对并发症的处理更为重要，应根据体温监测及时采取保温和其他相应措施。维持正常体温可使用热温毯，维持适宜的室温，静脉输入液体和术野冲洗液体适当加温。曲马多（50 mg）在终止寒战和降低氧耗中非常有效。

总之，唤醒麻醉技术是保证神经外科手术过程中进行功能监测、准确定位病灶和功能区的必要方法。如何选择适宜的麻醉方法对提高麻醉效果、减少或预防并发症具有极其重要的作用。唤醒麻醉方法与术中管理尚需不断改进，最终保证手术最大限度切除病灶的同时尽可能保护患者脑功能的完整。

（汪金娇）

# 第三节 术中神经电生理监测麻醉

近年来，神经监测技术已成为神经外科术中监测神经功能状态、最大程度减少神经损伤、提高手术治疗效果的重要手段。应用各种电生理技术监测处于危险状态的神经系统功能，了解神经传递过程中电生理信号的变化，有助于手术医师及时、全面地判断麻醉状态下患者神经功能的完整性。术中神经电生理监测能够监测到神经生理的改变，从而防止术后神经损伤。神经外科麻醉医师应熟知术中神经电生理监测技术，并了解术中使用的每一种麻醉药物和方法对神经生理参数的影响。

## 一、脑电图

脑电图是监测脑功能最基本的方法，是将脑自发性生物电放大记录而获得的波形图，它反映了大脑皮层锥体细胞产生的突触后电位和树突电位的整合，包括原始脑电图、计算机处理后脑电图和双频谱分析。

1. 脑电图的基本组成

在人类，脑电波根据频率及波幅的不同，可分为 α 波、β 波、θ 波和 δ 波（表3-4），一般来讲兴奋时脑电波快而波幅小，睡眠时脑电波较慢而波幅大。

表 3-4　脑电图波形及临床意义

| 波形 | 频率 | 常见位置 | 意义 |
|---|---|---|---|
| α 波 | 9~12 Hz 中频 | 枕部最明显，其次为顶部，额部最少 | 清醒、闭眼时可见，可被睁眼、心算或呼其姓名等所抑制 |
| β 波 | 13~30 Hz 高频 | 额部和中央前回多见 | 当 α 活动因外界刺激（如睁眼）被抑制时出现，清醒状态时占优势，思考、情绪紧张、激动时变多 |
| θ 波 | 4~8 Hz 低频 | 顶叶及颞叶多见，常见于正常小儿 | 见于成年人多属病理性，为皮质趋于抑制状态的表现 |
| δ 波 | 0~4 Hz 频率最低 | 可见于成人及儿童睡眠时 | 一般出现 δ 波均属异常。过度通气、睁眼及呼叫等对 δ 波无影响。波幅升高提示脑功能抑制，和深度昏迷一致（由麻醉、代谢和缺氧引起） |

　　脑电图电极的安放方法按照国际会议建议的 10/20 系统放置 16 通道记录。术中脑电图的记录点会根据手术部位而改变，导联设置明显少于临床脑电图。术中导联的设置主要是围绕大脑前动脉、大脑中动脉的供血区域，导联多设为 8 导或 4 导，其中以 4 导脑电图记录最为简单、实用，监测范围包括大脑半球的大部分区域。

　　2. 术中脑电图监测的适应证

　　主要适应证包括：颅内动脉瘤暂时夹闭载瘤动脉，脑血管畸形手术，颈动脉内膜剥脱术（CEA），癫痫手术中判断癫痫灶部位，心肺转流术，颅内外血管旁路手术操作。

　　3. 手术和麻醉对脑电图的影响

　　（1）脑血流和缺血缺氧对脑电图（EEG）的影响：缺血缺氧早期先为 β 波短暂性升高，随后出现高幅低频的 θ 波和 δ 波，β 波逐渐消失，最后出现低幅的 δ 波。缺血进展期引起脑电活动抑制，偶发暴发性抑制。术中阻断血管时突然出现的 δ 波提示有脑损害的危险。缺血性脑电图发生越快，不可逆损伤可能性越大。

　　（2）血压对 EEG 的影响：低血压所导致的脑电图的改变通常为全脑性的，即两侧半球的脑电图均呈减慢节律，低电压变化。阻断一侧颈总动脉或颈内动脉导致一侧供血障碍时，若对侧侧支循环血供不充分，即使血压正常，也可造成阻断一侧局部或半脑供血。

　　（3）麻醉对 EEG 的影响：麻醉诱导时，β 波常变为以额部为主的广泛的阵发性高幅慢波。除氯胺酮外，多数静脉麻醉药对脑电图都呈剂量依赖性抑制，并可引起爆发性抑制。吸入麻醉药也可使脑电图呈全脑慢波状态，在吸入麻醉药物中，$N_2O$ 对波形影响最大，应避免使用。

　　麻醉较浅导致患者活动或肌肉收缩会影响脑电图，需加深麻醉或使用适量肌肉松弛药。避免心电图导线和脑电图导线交叉，防止计算机把心电波形作为慢波成分计算。此外，电极导线摆动、医师挪动患者头部或将手放在患者头部、患者出汗、手术室中的电子仪器设备等都会造成脑电图出现一些伪差。

## 二、诱发电位

　　诱发电位指在神经系统（包括感受器）某一特定部位给予适宜刺激，在中枢神经系统

（包括周围神经系统）相应部位检出的与刺激有关的电位变化，即中枢神经系统在感受外在或内在刺激过程中产生的生物电活动。需要对多次采集的信息经过信号平均的方法，将诱发电位波从众多干扰信号中过滤、突出并记录清晰的诱发电位波形（图3-2），主要包括以下2种（表3-5）。

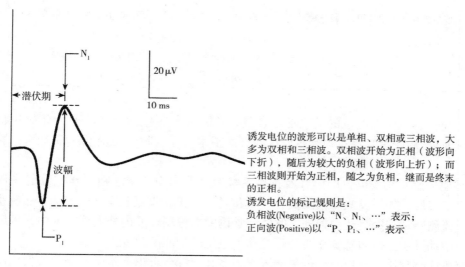

诱发电位的波形可以是单相、双相或三相波，大多为双相和三相波。双相波开始为正相（波形向下折），随后为较大的负相（波形向上折）；而三相波则开始为正相，随之为负相，继而是终末的正相。

诱发电位的标记规则是：

负相波(Negative)以"N、$N_1$、…"表示；

正向波(Positive)以"P、$P_1$、…"表示

**图3-2　诱发电位波形、波幅、潜伏期示意图**

**表3-5　诱发电位的分类**

感觉诱发电位（sensory evoked potentials，SEPs）

　躯体感觉诱发电位（somatosensory evoked potentials，SSEPs）

　脑干听觉诱发电位（brainstem auditory evoked potentials，BAEPs）

　视觉诱发电位（visual evoked potentials，VEPs）

运动诱发电位（motor evoked potentials，MEPs）

　经颅磁刺激运动诱发电位（transcranial magnetic motor evoked potentials）

　经颅电刺激运动诱发电位（transcranial electrical motor evoked potentials）

　脊髓诱发电位（spinal cord evoked potentials）

　下行神经元性诱发电位（descending neurogenic evoked potentials）

**1. 躯体感觉诱发电位**

刺激外周神经，感觉冲动经脊髓上传至大脑，在整个传导通路上的不同部位放置记录电极，再经信号放大得到波形，即躯体感觉诱发电位。用来监测感觉通路的完整性，用于评价手术可能造成的中枢神经系统缺血或损伤的危险。术中常用的刺激部位和记录部位见表3-6。

**表3-6　术中躯体感觉诱发电位的周围神经刺激位及记录部位**

| 肢体名称 | 常用刺激部位 | 记录部位 | 记录反应的区域 |
| --- | --- | --- | --- |
| 上肢 | 正中神经，尺神经 | 锁骨上窝 Erb's 点 | 刺激点—锁骨上窝的外周神经电位反应 |
| | | $C_{2\sim5}$椎体 | 颈电位 |

续表

| 肢体名称 | 常用刺激部位 | 记录部位 | 记录反应的区域 |
|---|---|---|---|
| 下肢 | 胫后神经（术中常用），腓总神经 | 水平的颈部电极 | 中央区感觉皮质的皮质电位 |
| | | 头皮电极 | |
| | | 腘窝电极 | 胫后神经刺激的腘窝电位 |
| | | $C_{2-5}$椎体 | 皮质下电位 |
| | | 水平的颈部电极 | 中央区旁中央小叶感觉 |
| | | 头皮电极 Cz | 皮质的皮质电位 |

（1）躯体感觉诱发电位的适应证：脊柱、脊髓手术（包括脊柱畸形、脊髓肿瘤、脊髓血管畸形等）；后颅窝手术；顶叶皮质区附近的手术；丘脑附近的手术；CEA术；颅内动脉瘤手术。

（2）躯体感觉诱发电位的解释及预警：按照经典的50/10法则，麻醉稳定并确立诱发电位反应基线后，如果反应波幅降低>50%和（或）潜伏期延长>10%则为警报标准。

除了监测感觉神经是否受损外，躯体感觉诱发电位用在颅内外血管手术中，可反映大脑前动脉、中动脉供血区内感觉皮质神经通路上电生理功能的改变。

引起躯体感觉诱发电位改变的影响因素很多，应综合考虑。术中监测到的变化没有绝对的界限说明神经是否已经受到损伤。此外，躯体感觉诱发电位只能监测感觉通路的完整性，不能监测术中运动系统的功能。

（3）躯体感觉诱发电位的影响因素：吸入麻醉药对SEPs有抑制作用，呈剂量依赖性，在麻醉维持阶段吸入麻醉药的浓度应维持在1.0 MAC以下。七氟醚对SEPs的影响与其他吸入麻醉药相似。$N_2O$对SEPs的抑制作用强于其他吸入麻醉药。当$N_2O$与其他吸入麻醉药或阿片类药物合用时这种抑制作用更明显。

静脉麻醉药对SEPs的抑制作用较吸入麻醉药弱。术中以6 mg/（kg·h）的速度持续静脉输注丙泊酚对SEPs的抑制作用很小，此浓度是用于SEPs监测手术麻醉的最佳浓度。依托咪酯分别以0.15 mg/kg、0.3 mg/kg和0.4 mg/kg用于麻醉诱导时，显著增加SEPs（$N_2O$）的波幅，给药10分钟后仍可以观察到增高的波幅，在SEPs监测的麻醉诱导时推荐使用依托咪酯。氯胺酮对躯体感觉诱发电位没有抑制。

阿片类药物对SEPs的影响微弱，持续静脉输注的影响更小。以0.2~0.6 μg/（kg·h）的速度输注瑞芬太尼可安全用于SEPs监测手术的麻醉维持。

右美托咪啶可以用于神经外科麻醉而不影响术中神经电生理监测。血浆浓度为0.6 ng/mL时对躯体感觉诱发电位没有明显抑制作用。

低温会延长躯体感觉诱发电位潜伏期，并且随着体温的下降，诱发电位的潜伏期也随之延长。体温每下降1 ℃，外周神经传导和中枢神经传导会相应地减少5%（0.5 ms）和15%（1.5 ms）。

2. 脑干听觉诱发电位

听觉通路起始于耳，包括神经结构如毛细胞、螺旋神经节、第Ⅷ对脑神经、耳蜗核、上橄榄核、外侧丘系、下丘、内侧膝状体，最后到达听觉皮质。监测中一系列的"滴答"声通过放置在外耳道的传感器传导刺激听觉，从而产生脑干听觉诱发电位，由放置在头皮的电极来监测反应。

（1）脑干听觉诱发电位的适应证：听神经瘤；第 V 对脑神经受压，三叉神经痛；第 Ⅶ 对脑神经受压，面痉挛；后颅窝手术；颞叶或顶叶皮质损伤；椎—基底动脉瘤。

（2）脑干听觉诱发电位的解释及预警：患者需有足够的听觉才能引发有意义的脑干听觉诱发电位，若有中耳或耳蜗病变，将不会出现波形，第Ⅷ对脑神经损伤将影响波形 I 后所有的波形。小脑萎缩常会导致波形 I 和波形 V 间的峰间潜伏期延长。短暂的改变不能预测听力丧失，但是当后面的波形全部消失时，很有可能预示听觉通路永久性破坏。

（3）脑干听觉诱发电位的影响因素：脑干听觉诱发电位几乎不受麻醉药物的影响，肌肉松弛药对其也无影响。体温降低可造成脑干听觉诱发电位反应潜伏期和反应间期明显延长。

3. 运动诱发电位

运动诱发电位是指用电或磁刺激中枢运动神经（脑功能区或脊髓），在刺激点下方外周神经（神经源性运动诱发电位）或肌肉（肌源性运动诱发电位）记录反应电位。由于感觉诱发电位只监测感觉通路的完整性，运动诱发电位可以与感觉诱发电位互补，来监测运动传导通路的损伤。经颅刺激运动神经诱发的复合肌肉动作电位（CMAPs）能够监测整个运动系统的功能，并且对脊髓缺血的敏感性也很高，因此得到广泛的临床应用。但是由于突触传递参与到 CMAPs 的产生过程中，使得 CMAPs 对麻醉药物的抑制作用异常敏感。

（1）运动诱发电位的适应证：脊柱手术；髓内肿瘤；运动皮质附近的颅脑肿瘤；运动皮质附近的脑血管手术。

（2）运动诱发电位的解释及预警：波幅降低、潜伏期延长或运动诱发电位的刺激阈值急剧增加都暗示有神经损伤。对于经颅刺激脑皮质引发的肌源性运动诱发电位尚没有明确的警报标准线。

（3）运动诱发电位的影响因素：术前就存在肌肉病变（由于神经病变或肌病）的患者术中很难监测到运动诱发电位。小儿需很强的刺激才能引发运动诱发电位，可能由于未成熟的运动通路缺乏完全髓鞘化。

吸入麻醉药呈剂量依赖性抑制 CMAPs 的波幅，临床使用剂量可导致监测的失败。吸入麻醉药抑制运动神经元活动，即使是低浓度吸入麻醉药（0.25~0.8 MAC）也足以抑制单个经颅刺激产生的诱发电位。

丙泊酚抑制脊髓灰质 α 运动神经元的活动，对 CMAPs 有一定的抑制作用，但是很难确定丙泊酚抑制 CMAPs 的剂量曲线。进行运动诱发电位监测时，应当使用成串刺激技术并限制丙泊酚的血浆浓度。成串刺激技术提高了丙泊酚麻醉下运动诱发电位监测的成功率。

与其他巴比妥类药物和丙泊酚相比，依托咪酯对经颅刺激诱发的 CMAPs 的抑制作用很小。持续输注依托咪酯维持麻醉可以为运动诱发电位监测提供一个良好的条件，以 10~30 μg/（kg·min）持续输注依托咪酯维持麻醉而不影响运动诱发电位监测。

氯胺酮对 MEPs 的波幅和潜伏期的影响较小，但由于可导致严重精神症状和升高颅内压的缺点限制其临床应用。

阿片类药物作为运动诱发电位监测过程中的辅助麻醉药，以低剂量或持续输注对运动诱发电位的影响很小。临床上以 0.35 μg/（kg·min）的速度静脉输注瑞芬太尼时，CMAPs 波幅降至其基线的 50%，以 0.6 μg/（kg·min）的速度持续输注，单个刺激后的 CMAPs 也不会消失。

肌肉松弛药会导致 CMAPs 波幅大幅降低，在进行运动诱发电位监测时应尽量避免使用肌肉松弛药。在不完全肌肉松弛的条件下可进行有效的 MEPs 监测，但需要权衡外科手术肌肉松弛要求和进行有效的 CMAPs 监测对肌肉松弛的要求。需要注意的是，进行肌肉松弛监测的肌肉群应与 CMAPs 的记录点是同一肌肉群。

综上所述，麻醉药可能对诱发电位的振幅和潜伏期产生复杂的影响。吸入麻醉时，若要获得有效的信号，需将吸入浓度维持在 0.5 MAC 剂量下，以免影响信号质量（潜伏期延长和振幅降低）。吸入低浓度麻醉药时，常联合应用阿片类药物，以确保麻醉的安全性和监测的有效性。使用丙泊酚进行全凭静脉麻醉时，也可以获取非常好的信号质量。

## 三、肌电图

肌电图不同于其他诱发电位监测，EMG 信号不是通过故意刺激神经传导通路某一特定点而产生的，而是记录手术区域内的神经根所支配的肌肉群的自发肌电图（EMG）活动。其目的是探查手术区域内的神经根是否有损伤。当手术器械触碰到神经根时，很容易观察到其所支配肌肉的自发 EMG 活动，可提醒医师及时调整操作以免造成进一步的神经损伤。小的神经激惹会导致暂时性肌电活动，但很快会消失，强烈的神经激惹会产生持续性肌电活动。肌电图常应用于颅底手术、颈椎和腰椎手术中。在脊柱手术中脊髓和脊神经根有损伤风险时，可把电极安放于存在神经损伤风险的肌肉上，从上、下肢记录肌电活动。

麻醉药物不干扰肌电活动的反应。但要特别注意，肌肉松弛药会阻断神经肌肉接头，使肌肉完全松弛，影响或无法记录到肌肉反应活动，因此在肌电图描记时应避免使用肌肉松弛药。此外，电凝和盐水冲洗也是主要的影响因素。

## 四、脑神经监测

后颅窝的手术毗邻脑干周围，如听神经瘤切除术，神经外科医师需在脑神经周围进行操作，有极大的可能会碰触到脑神经。如前所述，BAEP 可用于监测第Ⅷ对脑神经的功能，其他几对脑神经同样需要监测。一般来说，只能监测运动神经，通过支配肌肉的反应来推测其功能的完整性，即通过产生 EMG 或通过局部电刺激诱发产生 EMG 来推测神经功能的完整性。常用的脑神经监测包括第Ⅴ、第Ⅶ、第Ⅸ、第Ⅺ、第Ⅻ对脑神经监测。

（储丞妍）

# 第四节　神经介入治疗的麻醉

神经介入治疗就是利用血管内导管操作技术，在计算机控制的数字减影血管造影的支持下，对累及神经系统血管的异常进行纠正，对所造成的神经功能和器质性损害进行诊断与治疗，从而达到治疗疾病、恢复正常功能的效果。神经介入治疗具有微创、精准度好、成功率高等优点，给很多高龄、多并发症、不能承受开颅手术打击和病变范围过广、手术切除风险过大的重症患者提供了治疗的机会，但同时对麻醉医师提出了更高的要求。

## 一、神经介入治疗的特殊问题

### 1. 神经介入治疗疾病特点

神经系统血管病大致可分为出血性血管病和闭塞性血管病两大类。前者主要包括动脉瘤、动静脉畸形（AVM）、硬脑膜动静脉瘘、海绵状血管瘤等；后者主要包括椎动脉、基底动脉狭窄，大脑中动脉、颈动脉狭窄，急性脑梗死等。此分类决定了神经介入治疗的目的，即对出血性病灶进行封堵、栓塞，而对闭塞性病变做溶栓、疏通或血管成形。

### 2. 神经介入治疗的并发症

神经介入手术并发症的发生快而重，其中最严重的为脑梗死和蛛网膜下隙出血（SAH），其他的包括造影剂反应、微粒栓塞、动脉瘤穿孔、颅内出血、局部并发症、心血管并发症等。在紧急情况下首先要辨别并发症是阻塞性还是出血性，它决定不同的治疗措施。麻醉医师此刻首先要保证气道安全，其次是对症处理、提供脑保护。

（1）出血性并发症：出血多见于导管、金属导丝、弹簧圈或注射造影剂所致的动脉瘤破裂或普通血管穿孔。患者可表现为平均动脉压突然增高和心率减慢，提示 ICP 升高和造影剂外溢。如果患者清醒，可能会出现意识丧失，处理措施如下。①解除病因，微小的穿孔可予以保守治疗，有时导管本身就可以用于阻塞破孔，或尽快置入更多的电解式可脱微弹簧圈以封闭裂口。②若 ICP 持续增加，需要进一步行 CT 检查，可能需要紧急行脑室穿刺术甚至开颅血肿清除术（动脉瘤夹闭术）。③立即逆转肝素的抗凝作用。④降低收缩压，减少出血。⑤通过过度通气（将 $PaCO_2$ 维持在 30～35 mmHg）、给予甘露醇 0.25～0.5 g/kg 等措施减轻脑水肿、降低 ICP。

（2）阻塞性并发症：血栓栓塞、栓塞材料、血管痉挛、低灌注、动脉剥离或静脉梗阻等均可导致颅内血管阻塞、缺血，其中痉挛性缺血多见，因脑血管具有壁薄、易痉挛的特点。

颅内血管痉挛（CVS）的原因包括术中导管、导丝等介入治疗器械对血管壁的直接物理刺激，造影剂用量过大或浓度过高或存在动脉粥样硬化、高血压、吸烟等促 CVS 的危险因素。CVS 重在预防，术前可常规使用钙通道阻断剂（如尼莫地平），术中应维持正常范围的血压和血容量以及适当的血液稀释。CVS 的处理措施包括：①应用高血压、高容量、血液稀释的 3H 方法治疗，但应警惕肺水肿、心肌缺血、电解质失衡和脑水肿等相关并发症的出现；②动脉内灌注罂粟碱具有较好的解痉效果，但其作用为短暂效应，并可能引起低血压、惊厥、瞬间 ICP 增高、瞳孔散大、呼吸暂停等不良反应，应注意；③也有报道动脉内灌注尼莫地平、尼卡地平或酚妥拉明治疗血管痉挛有效。

一旦出现阻塞，应采取以下处理措施：①提升动脉压以增加相关的血流并采取措施脑保护；②造影下可视的血栓可通过金属导丝或局部注射盐水机械碎栓；③通过微导管注射溶栓剂可治疗血栓；④血管成形术是最有效的治疗手段，2 小时内应用效果最佳；⑤肝素抗凝预防和治疗血管栓塞；⑥地塞米松治疗栓塞引起的脑水肿。

（3）造影剂性肾病：造影剂性肾病占医源性肾功能衰竭的第三位，其危险因素包括糖尿病、高剂量造影剂、液体缺乏、同时服用肾损害药物及既往有肾脏病病史等。已有肾功能不全的患者，应注意：①应用非离子造影剂可减少医源性肾病的发生；②液体治疗（容量的保证）是防止肾脏并发症的关键；③高风险患者建议应用 N-乙酰半胱氨酸、输注等张的重碳酸盐碱化肾小管的液体以减轻对肾小管的损害，血管扩张剂（小剂量多巴胺，酚妥拉明），茶碱，钙通道阻滞剂，抗氧化剂（维生素 C）等都曾尝试应用，但无确凿证据。

（4）造影剂反应：多数目前应用的非离子等渗造影剂，过敏的发生率大大降低。对于有过敏史的患者，术前应给予激素、抗组胺药预防。

（5）心血管并发症：神经介入治疗过程中，特别是颈内动脉分支处的操作，可直接刺激颈动脉窦，产生减压反射，患者可出现心率、血压显著降低，烦躁、微汗、胸闷等症状。因此，术前应建立可靠的静脉通路，积极扩容，正确使用血管活性药物，改善心脑供血，纠正心律失常；术中应操作熟练，尽量减少牵拉刺激，重要操作时密切观察循环的变化；对于频繁使用球囊扩张的，可给予阿托品；术后监护循环，防止迟发性心血管事件发生。

## 二、麻醉前评估与用药

### 1. 麻醉前评估

麻醉医师术前应详细询问病情，仔细观察患者，综合分析患者、疾病及手术三方面因素，适时地与手术医师沟通，最终制订出最适宜的麻醉方案。

缺血性脑血管病患者及大部分动脉瘤患者既往可能有高血压、冠心病，血管弹性差，术中循环极易波动、难控制，术前应掌握基础血压情况，仔细评估心血管贮备，尽量优化循环状况。患者日常所服降压药、硝酸酯类药物、抗心律失常药等应持续用至术前。术前应用钙通道阻滞剂以预防脑缺血。

施行这类手术的患者，术前需要进行气道检查，为术中可能出现的紧急情况做准备。对术前存在肾功能不全的，应谨慎用药，避免进一步损害肾功能。认真评估凝血功能有助于围术期凝血及抗凝的管理。应详细询问患者既往过敏史，尤其是否有造影剂反应及鱼精蛋白、碘及贝壳类动物过敏史。术前应明确记录已存在的神经功能不全，以利于术中、术后的神经系统功能评估。

择期手术患者的状况通常较好，而急诊患者状况往往复杂且不稳定，可能存在高血压、心肌缺血、心律失常、电解质紊乱、肺水肿、神经功能损害及相应的气道保护性反射削弱等。应充分做好术前评估及相应处理，并在适当的监测、管理下转运至手术室以确保生命安全。此外，应特别注意饱胃患者的处理。

### 2. 麻醉前用药

麻醉前用药无明确的规定，可给予适量抗焦虑药；对于意识改变的患者应尽量避免镇静类药物；既往有过敏史的，可预防性应用激素和抗组胺药；对于 SAH、肥胖和胃食管反流者，应使用 $H_2$ 受体拮抗剂以降低误吸导致的风险。

## 三、麻醉管理

### 1. 术中监测

神经介入治疗中的基本监护与手术室相同。术中应根据患者基础血压、手术步骤及病情需要来控制血压。对于颈动脉狭窄或 SAH 患者，缺血区脑血管已丧失自身调节功能，术中控制和维持血压、预防和正确治疗低血压极为重要。应将血压控制于术前可耐受水平，发生低血压时，应停止刺激，减浅麻醉，补充液体，仍无效时宜用 α 肾上腺素受体激动药升血压。在血管阻塞或痉挛患者，应采取控制性高血压。在 AVM 注射栓塞材料前或动脉瘤未被完全阻塞时，应降低血压以减缓供血动脉血流。治疗原发性或反应性高血压以防止再出血或脑水肿。

术中维持轻度呼吸性碱中毒（$PaCO_2$ 30～34 mmHg）利于降低 ICP，还可通过收缩血管，使造影剂流入动脉边缘而提高血管造影质量。高 $PaCO_2$ 在局部脑缺血时可引起脑内窃血，还可增加交感神经活性及心律失常的发生率，并破坏冠心病患者的心肌氧供需平衡，应尽量避免。可在鼻导管的采样口进行 $P_{ET}CO_2$ 监测。脉搏氧饱和度探头夹在患者的趾端以观察是否有股动脉栓塞或远端梗死。

对于预计术中有较大循环波动或术中需要实施控制性降压、控制性高血压的患者应监测直接动脉压。穿刺困难时可从股动脉导管鞘的侧腔进行监测。对于心肺功能很差、术中循环极不平稳、需要药物控制血压等的特殊患者，可监测 CVP。

术中的造影剂、冲洗液及利尿剂（如甘露醇、呋塞米）都起到利尿的作用，应监测尿量并严格管理液体。

除术中密切观察患者意识状态、语言功能、运动功能及瞳孔变化外，可需要监测脑电图、体感诱发电位、运动诱发电位等协助了解神经功能。对 SAH 已行脑室穿刺引流的患者，可监测 ICP。

2. 术中麻醉管理

监护下麻醉和全身麻醉是神经介入治疗中应用较多的麻醉方法，具体选择有赖于患者状况、手术需要及麻醉医师习惯等因素。

（1）监护下麻醉：介入手术微创、刺激较小，最低肺泡有效浓度（MAC）曾被广泛用作评价吸入麻醉药效价强度的指标。介入手术麻醉方法所要达到的目标是：镇静、镇痛、解除不适；保持不动；苏醒迅速。注入造影剂时可能会有脑血管烧灼感及头痛，并且长时间固定的体位也会使患者感到不适。其优点在于：①术中可以全面、有效地监测神经功能状态；②对生命体征影响小，尤其适用于伴有严重系统性疾病不能承受全身麻醉打击的患者；③避免了气管插管、拔管带来的循环波动；④使患者处于轻度镇静，减少紧张、焦虑，减轻应激反应。MAC 的缺点在于缺乏气道保护，不恰当运用可有误吸、缺氧、高碳酸血症的潜在危险；长时间的手术令患者紧张不适；无法避免突然的体动；一般不适用于小儿及丧失合作能力的患者；会延迟术中紧急情况的处理。在应用 MAC 时应注意：①对术中可能发生脑血管破裂、血栓形成、血管阻塞及心律失常等紧急情况的，应随时做好建立人工气道、循环支持的准备；②术中合理运用口咽或鼻咽通气道，密切观察，防止呼吸抑制或气道梗阻；③术中监测应视同全身麻醉；④股动脉穿刺置管及可解离式弹簧圈解离时都会有一定的头痛、疼痛、发热等不适感；⑤应常规导尿以防止膀胱充盈，影响镇静效果。

采用哪种镇静方法，可以根据术者的经验及麻醉管理目标而定。几乎所有的镇静方式均会导致上呼吸道梗阻。由于给予抗凝治疗在放置鼻咽通气道时可能导致出血不止，应避免使用。

应用 MAC 时选择短效麻醉药物（如瑞芬太尼、咪达唑仑、丙泊酚）使麻醉深度易于掌控，利于术中神经状况评估。药物可单独或组合应用，单次给予或持续输注均可。咪达唑仑复合阿片类药物、丙泊酚复合阿片类药物等为临床上常用的复合给药方式。应用阿片类药物出现恶心、呕吐时可给予抗呕吐药物。

右美托咪啶是选择性 $\alpha_2$ 受体激动剂，具有抗焦虑、镇静及镇痛的作用，其优点是镇静而不抑制呼吸。但是该药对脑灌注的影响尚不明确，患者易发生苏醒期低血压。大部分介入治疗的患者存在脑侧支循环，并需保证足够的侧支灌注压。因此，任何致血压降低的方法均需慎重应用。

（2）全身麻醉：麻醉诱导应力求平稳，气管插管操作轻柔，避免循环波动，术中保证患者制动并控制 ICP、脑灌注压，维持生命体征及液体容量于最适合的状态，术后拔管和复苏尽可能快速、平稳。

全身麻醉具有以下优势：①能保证气道安全并改善氧合，控制通气可加强对 $PaCO_2$ 及 ICP 的控制；②全身麻醉状态有利于对患者进行循环控制（包括控制性降压、控制性升压）和脑保护；③发生严重并发症时，已建立的安全气道能为抢救和及时处理并发症赢得更多主动；④使用肌肉松弛药可确保患者制动，提高重要步骤的操作安全性；⑤对于手术时间长、术中操作困难、儿童、不能合作及需要控制运动甚至暂时性呼吸停止以提高摄片质量的患者特别适用。全身麻醉因优点众多，越来越受到麻醉医师和神经介入医师的推崇，逐渐占据主导地位。

应注意全身麻醉期间气管插管、拔管引起的循环波动会导致心肌耗氧量增加，打破氧供需平衡；高血压、呛咳、屏气等最终会升高 ICP；循环的波动和随之而来的跨壁压增加会直接导致动脉瘤破裂；外科医师术中不能随时评估神经功能。

全身麻醉下气管内插管虽然利于呼吸管理，但插管、拔管操作可造成强烈的应激反应。用双腔喉罩避免了喉镜对会厌声门感受器、舌根和颈部肌肉深部感受器及气管导管对气管黏膜的机械性刺激，同时明显减少呛咳、应激及心血管反应，减少动脉瘤破裂的风险，加之神经介入手术刺激小，术中可减少麻醉药用量，从而缩短患者苏醒时间，有利于术后早期神经功能评估。应用喉罩时应注意破裂的动脉瘤术中再次破裂风险较大，喉罩不能防止误吸，应禁用于饱食患者；应谨慎用于慢性阻塞性肺疾病患者。

用药原则应选择起效快，半衰期短，无残余作用，无神经毒性，无兴奋及术后神经症状，不增加 ICP 和脑代谢，不影响血脑屏障功能、CBF 及其对 $CO_2$ 反应性的药物。目前的多数麻醉药，如丙泊酚、地氟烷、七氟烷，均为短效，诱导和恢复迅速，对循环影响较小，术中可快速、平稳地调整麻醉深度。介入手术有创伤小、并发症少、术后恢复快、疼痛轻、疼痛时间短且无须术后镇痛等特点，采用全凭静脉麻醉丙泊酚复合瑞芬太尼为目前首选方案。丙泊酚和瑞芬太尼起效快、半衰期短，术中复合应用可随时调整麻醉深度，可控性强，术后苏醒迅速彻底，无迟发性呼吸抑制。靶控输注（TCI）的方法可将血浆或效应室的药物浓度维持在恒定水平，具有起效快、药物浓度维持稳定、可控性好的特点，有利于麻醉深度的稳定。

3. 术中管理的特殊要求

（1）控制性升压：大脑具有高代谢、低储备的特点。慢性缺血患者依靠逐步建立侧支循环改善血流，而急性动脉阻塞或血管痉挛时，增加循环血量的唯一有效方法便是通过提高血压，从而提高灌注压。但升压前应权衡提高缺血区灌注之利与缺血区发生出血之弊。血压升高的幅度取决于患者全身状况及疾病情况，一般可将血压升至基础血压基线以上 20% ~ 30%，或尝试升至神经系统缺血症状得到解决，应在升压同时严密监测生命体征。全身麻醉时可通过适当减浅麻醉同时使用升压药的方法提升血压。通常首选去氧肾上腺素，首剂量 1 μg/kg，而后缓慢静脉滴注，并依据血压调节用药量。对于心率较慢或其他条件限制使用去氧肾上腺素的，可选择多巴胺持续输注。提高灌注压与缺血部位出血需要慎重权衡，但是在大多数情况下升压对急性脑缺血是有保护作用的。

（2）控制性降压：术中及时、准确地根据需要调控血压，使颅内血流动力学达到最优化，将大大有利于手术操作，降低并发症发生率。较大 AVM、动脉瘤栓塞术中或大动脉闭塞性试验时采用控制性降压以增加栓塞的准确性、降低破裂发生率或检测脑血管贮备，为永久性球囊栓塞做准备。控制性降压可用于对颈动脉闭塞的患者行脑血管容量测试以及闭合动静脉畸形的滋养动脉前减慢血流速度。选择合适的降压药可以安全快速地达到理想血压水平并能够维持患者的生理状态。可根据医师的经验、患者的情况进行选择用药。

在采用控制性降压时应注意以下事项。①降压的幅度不宜过大，速度不宜过快。平均动脉压（MAP）低于 50 mmHg，脑血管对 $PaCO_2$ 的反应性消失，而 MAP 降低大于 40% 时，脑血管的自身调节作用消失。对于术前合并动脉硬化、心脑血管疾病的患者，降压幅度应对比基础血压并考虑到患者的承受能力。②降压效果应恰出现在栓塞材料脱离时。③清醒患者的降压过程会比较困难，血压的突然下降会让患者感觉不适、恶心、呕吐、难以忍受，以致被迫中断手术。因此，降压过程应更缓慢，并在实施降压前确保充分氧合，预防性给予抗恶心、呕吐的药。清醒患者高度紧张和焦虑会增高体内儿茶酚胺含量，加之无全身麻醉药额外的降压作用，需要加大降压药的剂量。

用于控制性降压的药物应能快速、安全地将血压降至适合的预定目标且药效能快速消失。药物的选择取决于麻醉方式、患者全身状况及血压所需要降低的程度。常用药物包括硝酸甘油、艾司洛尔、拉贝洛尔。

（3）术中并发症管理：麻醉医师在术前应综合考虑各方面因素并做好术中急救准备。发生紧急情况时，麻醉医师的首要任务是维持气体交换，即保持气道通畅，同时判断是否出现出血或栓塞等并发症；其次应与外科医师及时沟通、商讨措施并协作处理，必要时及时寻求上级医师帮助。

如并发症出现于手术刚结束时，可能需要进一步做 CT、MRI 等检查。基于对检查的需要和患者并发症的考虑，无论是全身麻醉还是监护下麻醉，应继续维持麻醉，同时应全面考虑手术室外麻醉所强调的各项内容。

出现血管栓塞时，无论是否直接溶栓均需要通过升压来增加末梢灌注。出血时，应立即停用肝素，并用鱼精蛋白进行拮抗。每 1 mg 鱼精蛋白用来拮抗 100U 的肝素。通过测定 ACT 来调整用量。应用鱼精蛋白的主要并发症有低血压、过敏反应和肺动脉高压。若应用新型的长效直接凝血酶抑制剂如比伐卢定时，需要新的拮抗方法。

清醒患者在致命性大出血前往往会诉头痛、恶心、呕吐及动脉穿破部位的血管疼痛。颅内出血常不会导致意识的迅速消失。造影剂、短暂性局部缺血及癫痫发作后状态均可导致癫痫发作。麻醉状态下或昏迷的患者，若突然出现心动过缓、血压升高（Cushing 反射）或术者发现造影剂外渗则说明有出血。血管造影术可以发现大部分的血管破裂。手术医师可以填塞破裂的动脉并停止手术，并应紧急行脑室引流。

## 四、术后管理

手术结束后应尽快复苏、尽早拔管，应避免复苏过程中的任何应激、躁动、呛咳和恶心。术后患者应送入监护室以监测血压及神经功能。术中及术后均应控制血压。出现并发症后首先应进行 CT 等影像学检查，在运送及进行影像学检查时均应进行监护。

血压的监控很重要，对于颅内高血流病变实施栓塞治疗的，术后 24 小时应将 MAP 维持在低于术前基础值 15%～20% 的水平，以防止脑水肿、出血或过度灌注综合征。而对有阻塞或血管痉挛性并发症的患者则建议将 MAP 维持在高于正常值 20%～30% 的水平以维持脑灌注压。对长期低血压或缺血的血管再灌注时，往往会引起颅内出血或脑水肿。血管成形术及 CEA 术颅内出血或脑水肿的发生率约为 5%，AVM 或 DAVF 栓塞术的发生率较低。虽然机制未明，但与脑内高灌注及术后血压不易控制有关。

由于术中应用的高渗性造影剂有大量利尿的作用，术后维持液体容量很重要。需要仔细观察穿刺点，及时发现血肿。术后的恶心、呕吐发生率高可能与术中应用造影剂和麻醉剂有关，可以给予氟哌利多、恩丹西酮等处理。

（李华平）

# 第五节　术中磁共振检查的麻醉

术中开放式磁共振影像学是神经外科近十几年来重要的发展领域，应用这种技术可最大程度地精确定位病变、明确病变边界及选择最佳或最安全的手术入路，为神经外科医师治疗肿瘤、血管畸形和其他一些脑内病变提供最佳的实时信息。总体来说，磁共振检查（MRI）可以在清醒、镇静和麻醉 3 种状态下进行。MRI 检查对环境要求苛刻，限制患者体位减少运动伪迹，存在强磁场和噪声，而且要避免低温和低湿度，另外 MRI 在检查过程中往往需要患者变换体位或者变换设备线圈位置。MRI 检查的麻醉从其临床特点、患者安全以及围麻醉期管理要求更高，本节重点讨论 MRI 检查的麻醉，其麻醉管理一般原则适用于所有影像学检查麻醉管理。

MRI 复合手术间是由介入放射、MRI 设备及手术室组合而成的复合体，属多学科相互交融的边缘学科。MRI 检查需要各科室的医师及技术人员的共同配合完成。术前评估患者的基本情况，选择合适的患者，体内存在磁性植入物的患者不适宜接受 MRI 检查。麻醉前评估中重点注意一些危险因素，例如困难气道、困难插管、建立静脉通路困难，以及循环呼吸衰竭或者恶性高热等严重麻醉并发症的病史。

麻醉管理要考虑磁共振扫描对患者和外科手术造成影响的特殊性。由于 MRI 扫描仪对温度有要求，在 MRI 手术间可能会导致体温下降，应该注意患者的保暖。另外由于和普通检查不同，术中 MRI 扫描时间可能会延长，同时患者处于无意识状态，可能会出现体温过高的显现，因此必须监测体温，防止热损伤。

麻醉诱导可以在 MRI 手术间旁边的麻醉准备间进行，这样可以减少患者焦虑，同时可以使用一些非强磁场耐受的设备例如纤支镜，降低麻醉诱导的难度。如果在 MRI 手术间进行麻醉诱导时，所有麻醉设备必须是非磁性的。

麻醉医师在手术和扫描的过程中不能靠近患者，只能在操作室观察，需要加强观察并需要辅助一些特殊设备。由于噪声的存在，无法听清楚脉搏的声音及报警声，应该在操作间使用专业的声音收集装置帮助麻醉医师实时了解患者的情况，同时还应该设置可视报警装置。

根据手术、患者、手术医师的水平等具体情况选择麻醉方法，一般分为清醒镇静麻醉和全身麻醉。清醒镇静麻醉的特点与清醒开颅手术的特点相同，但是观察患者的视野和靠近患者的途径受到限制，与患者沟通比较困难。另外，因为空间狭窄和噪声太大，可能会导致镇静效果不佳，患者紧张焦虑的程度较在普通手术间为重。全身麻醉的原则和注意事项与普通的神经外科手术全身麻醉相同。在 MRI 设备旁边工作限制了许多监测设备和方法的使用，增加了麻醉难度，同时如果出现意外情况限制了抢救设备的使用。在药物和麻醉技术选择上应该根据手术和患者的具体情况进行选择。

（石　慧）

# 第四章

# 胸内手术麻醉

## 第一节　常见胸内手术的麻醉

### 一、常见胸内手术的麻醉特点

常见胸内手术包括全肺切除、肺叶切除、肺段切除、食管手术、纵隔手术等，传统手术多采用开胸入路，开胸对呼吸、循环功能可产生明显影响，手术操作对纵隔内结构的牵拉与压迫可引起不良神经反射。术前疾病本身影响呼吸、循环功能，手术可加重这种不良影响，因此胸内手术的麻醉处理与管理要求较高。为方便手术操作与保护健肺，胸内手术多采用全身麻醉、肺隔离技术。现今胸内微创手术开展日趋增多，肺隔离技术已成为胸腔镜下乃至达·芬奇机器人辅助下手术的必要条件。

### 二、麻醉选择

胸内手术的麻醉方法以气管内插管全身麻醉为主。麻醉诱导可根据患者病情选择静脉诱导、吸入诱导及静—吸复合诱导的方法。麻醉维持也可采用静脉、吸入及静—吸复合的方法，常使用肌肉松弛药以保证充分的肌肉松弛。全身麻醉联合胸段硬膜外阻滞或椎旁神经阻滞与全身麻醉配合不仅有利于加强镇痛作用、减少术中麻醉药的用量，还有利于术后镇痛，促进患者的恢复。虽有非气管内插管硬膜外、局部麻醉与镇静复合麻醉配合胸腔镜下成功行肺叶切除、淋巴结清扫等胸外科常见复杂手术的报道，但毕竟有一定的局限性，术中要求胸外科医师进行迷走神经的阻滞以抑制咳嗽反射，其有效性、安全性及真正的效益/成本比有待进一步的实践检验。

### 三、麻醉期间的呼吸管理

#### （一）保持呼吸道通畅

由于胸内手术多采用肺隔离技术，故首先应有足够的麻醉深度使双腔支气管导管或支气管阻塞导管准确到位。术中依据气道压力、呼气末二氧化碳波形的持续监测及时发现并处理导管移位、气道分泌物增加等呼吸道受阻的情况。在手术的重要步骤有时需要麻醉医师暂停患者呼吸来保证手术的顺利进行，有时则需要外科医师在手术台上调整气管导管的位置或直接台上行气管或支气管插管，而在气道吻合结束需要麻醉医师轻柔膨肺来协助外科医师检查是否存在吻合口漏，在关胸前则应再次吸净呼吸道分泌物后充分膨肺，因此台上、台下医师间的配合极为重要。

## （二）保证有效通气的同时预防急性肺损伤

主要采用保护性肺通气策略。

## （三）促进术后尽早恢复有效的自主呼吸

正常、有效的自主呼吸有赖于中枢神经系统调节下的呼吸运动。全身麻醉药及阿片类药物对于中枢神经系统的抑制、肌肉松弛药对于呼吸运动肌肉的阻滞及开胸手术对于呼吸功能的损害都可影响患者有效自主呼吸的恢复。因此在制定麻醉方案时就应考虑上述因素，通过合理的麻醉管理方法，术中保持患者无知晓、无疼痛、肌肉松弛无体动、无咳嗽、自主神经抑制适度，手术结束后又能够使患者的意识、自主呼吸迅速恢复，且无明显的疼痛、躁动、恶心、呕吐及不良记忆。

# 四、麻醉期间的循环管理

## （一）胸内手术对循环系统的影响

开胸前，胸腔两侧压力相等，纵隔位于胸腔中间。开胸后，开胸侧胸腔变为正压，而非开胸侧胸腔仍为负压，结果使纵隔移向非开胸侧胸腔。此时，如为自主呼吸，吸气时非开胸侧胸腔负压增加，纵隔向非开胸侧胸腔移位更明显；呼气时非开胸侧胸腔压力增加超过开胸侧胸腔压力，使纵隔向开胸侧胸腔移位，纵隔随呼吸的变化在两侧胸腔之间交替移动，称为纵隔摆动。纵隔摆动容易造成大血管扭曲。腔静脉扭曲可引起回心血量减少，使心排血量降低；大动脉扭曲则直接造成血压下降。因此开胸手术需要采用气管内插管全身麻醉、正压机械通气以减轻纵隔摆动所致的血流动力学紊乱。有报道已成功开展非气管插管静脉麻醉微创胸腔镜下肺叶切除术，术中要求外科医师进行迷走神经阻滞以抑制咳嗽反射，但该麻醉方式仅适用于部分患者且存在呼吸、循环抑制的风险。

即便采用了全身麻醉、机械通气，胸内操作对于纵隔内结构的牵拉、压迫、电灼刺激及单肺通气的影响等仍可对循环系统产生明显的干扰，容易造成低血压、心肌缺血、心律失常等。因此胸内手术中应持续监测心电图、脉搏血氧饱和度、呼气末二氧化碳、有创动脉血压、中心静脉压等。术后搬动患者时也应动作轻柔，尤其是对全肺切除后的患者。

## （二）胸内手术循环管理的方法

### 1. 严密监测

由于心电图电极位置必须让位于手术野，因此需要更加注意心电图波形的动态变化。心电图可以发现心率、心律及 ST-T 的改变。有创动脉压监测应作为开胸手术所必备的监测。依据上海市胸科医院连续 12 832 例普胸手术发现，围麻醉期心搏骤停的发生率为 0.1%，多发生在肺门周围操作期间，而此时恰在使用电凝、心电图受到干扰的情况下，有创动脉压监测可不受电凝的干扰，从动脉压力波形改变的瞬间观察到血压的骤降，此时让术者暂停手术，分析心电图波形即可得到心搏骤停类型的诊断，在心脏按压的同时，针对心搏停止、无脉电活动及心室纤颤采用相应的心脏复苏措施，一般均可获得良好的治疗效果。心肺复苏期间有创动脉压还可以直接观察到心脏按压的效果，对于后续治疗有明显的指导意义。此外，有创动脉压监测便于单肺通气期间血气分析血样的获取。中心静脉压监测常作为临床液体管理的主要监测方法，胸内手术中要考虑胸内手术操作对中心静脉压的影响，因此，开胸手术中更加强调中心静脉压的动态观察，结合患者的心功能状况、手术操作、有创动脉压及呼气末二氧化碳等来判断中心静脉压数值的意义更有价值。此外，在紧急状况下中心静脉通路能够为药物迅速起效提供便捷的给药途径。脉搏血氧饱和度和呼气末二氧化碳监测不仅是呼吸功能监测的主要指标，同时两者提供的信息也有利于循环管理。通过观察脉搏血氧饱和度的波形可以获悉心脏收缩强弱、外周血管舒缩及是否存在血容量不足的初步信息；呼气末二氧化碳则是肺血流量减少甚为敏感的指标，术中应同步监测有创动脉压与呼气末二氧化碳，如果术中呼气末二氧化碳突然下降，随之血压下降，要考虑肺栓塞的可能；如果血压下降在前，呼气末二氧化碳随后下降，则肺血流的下降是全身血流下降的一部分。血气分析检查则是单肺通气管理的一部分，在抽取动脉血时应同步记录呼气末二氧化碳的数值，这样可以动态观察动脉血二氧化碳与呼气末二氧化碳的差值，借此了解肺通气的有效性。术中容易被忽略，但却是最简单、有效的监测，即呼吸音的听诊，在麻醉前、中、后均应重视。

2. 循环功能的调节

循环功能的调节以满足机体有效灌注为循环管理之目的，维持好心脏的心泵功能、血容量、血管的完整性及正常的舒缩功能之间的平衡。就心脏而言，周而复始、有序、协调的收缩与舒张是实现正常心泵功能的前提，为此保证心脏自身正常的血供、前后负荷、营养成分、水电解质都是必要的，因此防治心肌缺血、心律失常、代谢及水电解质紊乱等是维持正常循环功能重要的组成。相对而言，由于监测技术的发展，心脏异常情况较容易发现。血管的完整性及正常的舒缩功能，需要根据病理生理、手术流程及动脉压力波形或脉搏血氧饱和度波形、末梢毛细血管充盈度等的观察来综合判断，如感染晚期低血压患者可能已经存在毛细血管通透性增加（相当于血管的完整性破坏）。血容量的补充首先考虑"量"，然后考虑"质"，"量"必须与心功能和血管的容积相适宜，本着节约用血的原则，容量补充可用人工代血浆，"质"则为血液的有形成分及凝血因子、纤维蛋白等，按需补充，维持水电解质及酸碱平衡。

3. 备好抢救用药及仪器

常规将麻黄碱、阿托品、利多卡因分别抽好在注射器内备用，此外，在手术室内应能够随时取到肾上腺素及其他抢救药品。在手术室固定场所备好随时可用、性能良好的除颤仪等。

# 五、术后管理

## （一）术后管理模式

手术结束后麻醉管理的目标是要让患者安全、无痛、舒适地从麻醉状态中快速恢复到正常的生理状态，而无严重不良反应。胸内手术因其手术创伤大，对患者循环和呼吸系统功能的干扰大，可能潜在的问题有术后剧烈疼痛、恶心、呕吐、低氧血症、体温异常、意识障碍和血流动力学不稳定等，需要专业人员迅速诊断与治疗。麻醉后恢复室的管理模式，不仅提高麻醉后患者的安全性，而且可以提高手术室的使用效率，合理利用医疗资源。

## （二）呼吸问题的处理

麻醉后监测治疗室（PACU）呼吸问题的处理目标是避免缺氧与减少手术后呼吸系统并

发症，如果患者自身能够保持气道通畅（保护性反射恢复，注意食管手术潜在吞咽、咳嗽反射恢复延迟）、神经肌肉接头功能恢复（确认无肌肉松弛残余作用）、麻醉药对呼吸的抑制作用消退，在充分膨肺之后可以考虑拔除气管导管。但在此处理过程当中，应避免缺氧，在吸痰、拔管过程中始终供氧。对于胸内手术患者可用潮气量、胸廓起伏、呼吸频率及手握力等来判断潮气量恢复是否足够，没有必要在患者手术恢复早期最需要充分氧供的时候用脱氧自主呼吸观察氧饱和度是否能够维持的方法来判断。

PACU 要求气管导管拔除前谨慎评估以下内容。①确保拔管后能够保证呼吸道通畅；准备加压面罩和口鼻咽通气道，必要时喉罩；在拔管前应在一定麻醉深度下清除呼吸道分泌物，包括气管、支气管和口腔，必要时进行气管镜检查；双腔支气管导管在不需要肺隔离后，应将小套囊放气，再次清理呼吸道。②确保拔管后能够保证足够的通气与氧合。带管自主呼吸如下：自主呼吸恢复平稳，呼吸频率 <25 次/分，潮气量 >8 mL/kg（可借助呼吸机采用 CPAP 通气模式，将压力参数设置为 0，通过监测数值来判断）；尚未拮抗肌肉松弛药如 TOF 在 0.75 ~ 0.9，可拮抗一次，使 TOF >0.9；气体交换达标，$FiO_2$ 40%，血气分析 $PaCO_2$ <5.985 kPa（既往有 COPD 者 <6.65 kPa），$PaO_2$ >13.3 ~ 26.6 kPa，$SpO_2$ 为 99% ~ 100%。③拔管前吸氧，适当膨肺，拔管后面罩吸氧，如患者已清醒，可鼓励深吸气、咳嗽交替进行后面罩吸氧。④循环系统拔管前要求血流动力学稳定，无明显活动性出血，胸腔引流量应 <100 mL/h。PACU 是清醒后拔管还是麻醉状态中拔管，要因人而异，开放气道的难易程度是重要的考虑因素，还需要考虑患者的心脏能否承受气管导管刺激所致的应激反应。麻醉早期应用右美托咪定可为清醒拔管创造良好的镇静条件。

拔管后要注意观察是否潜在气道并发症。对气管塌陷或出现严重的皮下气肿、纵隔气肿，可能需要再次气管插管，故在拔管前应常规准备气管插管器具，对于存在困难气道的患者，拔管应慎重，必要时在导管内留置交换导管并准备相应的可视喉镜等设备。对于气管或支气管重建患者特殊的体位造成再次插管困难，应保留气管导管直至患者自主呼吸恢复并能够良好配合。

对术前肺功能减退、术中出血、输血量大、手术创伤大等潜在急性肺损伤患者，可考虑带气管导管回 ICU 行呼吸支持治疗。

## （三）循环问题的处理

PACU 中可以通过监测心电图、血压、中心静脉压及观察患者的末梢循环等来判断患者的循环功能。胸腔引流液的量、色是观察的重点。拔管前后的吸痰注意既要吸净分泌物，又要防止患者剧烈咳嗽造成血管结扎线脱落。如果突然血压下降，首先要排除出血，如果大出血，及时开胸止血能够挽救患者的生命，一旦拖延则有可能延误抢救时机。血压是反映循环功能的综合指标，血压降低一定要查明原因，切忌仅用升压药治标。在 PACU 中最常见的循环系统并发症是高血压，尤其是术前有高血压且控制不佳的患者，排除疼痛因素外，可以用硝酸盐类或钙通道阻断药或乌拉地尔等控制血压，以免引起心脑血管意外。另外，胸科手术中，较常见的是心律失常，尤其是房颤，对于无严重器质性疾病的房颤患者，在 PACU 中首先调整其内环境，包括水电、酸碱、血气、温度等，然后可以在镇静下行电复律，以消除房颤的危害。对于全肺切除术后的患者，在搬动和改变体位时，注意操作轻柔，避免纵隔摆动对生命体征的干扰。

### （四）疼痛的处理

术后镇痛是胸内手术麻醉管理中不可或缺的重要组成部分。术后镇痛不仅可改善患者的呼吸功能，增加通气量，还有利于咳嗽、排痰，减少术后肺部并发症。目前采用多模式全程镇痛的模式，静脉自控镇痛（PICA）、硬膜外自控镇痛（PECA）、椎旁神经或肋间神经阻滞等镇痛方法及中枢、外周镇痛药的联合应用可发挥良好的镇痛作用，使得胸科手术后疼痛已非 PACU 中的主要问题，偶有患者主诉疼痛，加用少量镇痛药多能缓解。

### （五）苏醒延迟与躁动的处理

苏醒延迟偶见于老年肝功能不良患者，应用氟马西尼可能促进恢复。躁动重在预防，术前良好准备，完善的麻醉计划，恰当的麻醉用药，术中良好的循环、呼吸功能维护，对于预防躁动乃至术后谵妄均有意义。小剂量右美托咪定 1 μg/kg 在麻醉早期应用，不但可以减少术中麻醉用药，而且其加强镇静、镇痛效果对于预防术后躁动、谵妄及寒战不适均有良好的效果。

### （六）低体温的处理

低体温多见，偶有寒战。可采用周身覆盖吹热风式加温的方式以避免寒战带来的不利；如有寒战，应用适量哌替啶或曲马多，多能缓解。

### （七）恶心、呕吐的处理

在 PACU 中少见，但在术后当晚及次日女性患者容易发生。预防性应用地塞米松及中枢性抗呕吐药有一定的作用。对于食管患者在拔除气管导管前一定要注意胃管的通畅，以防误吸。

### （八）尿失禁与尿潴留的处理

注意观察，如果尿失禁应注意更换尿垫，尿潴留多见于男性患者，导尿处理简单但要注意预防并发症。

### （九）PACU 转出标准与患者的转送

每例患者在转出 PACU 之前必须要进行充分评估，汇总分析。呼吸道的保护反射一定要恢复良好，通气和氧合能力良好，以保证在无监测条件下能克服轻微的病情变化，血压、心率和外周末梢灌注良好，体温正常不是必需的指标，但是应无寒战，镇痛充分，呕吐得到控制，已经超过最后一次用药 15 分钟以上。根据患者情况决定返回病房或 ICU。转出 PACU 的标准归纳见表 4-1。由于个体差异，根据患者临床情况做出判断更加重要，如果对诊断和安全性存在疑问，应该推迟转出 PACU 或入 ICU 继续监护治疗。

**表 4-1　转出 PACU 的标准**

| | |
|---|---|
| 一般情况 | 意识、定向力恢复，清醒合作，对言语和简单指令有反应 |
| | 外科情况稳定（无可疑出血） |
| 循环 | 血压和心率稳定 |
| | 无新出现的心律失常 |
| | 可接受的血容量 |
| | 至少保持 30 分钟内的稳定 |

| | |
|---|---|
| 呼吸 | 呼吸频率与深度稳定 |
| | 足够的咳嗽和排出分泌物的能力 |
| | 动脉血气 $PaCO_2$ 低于 6.65 kPa |
| 气道 | 完整的气道保护性反射（吞咽，呛咳和呕吐） |
| | 无喘鸣、痉挛和梗阻 |
| 疼痛 | 能够确定外科疼痛的位置和强度 |
| | 有足够的镇痛处理措施并已经调整观察 >30 分钟 |
| 肾功能 | 尿量大于 30 mL/h |
| 其他 | 血糖水平得到控制 |
| | 水、电解质、酸碱平衡良好 |
| | 恶心和呕吐得到控制 |

（苗贵申）

# 第二节　肺部手术的麻醉

肺切除术是治疗肺内或支气管疾病的重要外科手段，常应用于肺部肿瘤、药物难以治愈的感染性疾病（肺结核、肺脓肿）、支气管扩张、肺大疱等疾病的治疗。根据不同病情可分为：全肺切除术和部分肺切除（包括肺叶切除、肺段切除或楔形切除）术。此外，因病变累及范围增大，可能采取支气管或肺动脉袖形切除术，胸膜肺切除术等特殊手术方式。

肺切除术对于肺隔离技术要求较高，熟练掌握各种肺隔离技术和正确应对各种通气和换气功能异常，减少肺损伤，强调肺保护是肺切除术麻醉管理的关键。

## 一、麻醉前用药

一般无特殊要求。哮喘及喘息性支气管炎患者避免使用吗啡；抗胆碱能药物可能引起患者不适，不宜在麻醉前给药，术中需要时应用即可。

## 二、麻醉方式的选择

肺切除术目前基本在支气管内麻醉下完成，全身麻醉方式可选择全凭静脉麻醉、静吸复合麻醉、静脉或静吸全身麻醉联合硬膜外阻滞或椎旁阻滞麻醉等。

## 三、选择适当的肺隔离技术

双腔支气管导管仍是最常用的选择，确定不涉及左总支气管的手术，可常规使用左侧双腔支气管导管，因为右总支气管的解剖特点，决定了右侧双腔支气管定位准确率低、术中移位率高。上海市胸科医院基本选用手术对侧双腔支气管导管，即右胸手术选左侧双腔支气管导管，左胸手术选右侧双腔支气管导管，可取得良好的肺隔离效果。Univent 管和支气管阻塞导管，也可以灵活地运用于肺叶手术，但吸引管细，不适用于湿肺患者，现在支气管阻塞导管基本取代了 Univent 管。在特殊情况下，单腔管也可以灵活地延长成为支气管导管，实施单肺通气。

## 四、麻醉中处理的要点

### （一）呼吸功能的维护

1. 保持对气道的控制

改变体位、手术牵拉等可使双腔支气管导管位置改变而影响通气，随时进行纤维支气管镜检查是最有效的调整方法。此外也可请手术医师探查气管隆突处导管位置，辅助调整定位简便有效。

2. 采用个体化的通气模式

依据患者情况，选择容量控制通气，潮气量 $6 \sim 8$ mL/kg，呼吸频率 $12 \sim 14$ 次/分，术中必要时通气侧肺用呼气末正压通气（PEEP 0.49 kPa），非通气侧肺用持续气道正压通气（CPAP $0.196 \sim 0.490$ kPa），可减少单肺通气时肺内分流，从而减少低氧血症的发生。单肺通气中高流量纯氧维持氧合并非必须。高流量麻醉或手术时间长时，应当加用人工鼻保持气道的湿化。

3. 适时气道内吸引

在改变体位、处理气管后及患肺复张前，应常规进行气道内吸引，注意无菌要求，且吸引健侧肺与患侧肺时应常规更换吸引管。

4. 及时纠正低氧血症

基于缺氧的危害及患者对缺氧的耐受能力较差，一旦出现低氧血症应积极采取应对措施。术中低氧血症最常见的原因是双腔支气管导管位置不当，一般调整位置、适当提高吸入氧浓度可避免低氧血症，但要注意避免过高气道压或过大潮气量等肺损伤因素。对于原有肺疾病患者可采用允许性高碳酸血症之策略，但长时间的高碳酸血症终究为非生理状态，条件允许的情况下可作适当调整，采用个体化通气模式，既满足机体代谢之需求，又避免造成肺损伤。

### （二）循环功能的维护

1. 保证机体有效循环血量

术前的禁饮禁食、开胸手术的体液蒸发及创面的失血等均可导致患者有效循环血量不足，因此在诱导前应适当补液，避免麻醉中因低容量导致低血压而匆忙以缩血管药来维持血压。

2. 避免输液过多引起肺水过多甚至肺水肿

在心、肾功能健全的患者单纯输液引起肺水肿罕见，但是在全肺切除时，相当于瞬间缺失了一个低阻高容的容量器官，余肺要承担全身循环血量，故输液量应加以控制。输液量以满足机体最低有效灌注的容量为目标实施体液平衡管理，避免肺水过多，严密监测中心静脉压，尤其是要注意中心静脉压与动脉压和末梢组织灌注的关系，对指导输液有益。

3. 心律失常的处理

肺切除手术术中及术后房颤的发生率较高，多见于高龄、男性患者，尤其是在淋巴结清扫时。术中使用钙通道阻滞药或β受体阻滞药是否可以减少发生，还有待观察；但对术中心率增快、血压增高，或房性早搏增多的患者，提示心脏在手术操作过程中易受激惹，推荐在维持适宜麻醉深度的基础上，运用瑞芬太尼降低心脏的应激性。一旦术中发生房颤，在不伴有过快心室率和不影响血流动力学稳定性的情况下，暂不做处理，但必须检查血钾等电解质水平；对伴有快心室率、循环受干扰明显者，则可用β受体阻滞药或胺碘酮来控制心室率，同时检查通气效果、氧合状况和麻醉深度予以调整。如体位方便也可考虑术中电复律。如进入 PACU 仍处于房颤状态，待调整患者内环境及体温正常后，在麻醉状态下行同步电复律，以减少持续房颤所致的不良后果；但对于有严重心脏疾病患者，则需慎重考虑，可与心内科共同会诊后处理。在处理肺门，尤其是左侧开胸或心包内肺切除患者，还需注意手术操作可能诱发的心搏骤停。严密观察有创动脉压波形，可以及时发现心电图受干扰时的心搏骤停，一旦出现，即嘱外科医师暂停操作，鉴别心搏骤停的类型，对于心脏停搏或无脉电活动，外科医师行心脏按压的同时，立刻经中心静脉给予阿托品或后续使用肾上腺素；对于室颤的患者，在外科医师行心脏按压的同时准备除颤器，依据心电图室颤波形，必要时加用肾上腺素后电击除颤。有创动脉压波形是心脏按压是否有效的良好提示。只要处理得当，均可在短时间（3 分钟）内复苏，对麻醉恢复期无明显影响。

### （三）术中维持适宜的麻醉深度，术后早期避免呛咳

术中维持适当的麻醉深度十分重要，肺门周围神经丰富，探查操作时心血管反应较大，麻醉过浅时，刺激气管易引起强烈的膈肌抽动，应当避免在处理肺血管时吸痰，必须吸引前应适当加深麻醉并告知外科医师。目前双频谱脑电图（BIS）脑电监测和肌肉松弛监测是较为有效的监测方法。此外，在麻醉恢复期也要注意避免躁动与呛咳，以防血管结扎处脱落造成大出血，有效地镇静、镇痛显得格外重要。

（赵　凯）

# 第三节　气管手术的麻醉

气管、支气管与隆突部位手术（不含气管切开术）的麻醉处理中，控制呼吸道、维持良好的气体交换和术野暴露是麻醉的重点。

## 一、术前评估

应对患者的全身情况、呼吸困难程度及与体位的关系作详细评估。一般而言，气管腔直径狭窄至 1 cm 时，可出现特殊的喘鸣音，<1 cm 时则有明显的呼吸困难，<0.5 cm 时活动受限，并出现典型的"三凹征"。询问并观察患者排痰的困难度、运动耐力、仰卧位呼吸能力以及用力吸气和呼气时是否存在呼吸困难加重（因气管塌陷或可活动的肿瘤在用力呼吸时加重气道梗阻）。确认患者的心肺功能情况，及是否并发其他系统疾病。术前的肺功能检查虽有参考价值，但部分患者因呼吸困难在术前无法实施，可以通过血气分析检查来获得相关的信息。

明确气管狭窄的部位、性质、范围、程度和可能突发的气道梗阻是术前评估的重点。随着医学影像学技术的提高，判断气管狭窄情况不再仅仅依靠 X 线平片，CT 扫描和磁共振、螺旋 CT 及计算机三维重建技术能更形象地了解气管的具体状况，甚至是气管镜也达不到的

狭窄远端。支气管镜检查通过肉眼直视可明确气管狭窄的长度和直径，及肿物与气管壁的特点，是诊断气道病变的"金标准"，但对于气道严重梗阻，气管镜无法通过狭窄部位的患者，就无法了解病变远端的气道情况，而且严重气道阻塞患者行气管镜检查后因局部水肿或气道受刺激可加剧气喘及呼吸困难。因此对存在严重气道梗阻的患者，气管镜检查宜安排在一切准备就绪的手术前，在手术室内且在麻醉医师及外科医师到位后进行，一旦呼吸困难加剧可以紧急手术。

## 二、术前准备

麻醉医师应当参与手术计划的讨论，了解手术径路和过程。高位气管手术多采用颈横切口，主动脉弓上主气管手术以胸骨正中切口，下端气管涉及隆突及支气管多采用右后外侧切口进胸。常见的手术方式有：气管壁的切除与修补，气管环形切除端端吻合，隆突切除和成形等。

根据患者和手术情况制定完善的麻醉方案，重点在于手术各阶段的通气方案和应急准备。完善术前器械的准备，重点是各种型号的气管导管、可供手术台上使用的灭菌导管、通气延长管和接口，此外备有两套呼吸环路、各型支气管镜。对于急性严重气道梗阻，拟在体外循环下实施手术者，还应准备紧急体外循环所需设备。麻醉医师和护士人员齐备，麻醉诱导前手术医师在场，做好紧急建立外科气道的准备。

术前对患者进行心理疏导和安慰，介绍术后体位和咳痰事项，以争取得到患者最大程度的配合。

对严重的气道狭窄建议术前不使用镇静药，以免削弱患者维护其自主呼吸的能力；抗胆碱能药虽可减少呼吸道分泌物，但可使分泌物黏稠，或形成痰栓加重阻塞，故术前不用，术中按需给予。

## 三、麻醉管理

采用各种手段尽早地控制气道，不同阶段努力维持有效通气是气管手术麻醉的关键。

### （一）诱导期麻醉管理

麻醉诱导过程是气管手术麻醉最危险的阶段之一，诱导用药和插管方式必须结合患者具体病情、病变情况和麻醉医师的实际经验，遵循"安全、无痛、舒适"三阶梯麻醉管理规范，依照麻醉计划和准备进行选择。

1. 局部麻醉

在局部麻醉下行气管切开后再从气管造口处插入气管导管。但由于惧怕呼吸道梗阻而过度保守地应用镇静、镇痛药物，可能使患者经历一定程度的痛苦。$\alpha_2$ 受体激动剂——右美托咪定为保留自主呼吸清醒镇静提供了便利，总量用 1 $\mu g/kg$，10 分钟静脉微泵注射，可达到镇静而无呼吸抑制之虑，从而减轻患者的痛苦。

2. 吸入诱导

采用七氟烷吸入诱导，达到足够的麻醉深度后，结合呼吸道表面麻醉再实施支气管镜检查，进行气管插管或置入喉罩。

3. 静脉诱导

如果患者在仰卧位可保持呼吸通畅（例如日常睡眠不受限），而且气道病变固定，估计气管插管无困难时，则可采用含肌肉松弛药的静脉诱导。

4. 人工心肺支持下麻醉诱导

对于严重呼吸困难，需要上半身抬高及麻醉后气道情况无法判断的患者，可借助体外循环，在局部麻醉下行股动、静脉插管，经股静脉至右房引流体外膜肺氧合的方法来保证患者的正常氧供。体外循环开始后行麻醉诱导，将气管导管放置在气管狭窄部位以上，然后行纤维支气管镜检查，注意避免气道内出血。

## （二）麻醉插管方法的选择

1. 根据病变部位及病变特点选择

（1）肿瘤或狭窄位于气管上部靠近声门，气管导管无法通过，在局部麻醉下和静脉镇静下由外科医师行颈部气管切开，在狭窄部位下建立通气；如果瘤体较小，气管最狭窄处直径 >1 cm，可以在纤维支气管镜引导下插入细直径气管导管通过肿瘤。也可以先插入喉罩，保留自主呼吸麻醉下，行颈部气管切开，在狭窄部位下建立通气后拔除喉罩更换气管导管，待气管后壁吻合后，将经口气管导管推进越过吻合口，然后吻合气管前壁。

（2）肿瘤或狭窄位于气管中部，对于气管肿瘤蒂细、肿瘤质地脆、易出血等患者，可放弃导管通过肿瘤的尝试，将导管留置狭窄部位以上，手法正压通气无阻力的情况下全身麻醉下开始手术。对于蒂粗、不易脱落的肿瘤，在纤维支气管镜引导下气管导管尝试可以通过的就通过，通不过的将导管留置狭窄部位以上。

（3）肿瘤或狭窄位于气管下部接近隆突，可将单腔气管导管置于肿瘤上方，如果插过无困难，可考虑纤维支气管镜引导下将单腔气管导管插入一侧支气管。此类患者有建议用较细导管通过肿瘤部位行高频喷射通气，但狭窄严重、排气不畅仍有可能造成气体滞留和气压伤。

2. 根据呼吸困难的程度选择

（1）对于气促明显，伴有紧张、焦虑甚至窒息濒死感的患者，给予保持端坐位，轻扣面罩予高浓度氧吸入，而后静脉缓慢给予小剂量阿片类药物，可达到清醒镇静的目的，氟芬合剂 1/3 剂量启用也是较好的选择。也可用右美托咪定 1 μg/kg，10 分钟静脉微泵注射的方法，镇静效果较为理想。此类患者在使用丙泊酚、咪达唑仑时切忌给药剂量过大及给药速度过快。采用七氟烷吸入也可以使患者保持自主呼吸下入睡，但紧闭面罩可能加重患者的紧张和窒息感。此外由于患者的通气量不足，麻醉入睡时间可能延长。病变部位较高的患者，可以进行气管切开，在狭窄部位下建立通气；不能进行气管切开的患者，为了提高安全性，可在局部麻醉下暴露好股动、静脉，然后麻醉用药，一旦呼吸困难加剧，立即股动、静脉插管进行体外循环。

（2）术前无明显气促、可以平卧的患者，估计稍细气管导管（ID 6.5）可通过狭窄部位的患者，可给予丙泊酚和阿片类药物，逐步过渡到面罩正压通气，如无供氧困难，可考虑给予肌肉松弛药后插管。

3. 根据肿瘤的生长情况选择

（1）气管内生肿瘤患者的插管，建议均在纤维支气管镜明视引导下进行，可避免无谓的插管通过尝试，或减轻导管通过时对瘤体的冲击，同时随时可交替使用气管内吸引和供氧。切忌盲目插管，特别是蒂细、质地脆、易出血的肿瘤触之易引起脱落和出血，加重气道梗阻。

（2）肿瘤侵犯气管所造成的外压性气管狭窄，在确认插管通过狭窄部位前忌用肌肉松弛药。

## 四、术中麻醉维持与气道管理

### （一）麻醉维持

采用全凭静脉麻醉，其优点是在气道开放时，不会有麻醉气体污染。丙泊酚 TCI 靶控输注复合瑞芬太尼，一旦停止输注，麻醉苏醒迅速而完全。宜采用中效非去极化肌肉松弛药维持肌肉松弛状态，以减少操作中刺激气管造成患者的不随意体动。

### （二）气道管理

其重点是在气道开放时确保气道通畅和患者的正常氧合。目前最常用的方法是交替使用经口气管内导管和外科医师行台上插管。成功的术中气道管理是麻醉医师和外科医师默契配合的结果。

1. 台上插管的操作

可以根据不同的手术部位而定，颈部和胸部气管手术的重建方法相对较单一，而隆突重建术的方法较多，但是基本原理相仿。台上气管手术切开前，经口气管插管放置于病变上方通气，在下方切开气管，使用台上导管插入远端气道通气，切除病变后先吻合气管后壁，而后放弃台上插管，将口内气管导管送过吻合口远端，气囊充气后施行通气，缝合气管前壁完成吻合（图4-1 至图4-4）。

2. 台上插管导管型号的选择

术中麻醉医师应准备各个型号的气管导管和连接管供选用。台上插管可用灭菌气管导管或自制导管，在满足通气前提下宜选用套囊稍细的导管，导管过粗、气囊过大可能影响气管缝合操作。需要注意的是，由于目前使用的导管的套囊与导管前端位置较远，因此在使用过程中比较容易插深，易阻塞上叶管口。

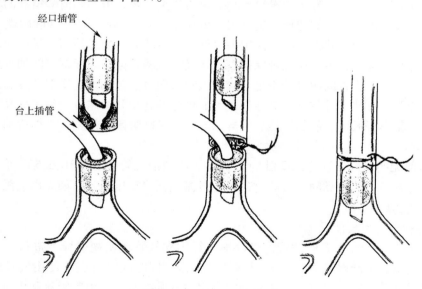

图4-1　颈部气管手术中气管插管的方法

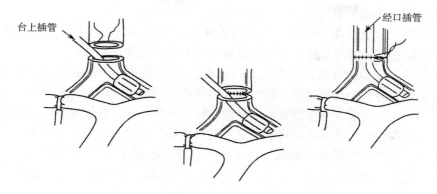

图4-2 胸部气管手术中气管插管的方法

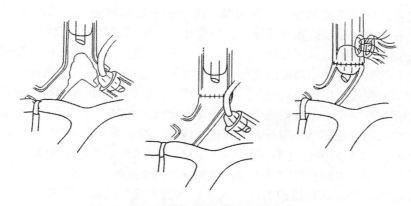

图4-3 隆突重建手术中气管插管的方法（1）

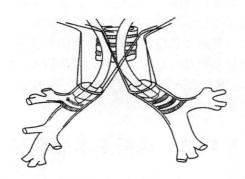

图4-4 隆突重建手术中气管插管的方法（2）

3. 低氧血症的预防与处理

（1）术中可能需要间断地呼吸停止，可采用100%氧吸入，过度通气后，可获得3～5分钟的呼吸暂停时间，需要注意的是期间应密切观察血氧饱和度，一旦血氧饱和度下降至90%，应立即重新通气，此时可能需要外科医师用手封堵尚未缝合完毕的吻合口，待血氧饱和度上升后再次暂停呼吸继续手术。

（2）血液和分泌液阻塞远端气道，需术者配合吸引远端气道。

（3）插管导管位置不良，位置太浅漏气或者太深部分肺段通气不足，需术者调整插管位置；麻醉医师提高新鲜气流量，采用间断通气的方法可以改善氧合。

（4）单肺通气中肺内分流，如不能采用双侧台上插管两肺分别通气，可考虑请术者临时套扎非通气侧肺动脉，或能改善血氧浓度。高频喷射通气（HFJV）作为一种在开放条件下的通气手段，在气管手术中应用有其优越性：喷射导管较细，使用灵活，提供充分的氧和避免单肺通气所致低氧，可以通过狭窄部位和气管切端，且对手术缝合干扰小。但需要注意的是，高氧流量导致手术野血液喷溅、血液吸入、导管不稳定、低通气和 $CO_2$ 重复吸入也有可能发生。尤其要重视的是在气管壁未打开前使用 HFJV，有引起严重气道狭窄患者气压伤的风险。

### （三）麻醉恢复期气道管理

气管重建术后麻醉恢复期也有潜在风险。由于手术后机械通气可影响气管吻合口的愈合，因此提倡在手术后尽早拔除气管导管，但重建的气道是脆弱的，随时有可能出现危险，而且重新建立安全的气道也是困难的。应注意以下 3 个问题：①尽量保持患者颈部前屈，减少吻合口张力；②完全逆转肌肉松弛药的作用，即便应用非去极化肌肉松弛药的拮抗药，也必须要有足够的时间使肌肉松弛药的作用完全逆转，保证患者有足够的通气量后，才能拔除气管导管；③苏醒应平稳，尽量避免患者因躁动、呛咳而致吻合口裂开。如果采用全静脉麻醉，邻近手术结束时可逐渐减小瑞芬太尼的输注速度，给予芬太尼 0.05～0.10 mg，或者曲马多 50～100 mg 以减轻麻醉恢复期患者疼痛，同时启用术后患者自控镇痛（PCA）。麻醉前期右美托咪定的应用，也能有效防止躁动，增加麻醉恢复期的舒适感。

气管手术后患者应在 ICU 监护治疗。入 ICU 后应常规行胸部 X 线检查以排除气胸。患者应始终保持头俯屈的体位以降低吻合口张力。面罩吸入湿化的氧气。隆突部位手术可阻碍气道分泌物的排出，必要时可使用纤维支气管镜辅助排痰。术后吻合口水肿可引起呼吸道梗阻，严重时需要再插管。由于体位的影响，ICU 插管应在纤维支气管镜引导下进行，以避免误伤吻合口。术后保留气管导管的患者应注意气管导管的套囊不应放置于吻合口水平。

靠近喉部位的气管手术后易出现喉水肿，表现为呼吸困难、喘鸣与声嘶。治疗可采用改变体位（坐位）、限制液体、雾化吸入肾上腺素等措施，喉水肿严重时甚至需要再插管。

（孙承毅）

# 第四节　纵隔手术的麻醉

纵隔是两侧纵隔胸膜之间所有器官的总称。纵隔内的器官主要包括心包、心脏及出入心的大血管、气管、食管、胸导管、神经、胸腺和淋巴结等。现常用纵隔的四分法分区即以胸骨角平面为界，将纵隔分为上、下纵隔。下纵隔又以心包的前、后面为界分为三部：心包前面与胸骨之间为前纵隔；心包及大血管所占据的区域为中纵隔；心包后面与脊柱之间为后纵隔（图4-5）。

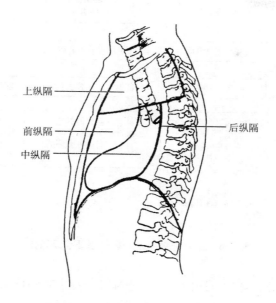

图4-5 四分法纵隔分区

# 一、常见纵隔疾病及麻醉处理中的注意事项

纵隔病变除了创伤以外，主要为肿瘤。常见的纵隔肿瘤有神经源性肿瘤、畸胎瘤、皮样囊肿、胸腺瘤、纵隔囊肿、胸骨后甲状腺、淋巴源性肿瘤及其他如食管癌及支气管肿瘤等。大多数纵隔肿瘤为良性肿瘤，由于纵隔肿瘤逐渐增大，可产生周围脏器的压迫症状和恶变（如胸腺瘤和畸胎瘤等），因此一经诊断，都应早期手术切除。纵隔肿瘤手术麻醉处理的要点见图4-6。无临床症状的小肿瘤，麻醉处理无特殊；肿瘤增大致气管、支气管、心、肺、血管受压时可危及生命，尤其是气道受压的患者麻醉处理中存在致死性气道梗阻的风险。因为气道压迫阻塞可发生在气管分叉处，此时如果用单腔气管导管，受压部位处于气管导管的远端，自主呼吸消失可导致气道梗阻加剧，因此，远端气道未能受控之前禁用肌肉松弛药，如果手术必须肌肉松弛时则建议选择双腔支气管导管，以确保非受压一侧支气管的通畅，如果双侧支气管都受压，则不宜全身麻醉。对于有气管压迫和扭曲的患者，气管插管时，若导管口贴在气管壁上或者导管通过狭窄部分时，管腔可被完全堵塞或形成一锐角，这种情况也可引起气道的完全梗阻，可在纤维支气管镜引导下明视插管，导管需通过气道最狭窄处。尽可能采取患者平时喜爱的体位及姿势，此常为呼吸道受压程度最轻的体位。诱导插管后，由于肌肉松弛药、重力及体位等的影响，部分患者可出现巨大肿瘤压迫肺叶致肺不张、低氧、气道压增高等，需要调节体位达到最佳状态，必要时须手术医师密切配合，麻醉一成功，即进胸托起肿瘤，以解除对肺叶及气道的压迫。对于肿瘤压迫心脏、大血管的患者，应采取最佳体位，使心脏受压最轻，并尽快手术解除压迫。麻醉恢复期提倡在手术后尽早拔除气管导管，首先要完全逆转肌肉松弛药的作用；其次，避免苏醒期患者咳嗽，防止肿瘤切除吻合处或缝扎处缝线脱落出血。严密监测患者呼吸功能和状态的变化，对原有肺及大血管受压者，拔管前后应做好紧急再插管及气管切开的准备。

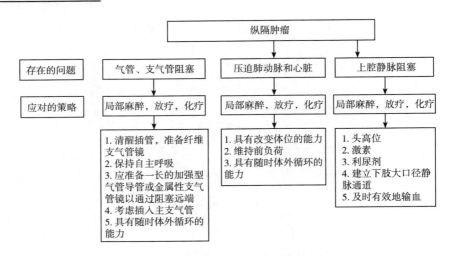

图 4-6　纵隔肿瘤手术麻醉处理要点示意图

除了上述共性问题外，针对不同的纵隔肿瘤麻醉处理中有些特殊的问题需要注意。

1. 神经源性肿瘤

多发生在后纵隔的交感神经链或肋间神经上，手术范围大，术中出血多，因此必须建立足够的静脉通路。此外，儿童较易并发其他畸形（脊柱侧弯、先天性心脏病、气道异常等），术前检查及麻醉中应注意。

2. 胸腺瘤

多发生在前上纵隔，个别可在中、后纵隔。有 30% ~40% 患者并发重症肌无力（MG）。因此对于胸腺瘤患者术前应明确诊断是否存在 MG。MG 以临床表现按改良 Osserman 分为五型。Ⅰ型：单纯眼肌型（脑神经最早受累，表现为上睑下垂、复视）；Ⅱa 型：轻度全身型——呼吸肌不受累，延髓肌未受累；Ⅱb：型中度全身型——呼吸肌不受累，延髓肌受累，出现吞咽障碍，饮水呛咳和口腔清除反应障碍；Ⅲ型：急性暴发型，起病急，数月后延髓肌受累半年内出现呼吸肌麻痹；Ⅳ型：迟发性全身肌无力型；Ⅴ型：肌无力伴肌萎缩型。如有 MG 症状，术前应药物控制，常用抗胆碱酯酶药——吡啶斯的明口服治疗，该药治疗有效剂量的个体差异较大，目前主张术前用最小有效剂量以维持足够的通气功能和吞咽、咳嗽能力，并在术前减量至 1/3 ~1/2；有些患者术前可能还应用肾上腺皮质激素治疗。因此对于 MG 患者需要注意其体内胆碱酯酶及激素水平，滴定监测下应用肌肉松弛药，避免用氨基苷类抗生素，如果病情严重在麻醉期间可以补充血浆，降低体循环乙酰胆碱受体抗体。拔管前要充分评估，待呼吸功能及保护性气道反应恢复后拔管。拔管后严密监护，对于术前口服吡啶斯的明治疗的患者，术后 2 小时应恢复术前用药（不能口服可经胃管给药）。病情严重者（术前有球麻痹史，乙酰胆碱受体抗体浓度 >100nmol/L，术中失血 >1 000 mL）容易发生肌无力危象，并注意与胆碱能危象鉴别（表 4-2）。

表 4-2　肌无力危象和胆碱能危象的鉴别

| 鉴别点 | 肌无力危象 | 胆碱能危象 |
| --- | --- | --- |
| 抗胆碱酯酶药 | 有效 | 症状加剧 |
| 分泌物 | 不多 | 多 |

续表

| 鉴别点 | 肌无力危象 | 胆碱能危象 |
| --- | --- | --- |
| 出汗 | 正常 | 大汗 |
| 肌肉跳动 | 无 | 明显 |
| 肠蠕动 | 正常 | 增强（肠鸣音亢进） |

3. 畸胎瘤和囊肿

常见于儿童和年轻患者，可为实质性或皮样囊肿。由于其组成结构复杂，其中任何一种组织都可能发生恶变，故诊断后常选择手术治疗。畸胎瘤还可穿破入肺组织或支气管，从而导致感染，甚至痰液中可排出肿瘤的内容物如毛发等。麻醉处理取决于肿瘤对周围脏器是否有压迫及是否存在肺部感染、湿肺等，重点是对呼吸道的控制。

4. 淋巴瘤

常发生在前纵隔和中纵隔。由于淋巴瘤的治疗有赖于病理诊断，故对于不能取得外周浅表淋巴结（如锁骨上、腋下淋巴结）活检的患者，获取纵隔内病理组织成为手术的适应证。但此类患者的麻醉必须权衡利弊，在风险可控的情况下实施麻醉，如果风险达到威胁患者生命的程度则应考虑 CT 引导下穿刺或先行放疗，使肿瘤缩小后再实施麻醉。如手术仅为活检，因手术后局部水肿，气道受压情况可能会加重，应注意防范。

5. 胸骨后甲状腺

胸骨后甲状腺可为迷走甲状腺腺瘤，较常见者为甲状腺叶下极腺瘤移入胸内，其特点为肿瘤与气管关系甚为密切。由于主动脉弓及其大分支的走向关系，不论是甲状腺左叶或右叶下极的腺瘤，移入胸内时，常顺主动脉的斜坡偏向纵隔右侧。巨大胸骨后甲状腺可压迫气管，导致呼吸道阻塞，麻醉管理的重点是气道处理，包括手术结束后拔管前必须确认无气管软化才能拔管。

## 二、前纵隔巨大肿瘤患者麻醉处理的特殊性

由于前纵隔巨大肿瘤在麻醉诱导时可发生威胁生命甚至致死性呼吸道梗阻或循环虚脱，故对其麻醉处理的某些问题再做强调。

术前注意症状和体征，如仰卧位即呼吸困难或咳嗽提示呼吸道并发症的发生率增加；晕厥或心外流出道梗阻症状则反映心血管并发症的危险性增加。颈、胸部 CT 片可显示肿块的位置、范围、气道受累情况；心脏超声检查则用于评估心脏、体血管和肺血管的受压情况。

麻醉风险评估中重要的是考虑患者的诊治方案是为了诊断还是治疗。如果为了诊断性操作，呼吸系统 CT 扫描、肺功能流速—容量环及超声心动图检查评估肿瘤的解剖位置，如果三种检查结果之一阳性，即使无呼吸困难的症状，采用全身麻醉在儿童或成人均属于高危，建议尽可能采用局部麻醉、清醒、CT 引导下的穿刺活检术，其诊断的精确性可大于 90%。

一旦明确诊断，如果需要手术治疗则需进一步确定安全的麻醉方案。全身麻醉诱导必须在心电图、脉搏血氧饱和度、呼气末二氧化碳和有创动脉血压监测下进行，保留自主呼吸直至呼吸道得到控制，值得注意的是即便保留了自主呼吸也有可能是不安全的。如果在诱导前CT 显示无终末气管受压可以顺利插入气管导管，清醒气管插管是可能的。如果需要肌肉松弛，第一步必须确认手控正压通气有效，然后应用短效肌肉松弛药。如果发生气道或血管进

一步受压，则必须立刻手术显露，故麻醉诱导前外科医师应洗手准备随时手术。术中威胁生命的气道受压可用下列方法应对：重新翻动患者体位（回到诱导前或患者较少出现症状的体位）或应用硬质气管镜经过远端阻塞部位通气。麻醉诱导插管后，由于肌肉松弛药、重力及体位等的影响，部分患者可出现巨大肿瘤压迫肺叶致肺不张、低氧血症、气道压增高等，需要调节体位达到最佳状态，必要时须让手术医师配合，立刻进胸托起肿瘤，以解除对肺叶及气道的压迫。对于麻醉诱导后威胁生命的心脏、血管受压情况减浅麻醉是无效的，只有立刻正中胸骨劈开，术者提升肿瘤，使肿瘤离开大血管方可缓解。对术前评估后认为不能保证诱导后呼吸、循环功能者，可在体外循环下进行手术。麻醉恢复期则排除气管软化后才能拔管，注意术中对受压部位的直视观察，并在拔管前先放气囊后观察，拔管时可在气管导管内先置入较细的交换导管，一旦拔除气管导管后有问题，可以顺着交换导管再次插管；另外也可在拔管时经气管导管置入纤维支气管镜明视观察，如无气管软化则拔出气管导管。巨大纵隔肿瘤如果术中循环波动明显，则可能术后仍需要循环支持。

## 三、上腔静脉综合征患者麻醉的注意事项

上腔静脉综合征由上腔静脉的机械阻塞所引起。上腔静脉综合征的发生原因包括：支气管肺癌（87%），恶性淋巴瘤（10%），良性病变（3%）如中心静脉高营养、起搏器导线产生的上腔静脉血栓、特发性纵隔纤维化、纵隔肉芽肿及多结节性甲状腺肿。上腔静脉综合征的典型特征包括：上半身表浅静脉怒张；面颈部、上肢水肿；胸壁有侧支循环静脉和发绀。静脉怒张在平卧位时最明显，但大多数病例在直立时静脉也不会像正常人一样塌陷。颜面部水肿明显，眼眶周围组织肿胀以至于患者不能睁开眼睛，严重的水肿可掩盖静脉扩张症状。大部分患者呼吸道静脉瘀血和黏膜水肿可引起呼吸道梗阻症状（呼吸急促、咳嗽、端坐呼吸）。此外，还可因脑静脉回流障碍引起脑水肿致意识、精神、行为改变。由于上腔静脉综合征患者有时病因不明，有时需要行纵隔镜或小切口下取组织活检明确诊断，有时则可能拟行上腔静脉解压术而需要实施麻醉。

麻醉处理的关键仍是呼吸和循环的管理。呼吸系统主要是气道问题，面颈部的水肿同样可以出现在口腔、口咽部和喉咽部，此外，呼吸道还可能存在外部的压迫和纤维化，正常运动受限，或存在喉返神经损害。如果疑有气道受压，按照巨大前纵隔肿瘤的麻醉处理。为减轻气道水肿，患者常以头高位被护送到手术室。在麻醉诱导前，所有患者均行桡动脉穿刺置管。根据患者情况术前可从股静脉置入中心静脉导管作为补液通道，颈内静脉置管则用于监测及必要时可作为引流以减轻脑水肿。如果诱导前患者必须保持坐位才能维持呼吸，那么应选择使用纤维支气管镜或喉镜清醒插管。

由于中心静脉压过高，加之术野组织的解剖变形，术中出血是主要的问题之一，应做好充分备血。

术后特别是纵隔镜、支气管镜检查后上腔静脉的压迫并没有解除，则可能发生急性呼吸衰竭而需气管插管和机械通气。这种急性呼吸衰竭的机制尚不清楚，但最有可能的是上腔静脉综合征引起急性喉痉挛和支气管痉挛，呼吸功能受损、肿瘤增大加重气道的阻塞。因此这些患者应常规监护。

（周　宇）

# 第五章

# 心脏及大血管手术麻醉

## 第一节　主动脉手术的麻醉

主动脉手术对麻醉医生是最具挑战的手术。主动脉阻断以及大量失血使手术复杂化。非体外循环下，主动脉阻断使左心室后负荷急剧增加，并严重损害远端组织器官灌注，可引起严重高血压、心肌缺血、左心衰竭或主动脉瓣反流。脊髓和肾脏供血受到影响，可发生截瘫和肾功能衰竭。

主动脉疾病包括动脉粥样硬化、结缔组织退行性变（马方综合征）、感染（梅毒）、先天性疾病（先天性主动脉窦瘤）、外伤和炎性疾病（Takayasu 主动脉炎）等。而最常见的累及主动脉的疾病是降主动脉粥样硬化性动脉瘤。

夹层动脉瘤的自然病程十分凶险，如未能及时诊断和治疗，病死率极高。死亡原因通常是致命性的大出血、进行性心力衰竭、心肌梗死、脑卒中及肠坏死等。手术治疗是挽救生命、降低死亡率的主要方法。

## 一、术前准备与评估

开放性夹层动脉瘤修复术必须进行详尽的术前评估并制定周密的麻醉方案。患者通常并发多系统疾病，术前应对全身脏器进行评估，并与外科医生讨论手术范围和方式、血流动力学监测、脏器保护和通气策略等。

1. 循环系统

主动脉根部瘤和升主动脉瘤常导致主动脉瓣关闭不全，出现左心室肥厚、扩张，心肌缺血和心功能不全，应注意术中心肌保护和术后心功能维护。动脉粥样硬化引起的主动脉瘤，患者通常伴有冠心病。严重的冠状动脉病变应考虑首先解决心肌缺血的问题。病变累及无名动脉、左锁骨下动脉或股动脉时，可出现左右或上下肢压力差增加，甚至无脉。

2. 呼吸系统

瘤体压迫左主支气管，导致气管移位变形，挤压肺组织，引起肺不张、肺部感染。急性或慢性夹层动脉瘤患者，可出现大量胸腔积液。术中操作也可导致不同程度的肺损伤。

3. 神经系统

任何神经系统功能恶化的征象都是外科立即干预的指征。头臂血管受累可导致脑供血不足，有些患者可能由于瘤壁血栓脱落而出现卒中的表现，术中脑保护极为重要。

4. 肾脏

患者一旦出现少尿，必须立即手术。病变累及双侧肾动脉时，可能导致肾功能不全或肾功能衰竭，术前肾功能不全是导致术后肾功能衰竭的危险因素。

5. 胃肠道

明确有无胃肠道缺血的表现。

6. 凝血功能

夹层范围较大时，夹层内血栓形成，消耗大量的血小板、凝血因子，可导致出血倾向、贫血。

7. 术前处理

（1）控制性降压：血压控制的理想范围是收缩压在 100～115 mmHg，硝普钠、尼卡地平等均可用于控制性降压。

（2）控制心率。

（3）加强监护，建立快速输液的静脉通路，进行常规心电图检查、有创动脉血压监测、氧饱和度监测等。

（4）充分配血备血。

（5）镇静和镇痛，减轻患者痛苦，有助于降压，但应避免镇静过度，掩盖病情的变化。

## 二、麻醉要点

1. 麻醉监测

（1）循环监测。常规监测中心静脉压和有创动脉压，必要时需同时监测上下肢血压。左心功能不全（LVEF < 30%）、充血性心力衰竭或严重肾功能不全的患者可考虑使用肺动脉漂浮导管。经食管超声心动图检查（TEE）有助于实时监测左心功能和心肌缺血，指导扩容，评估瓣膜功能、瘤体大小和范围。

（2）脊髓监测。应用体感诱发电位和运动诱发电位监测脊髓缺血，有利于术中确定对脊髓供血有重要作用的肋间动脉。同时还应通过脑脊液引流、局部低温或鞘内注射罂粟碱等保护脊髓。

（3）脑监测。监测大脑功能及脑氧代谢，如脑电图监测、经皮脑氧饱和度监测、体感诱发电位监测和经颅超声多普勒监测等。

（4）温度监测。同时测量外周和中心温度，指导降温和复温。

（5）肾功能监测。

（6）常规监测尿量。

2. 麻醉处理

胸腹主动脉瘤手术的麻醉充满挑战，术中应与外科医生、体外循环师及 ICU 医生充分沟通、密切配合。不同主动脉部位的手术对麻醉的要求不同。

（1）升主动脉手术的麻醉处理。

1）监测：由于病变和手术操作可能累及右锁骨下动脉，需行左桡动脉或股动脉插管监测血压。

2）降温与复温：升主动脉瘤手术多采用低温体外循环，如果累及主动脉弓则需深低温体外循环。

3）升主动脉手术的常见并发症：包括空气栓塞、粥样斑块栓塞及其他各种原因造成的脑功能损伤；心肌缺血或心梗；左心室功能不全或心力衰竭，呼吸功能衰竭；出血及凝血功能障碍。

（2）主动脉弓手术的麻醉处理。

1）监测：如果无名动脉和左锁骨下动脉均被累及，则行股动脉插管监测血压，必要时检查主动脉根部压力做对照。

2）多数患者需要深低温体循环，应采用脑保护措施（如冰帽、脑电监测、脑保护药物等）。

3）主动脉弓手术最常见的并发症是中枢神经系统损伤。

（3）胸、降主动脉瘤的麻醉处理。

1）监测：阻断近端主动脉时可能累及左锁骨下动脉，应监测右侧桡动脉血压，必要时同时监测阻断部位以下的血压。心功能欠佳者，可放置肺动脉漂浮导管。注意监测尿量。

2）单肺通气：为了便于外科手术术野的暴露，通常采用双腔气管插管单肺通气。由于瘤体通常压迫左主支气管，建议应用右侧双腔管。术后将双腔管换成单腔气管插管，以利于术后呼吸管理，减少气管及支气管损伤。

3）主动脉阻断：主动脉阻断和开放引起的病理生理变化极为复杂，与主动脉阻断的水平、左心室状态、主动脉周围侧支循环状况、血容量及其分布、交感神经系统的激活以及麻醉药物及技术等多种因素有关。主动脉阻断时，阻断上方血压升高，阻断下方血压下降。心脏后负荷升高，可能会导致急性左心衰和脑血管意外。高水平的主动脉阻断对心血管系统带来严重影响，并且造成其他组织器官的缺血及低灌注，并可导致肾功能衰竭、肝脏缺血及凝血功能异常、肠坏死以及截瘫等严重并发症。主要的处理措施包括减轻后负荷、维持正常的前负荷。主动脉阻断前准备硝普钠或硝酸甘油泵，并备好单次静脉注射的血管扩张药。阻断时维持阻断近端平均动脉压 90～100 mmHg。阻断后应常规监测血气和酸碱平衡。阻断时间尽可能短于 30 分钟，以降低截瘫的发生率。采用部分体外循环的患者，可以通过调节泵流量控制近端高血压，同时保证远端足够的血流。

主动脉开放：主动脉开放引起的血流动力学改变主要取决于阻断水平、阻断时间、血容量等。低血压是开放后最主要的循环改变，主要的代谢改变包括全身氧耗量、乳酸、前列腺素因子等增加，表现为代谢性酸中毒。因此在开放主动脉前应补足血容量、纠正酸中毒，暂时停用各种麻醉和血管扩张药，必要时给予血管收缩药。

主动脉开放后：开放后明显的低血压时间较短，一般可以耐受。必要时应用升压药，但应避免瞬间高血压。如果出现严重的低血压，最简单的处理是手指夹闭主动脉、重新阻断，补充更多的血容量。但由于肝脏没有灌注，快速输入大量库血可导致枸橼酸毒性，抑制心肌。如果采用部分体外循环技术，可以通过体外循环快速输血调节容量。

脊髓保护：动脉瘤特别是夹层动脉瘤患者病变可能累及供应脊髓的重要肋间动脉，导致脊髓血供的部分或完全丧失。低温、远端灌注、脑脊液引流及药物（如糖皮质激素、钙通道阻滞剂等）是预防缺血性损伤的保护方法。

肾脏保护：肾功能衰竭的原因是阻断期间血流中断，引起肾脏缺血或栓塞，应用体外循环或分流或许有肾脏保护作用。保证足够灌注压力和血容量对肾脏保护至关重要。同时建议使用甘露醇、小剂量多巴胺等加强肾脏保护。

凝血功能异常的处理：定期检测凝血酶原时间、促凝血酶原时间，进行纤维蛋白原和血小板计数，给予抗纤溶药物，按需输注红细胞悬液、新鲜冰冻血浆、血小板、纤维蛋白原或凝血因子。此外低温也是凝血功能异常的重要原因，应充分保温，促进凝血功能的恢复。

降主动脉瘤手术常见并发症：如心功能紊乱、肾功能衰竭、截瘫、呼吸衰竭、脑血管意外及多脏器衰竭等，其中心功能紊乱（心肌梗死、心律失常或低心排综合征）是降主动脉瘤手术后患者死亡的主要原因。

## 三、术后注意事项

术后密切监测尿量、心排血量、末梢灌注情况、呼吸和凝血功能，术后最常见的并发症有心肌梗死、肾功能衰竭、肠道缺血或梗死、胰腺炎、DIC、呼吸功能不全和截瘫等。

（张润泽）

# 第二节　缩窄性心包炎手术的麻醉

正常心包由脏层和壁层纤维浆膜构成，两层浆膜之间的潜在腔隙称为心包腔，内含 15 ~ 25 mL 浆液。心包慢性炎性病变可致心包增厚、粘连、钙化，从而使心脏的舒张活动受限，回心血量减少，继而引起心排血量降低，全身循环功能障碍。

## 一、缩窄性心包炎特点

1. 病因

缩窄性心包炎通常是由于细菌感染、毒性代谢产物、心肌梗死等炎症性因素波及心包所致，也有个别患者是由外伤炎症所引发。其中细菌感染，尤其是结核菌感染是目前我国缩窄性心包炎的最主要病因。而随着结核病发病率的逐渐下降，其他非特异性病因如病毒感染、肿瘤、自身免疫性疾病、放射性心脏损伤、肾功能衰竭以及心脏手术术后并发症等导致的慢性缩窄性心包炎的比例逐渐增多。

2. 病理改变

缩窄性心包炎的特点是慢性炎性渗出物机化、纤维组织形成；钙盐沉积形成斑块或条索状钙化；严重者甚至形成完整的骨性外壳，压迫心脏。缩窄的心包厚度一般为 0.5 cm，重者可达 1.0 ~ 2.0 cm。缩窄性心包炎病变较重或病程较长的患者心脏长期受压，可逐渐出现心外膜下萎缩，晚期可出现广泛性萎缩，心室壁明显变薄。慢性炎症还可直接侵犯心肌，导致局灶性心肌炎、心肌纤维化。

3. 病理生理特点

（1）缩窄的心包限制双侧心室的正常活动，右心室的舒张充盈受限，腔静脉回血受阻，静脉压升高。上、下腔静脉入口处狭窄及房室环瘢痕狭窄者，静脉回流受限尤为明显。上腔静脉压力增高时，头、面、上肢等上半身血液淤滞、水肿，颈静脉和上臂静脉怒张；下腔静脉回流受阻时，下肢肿胀，腹腔脏器瘀血肿大，并可出现大量的胸腹腔积液。左心室舒张充盈受限时，引起肺循环瘀血，肺循环压力升高，患者可出现呼吸困难等表现。

（2）缩窄性心包炎患者由于心脏舒张充盈功能受限，导致心脏每搏输出量下降，心排血量下降，血压下降。体力活动或严重缩窄时，主要靠交感神经反射性兴奋、心率增快进行代偿。当心率增快不足以代偿心排血量，或外源性因素抑制心率时，则可出现心源性休克。

（3）右心系统压力明显增高，平均右心房压≥10 mmHg，严重患者甚至达到30 mmHg以上。

4. 临床表现

缩窄性心包炎的临床表现因病因、发病急缓、心脏受压部位及程度等不同而不同。如结核性缩窄性心包炎往往起病缓慢，自觉症状包括劳力性呼吸困难、全身无力、腹胀、腹腔积液、下肢水肿等呈进行性加重，同时伴低热、食欲缺乏、消瘦、贫血等结核病症状。患者呈慢性病容或恶病质；吸气时颈静脉怒张；腹部膨隆，肝脏肿大压痛，大量腹腔积液者可出现移动性浊音；面部、下肢凹陷性水肿，皮肤粗糙；心音遥远但无杂音，心前区无搏动，脉搏细速，出现奇脉（即脉搏在吸气时明显减弱或消失，是心脏舒张受限的特征），血压偏低，脉压缩小，吸气期血压下降，静脉压升高。

5. 实验室检查

X线检查显示心脏大小多无异常，心影外形边缘平直，各弓不显，心包钙化（占15% ~ 59%），上腔静脉扩张，肺瘀血，可能存在胸腔积液。CT检查可了解心包增厚的程度。超声心动图为非特异性改变，可见心包增厚、心室壁活动受限、下腔静脉及肝静脉增宽等征象。心电图往往示T波平坦、电压低或倒置，QRS波低电压，可在多导联中出现；T波倒置提示心肌受累，倒置越深者心包剥脱手术越困难；常见窦性心动过速，也可见心房纤颤。

## 二、术前准备与评估

缩窄性心包炎患者通常全身情况较差，术前应加强全身支持治疗。

（1）营养支持治疗，如低盐高蛋白饮食，必要时输注白蛋白。

（2）利尿、补钾，纠正水电解质平衡失调，胸腹腔积液经药物治疗效果不佳时，可在术前1~2天适量放出积液。

（3）对于心率过快的患者可使用小剂量洋地黄，使心率不超过120次/分。

（4）对于存在活动性结核感染的患者，首先需行抗结核治疗，最好经3~6个月治疗，待体温及红细胞沉降率恢复正常后再手术。若为化脓性心包炎，术前应抗感染治疗，以增强术后抗感染能力。

（5）准备呼吸循环辅助治疗设施，特别对病程长、心肌萎缩，估计术后容易发生心脏急性扩大、心力衰竭者，应备妥呼吸机及主动脉球囊反搏等设施。术中可能发生严重出血或心室纤颤，需准备抢救性体外循环设备。

（6）准备术中监测设备，包括无创动脉血压、心电图、脉搏血氧饱和度、呼气末 $CO_2$ 等，必要时准备有创动脉血压、中心静脉压等监测。实验室检查包括血气分析、血常规、血浆蛋白、电解质等，对围术期应用利尿剂者尤其重要，有利于维持血钾水平、预防心律失常和恢复自主呼吸。记录尿量，检验尿液，了解血容量和肾功能。

## 三、麻醉要点

心包剥脱术宜选用气管内插管全身麻醉。缩窄性心包炎患者的循环代偿功能十分有限，因此麻醉诱导过程需选用对循环功能抑制较小的药物，且在有创血压和心电图监测下进行缓慢诱导，同时准备好去氧肾上腺素、肾上腺素、多巴胺等抢救药物。诱导药物可选用依托咪酯 0.2 ~ 0.4 mg/kg 或咪达唑仑 0.05 ~ 0.1 mg/kg，加芬太尼 10 ~ 20 μg/kg 或舒芬太尼 1 ~ 2 μg/kg，肌肉松弛药可根据患者的心率情况进行选择。诱导过程中需避免心动过速或心动过缓，维持适当的心率对于维持心排血量具有十分重要的意义。

麻醉维持可以采用吸入麻醉，也可以采用静脉麻醉，但需避免麻醉深度过深，注意麻醉药物对循环的影响。麻醉过程中要严密监测有创动脉压、心率及中心静脉压的变化。有条件的情况下建议采用脉搏指数连续心辅出量监测（PiCCO）或 TEE 监测，指导术中血管活性药物的使用及容量治疗。

容量管理方面需严格限制液体的入量。心包剥脱前补液原则是量出而入，维持血压；心包剥脱后则需进一步限制入量，以避免心包剥脱后腔静脉回心血量骤增而引起心脏扩大，甚至诱发急性心脏扩大、肺水肿、心力衰竭。对于术前准备不够充分，手术时仍存在明显水肿和呼吸困难的患者，或术中少尿无尿的患者，手术开始时可以给予大剂量利尿药。但在利尿过程中需监测血电解质水平，避免低钾血症。

外科操作对于缩窄性心包炎患者的血流动力学影响十分显著，且可能导致威胁患者生命的并发症。开胸后，胸骨牵开器应逐渐撑开，否则突然过度牵开可使心包受牵拉更加绷紧，心室充盈骤减，血压明显下降。心包剥脱过程中手术牵拉或电刀刺激可诱发心律失常，应立即暂停手术，给予利多卡因或胺碘酮治疗。游离下腔静脉入口处及心尖部时患者容易出现低血压，麻醉医生应密切观察低血压水平及持续时间，及时提醒外科医生，避免低血压诱发恶性心律失常。心包完全剥脱后，宜采取头高足低位以减少回心血量。若右心表面心包剥除后，心室快速充盈、膨胀，伴心肌收缩力不足，出现急性低心排综合征时，应限制液体入量，给予利尿剂及小剂量正性肌力药增强心肌收缩力。同时密切注意可能出现的膈神经损伤、冠状动脉损伤和心肌破裂等手术并发症。

### 四、术后注意事项

缩窄性心包炎患者心脏长期受压，活动受限，心肌萎缩；外周循环瘀血水肿，全身总液体量增加；心包剥脱手术操作使室壁水肿，心功能不全进一步加重。故术后充血性心力衰竭是导致患者死亡的主要原因。因此，术后管理的要点是继续强心利尿，严格控制液体入量。严密监测中心静脉压以及体循环血管阻力、心排血量、全心射血分数、全心舒张末容积等 PiCCO 参数，来指导血管活性药的使用及液体治疗，改善患者的预后。

（康立梁）

# 第三节　冠状动脉旁路移植术的麻醉

## 一、麻醉处理原则

冠状动脉旁路移植术麻醉及围术期血流动力学管理的原则为：维持心肌氧的供需平衡，避免加重心肌缺血。冠状动脉硬化性心脏病（冠心病）患者的冠状动脉储备能力低，氧耗增加时难以保证有足够血流量而发生心肌缺血，维持心肌氧的供需平衡，必须做到以下两点。

1. 降低心肌耗氧量

通过降低心肌收缩力、心室壁张力、心率等因素降低心肌耗氧量。

（1）围术期维持稳定的心率在 60～90 次/分，可避免加重心肌缺血。

（2）动脉血压对心肌氧的供需平衡起双重作用。血压升高增加氧耗，但同时也增加冠脉的灌注压力，从而增加心肌的血供。术中、术后血压的波动对心肌氧的供需平衡极为不利，围术期应维持血压稳定，血压维持在 110/60～130/80 mmHg（或参考基础血压波动不超过 ±20%）较佳。

（3）心肌收缩力对确保心排血量至关重要，对术前无心肌梗死病史、心功能尚好的患者，适度地抑制心肌收缩力明显有利于维持心肌氧的供需平衡。

2. 增加心肌供血和供氧

（1）心肌的氧供取决于冠状动脉的血流量及氧含量，冠状动脉的血流量取决于冠状动脉灌注压及心室舒张时间。冠心病患者由于冠状动脉狭窄或堵塞，其自动调节压力范围的下限大幅上扬，故围术期的血压应维持在略高水平，尤其对并发高血压者更应如此。由于冠脉灌注主要发生在舒张期，故舒张期时间的长短是决定心肌血流量的另一决定性因素。因此，围术期避免心率增快不仅可降低心肌的氧耗，而且对确保心肌的血流灌注也至关重要。

（2）心肌的氧供不仅取决于心肌的血流量，而且与动脉血液的氧含量密切相关，因此，在维持足够血容量的同时，必须注意血红蛋白的含量。即使无心肌缺血的老年患者对失血的耐受性也较差，此时应维持血红蛋白 >100 g/L。

## 二、麻醉前评估与准备

### （一）麻醉前评估

1. 心绞痛

了解患者有无心绞痛病史及其分类，临床上有 4 种表现：①稳定型心绞痛；②不稳定型心绞痛；③变异性心绞痛；④无心绞痛症状。不稳定型心绞痛提示病情较严重。

2. 心脏功能

患者是否有心肌梗死病史、慢性心力衰竭病史，有无心脏扩大，左室射血分数 <50% 的患者麻醉危险性增加，麻醉中可能需要使用正性肌力药物。

3. 心电图

约有 1/3 冠心病患者的心电图是正常的。有病理性 Q 波出现表明有陈旧性心肌梗死，注意心电图有无心律失常、传导异常或心肌缺血表现。

4. 冠状动脉造影

了解冠状动脉病变的具体部位及严重程度。约 55% 人群的窦房结血运是由右冠状动脉供给，其余 45% 的人群由左回旋支供给。供给窦房结的动脉堵塞可引起窦房结梗死并引起房性心律失常。90% 的人群的房室结血运是由右冠状动脉供给，另 10% 由左回旋支供给。后壁心肌梗死常并发Ⅲ度房室传导阻滞。

5. 周围血管病变

冠心病患者常并发周围血管病变。颈动脉狭窄的患者应先施行颈动脉内膜剥脱术，然后再考虑冠脉搭桥术（CABG）。如患者有腹主动脉或髂动脉病变，围术期须使用主动脉内球囊反搏时则不宜经上述血管放置。

6. 糖尿病

冠心病患者并发糖尿病较多见，由于患者的自律神经张力发生改变，手术的应激反应、低温及儿茶酚胺药物的应用均使胰岛素药效下降，血糖控制不稳定。

7. 高血压

手术前住院治疗应尽量将血压控制在正常范围，注意患者因为恐惧紧张导致血压显著升高。

8. 术前药物使用情况

冠心病患者术前用药包括硝酸酯类、控制血糖类、抗凝类、抗高血压类药物，特别是钙通道阻滞剂和 β 受体抑制剂；在重症患者还使用抗心力衰竭类、抗心律失常类和正性肌力药物等。

### （二）麻醉前准备

1. 器械及用具准备

麻醉机、监护仪、除颤器、中心静脉导管、测压装置等都应在麻醉前准备好。

2. 做好困难气道处理准备

冠心病患者并发肥胖者较多，应按照困难气道准备。

3. 药物准备

麻醉诱导药和各种急救药如多巴胺、去氧肾上腺素、阿托品、利多卡因等应备好。并稀释好硝酸酯类溶液，待患者入手术室后即刻泵注。

## 三、麻醉方法

### （一）麻醉诱导

根据患者心功能及血流动力学情况可选择下列药物作为诱导药物。

1. 咪达唑仑

静脉注射 0.05~0.25 mg/kg。

2. 依托咪酯

静脉注射 0.3 mg/kg。

3. 丙泊酚

静脉注射 1.5~2.5 mg/kg。

4. 芬太尼

静脉注射 3~5 μg/kg。

5. 舒芬太尼

静脉注射 0.1~0.3 μg/kg。

6. 罗库溴铵

静脉注射 0.6 mg/kg，1 分钟后可施行气管内插管。

7. 维库溴铵

静脉注射 0.08~0.12 mg/kg，3 分钟后可施行气管内插管。

## （二）麻醉维持

1. 麻醉方法选择

目前用于冠脉搭桥术的麻醉方法以静吸复合麻醉为主。

2. 麻醉药物的选择

（1）静脉麻醉药及给药方式：镇静药通常选用咪达唑仑分次静脉注射 $0.05 \sim 0.1$ mg/kg，丙泊酚 $2 \sim 5$ mg/（kg·h）或靶控输注（TCI）输入血浆浓度 $0.5 \sim 3.0$ μg/mL。镇痛药可使用芬太尼，分次静脉注射总量一般不超过 $30$ μg/kg。舒芬太尼，静脉输注 $0.3 \sim 1.0$ μg/（kg·h）或 TCI 输入 $0.3 \sim 0.8$ ng/mL。肌肉松弛药可选用哌库溴铵或维库溴铵。

（2）吸入麻醉药：异氟烷维持浓度 $1.0\% \sim 1.5\%$，七氟烷维持浓度 $1.5\% \sim 2.5\%$。

# 四、麻醉监测

## （一）心电图监测

CABG 麻醉中持续心电图监测主要作用有以下两项。

（1）通过监测各导联 ST 段变化了解心肌缺血的情况。

（2）及时发现心率的变化和心律失常。

## （二）经食管超声心动图检查（TEE）

在监测心肌缺血方面经食管超声心动图检查（TEE）优于心电图。

## （三）心肌耗氧量的监测

1. 心率收缩压乘积

RPP = 心率 × 动脉收缩压。最好维持在 12 000 以下。

2. 三联指数

三联指数 = 心率 × 动脉收缩压 × 肺毛细血管楔压。维持在 150 000 以下。

## （四）肺动脉导管在监测中的应用

肺动脉导管监测指标：通过连续血流动力学监测系统 Vigilance Ⅱ 在术中可持续监测 CO、CI、$SvO_2$、RVEF 和 RVEDV。了解患者瞬间的血流动力学压力和容量变化，并可通过仪器计算测出其指数及氧代谢变化指标。同时可间接反映左心状况。

## （五）动脉压力波形心排血量监测（APCO）

APCO 是通过 Flotrac 传感器连接患者的桡动脉通路，在 Vigileo 监测仪上得到血流动力学的监测指标。通过患者的外周动脉压力信号连续计算出患者的连续 CCO、CCI、SV、SVV、SVR 和 $ScvO_2$ 等血流动力学指标；即时监测的 SVV 显示心脏对液体治疗的敏感性，直接反映循环前负荷状态。

# 五、麻醉管理

## （一）呼吸管理

麻醉过程中既要防止通气不足，造成 $CO_2$ 蓄积，又要避免通气过度，$PaCO_2$ 过低，因为会减少冠状动脉的血流量，同时血液偏碱可使氧解离曲线左移，有导致冠状动脉痉挛的可能。

## （二）循环管理

维持血流动力学相对稳定状态，心率维持在 50～90 次/分，既保障手术要求，又不使心肌耗氧量增加。心功能不全者，酌情使用正性肌力药物。重症患者则需设置肺动脉导管（PCA）或浅动脉传感器（APCO）监测血流动力学，以指导治疗。血流动力学不能维持者使用主动脉内球囊反搏（IABP），必要时设置体外膜氧（ECMO）支持循环。

## （三）内环境管理

术中监测血气分析、电解质、酸碱平衡、血糖和血红蛋白等。主要指标要求：$PaCO_2$ 在 30～40 mmHg，钾离子在 4～5 mmol/L，碱储备保持在正常值的正值范围内，乳酸不超过 2.5 mmol/L，血糖值不高于正常值的 0.5 倍，术后血红蛋白不低于 100 g/L。

## （四）麻醉中血管活性药物的应用

1. 扩血管药

（1）硝酸酯类如硝酸甘油、单硝酸异山梨酯等。麻醉诱导后首先以硝酸甘油 0.5 μg/（kg·min）的剂量输入，然后酌情调整剂量。

（2）在用硝酸酯类控制血压无效的情况下，可短时间加用硝普钠，0.2～2 μg/（kg·min），其目的是降压，当血压得到控制后即刻停药。

（3）前列腺素 $E_1$ 可用于冠脉远端狭窄和病情较重的患者。

2. 钙通道阻滞剂

（1）地尔硫䓬 5～10 μg/（kg·min）。

（2）尼卡地平 3～12 μg/（kg·min）。

3. β 受体阻滞剂

（1）艾司洛尔先静脉缓慢注入 0.5～1.0 mg/kg，维持剂量为 0.05 mg/（kg·min）。

（2）美托洛尔：5～10 mg 缓慢静脉注射。

## （五）体外循环（CPB）的管理

应注意心肌保护、动脉压和血糖的稳定，术中注意高钾血症的处理，体外循环后并行辅助循环的管理，掌握好停机条件，注意脱机困难或不能脱机者心室辅助特点等，应注重以上各环节协调。

## （六）非体外循环冠状动脉旁路血管移植手术管理

1. 患者体位调整

吻合血管时，心肌固定器使心脏受压，心排血量减少，可将患者调整为 Trendelenburg 体位（头低 20°～30°，右倾 10°～20°）。

2. 心率控制

通常将心率控制在 50～90 次/分比较合适。如心率仍较快，可用 β 受体阻滞剂控制，但要注意其对心功能的抑制。

3. 心肌缺血的监测和治疗

（1）迅速判断引起急性缺血的原因，及时处理：①麻醉不平稳，血流动力学波动大；②手术者搬抬心脏或手术固定器压迫心脏过紧；③移植后的血管内有气泡栓塞或吻合口不通畅。

（2）急性缺血的心电图表现：①ST 段改变，在 $V_5$ 导联 ST 段可降低 0.4 mV 以上，Ⅱ导联 ST 段降低一般为 0.1 mV 左右，或伴有 U 波倒置；ST 段降低的导联常见于 $V_4 \sim V_6$、Ⅰ、Ⅱ或 aVL 导联；②T 波改变，急性心内膜下或心外膜下心肌缺血，心前区导联面向心内膜下心肌缺血时，T 波对称高尖，在心前区导联可高达 1.0 ~ 1.5 mV。常见于 $V_4 \sim V_6$、Ⅰ、Ⅱ、aVL 导联，T 波对称倒置。

（3）心肌缺血的预防和治疗：麻醉诱导后，即开始持续泵注硝酸酯类或钙通道阻滞药。术者对心脏的搬抬和固定器的压迫，常使部分冠脉血流严重受阻，心肌发生缺血，表现为血压急剧下降，心电图 ST 段急剧上抬，有的可表现为单向曲线。此时，应停止使用一切麻醉药，加快硝酸甘油等药物的注入速度，并将患者置于头低足高位，并及时告知手术者停止操作将心脏恢复原位，必要时建立体外循环。

4. 心律失常的原因和治疗

（1）心律失常的原因：①术前应用利尿剂，造成隐性低钾血症和低镁血症；②心肌梗死区域累及心脏传导系统；③术者操作对心脏造成的机械性刺激；④低体温。

（2）心律失常的治疗：①监测动脉血气分析和电解质，调整血钾、血镁在正常范围；②当出现室性期前收缩时，可静脉注射利多卡因 1 mg/kg；③在切开心包和搬抬心脏前，可预防性用药，静脉注射利多卡因 0.5 ~ 1 mg/kg；④当发生室上性、室性心动过速或心室颤动（室颤）时，应立即施行电转复。

5. 体外循环（CPB）准备

非体外循环冠状动脉旁路血管移植手术（OPCABG）均有转为体外循环下 CABG 的可能，所以无论患者病情如何，OPCABG 期间都要作好体外循环的准备。

6. 血液回收

做好血液保护。

## （七）肝素化效果监测与拮抗

CPB 期间监测全血激活凝血时间（ACT），保持 >480 秒。肝素总量（mg）×1.5 = 鱼精蛋白剂量。OPCABG 阻断已游离的乳内动脉或大隐静脉前静脉注射肝素 1 mg/kg，10 分钟后监测 ACT 值≥300 秒。每小时测 ACT 值 1 次，预防游离血管内凝血，如 ACT 值 <300 秒，应酌情补充 1/3 ~ 1/2 量肝素。最后一个吻合口完成后静脉注射鱼精蛋白 1 mg/kg，拮抗肝素。

## （八）温度管理

术中中心温度 <36 ℃可造成术后一系列问题，体外循环（CPB）复温应将鼻咽温恢复到 37 ℃、肛温 36.5 ℃才可停机。手术中，所输入的液体和血液要预先加温。有条件时可用加温毯辅助保温和升温，以保持患者温度始终 >36.5 ℃。

# 六、特殊情况的处理

## （一）重症心功能不全患者的处理

（1）冠心病患者的麻醉强调维持心肌氧的供需平衡，应使这类患者入手术室时处于浅睡眠状态，无焦虑、紧张，表情淡漠。

（2）麻醉诱导的药物选择和给药速度至关重要。

（3）对于急症和重症心功能不全的患者 CABG 方式，目前认为在 CPB 下手术比较安全。

（4）合理应用血管扩张药和正性肌力药物。

（5）完善的监测是减少围术期并发症的重要措施。

## （二）急诊 CABG 的麻醉处理

（1）维持好呼吸，用纯氧通气，努力提高动脉血氧分压。

（2）维持循环稳定，用正性肌力药增加心肌收缩力，同时补充血容量。

（3）纠正代谢性酸中毒。

（4）酌情使用利尿药。

（5）注意大脑的保护。

（6）患者对麻醉药的需求量很少，要控制用量，肌肉松弛药则要用足量。

## （三）围术期心肌梗死

1. 发生原因

（1）术前焦虑，多发生在没有术前心理干预的重症患者，有的在麻醉诱导前突发心绞痛致室颤。

（2）低氧血症、高碳酸血症和长时间低血压。

（3）手术操作使心脏长时间异位。

（4）移植血管吻合口不通畅、被移植血管远端血流不畅和凝血原因等造成的血管内血栓形成。

（5）各种原因导致的移植血管痉挛。

2. 处理

同急诊 CABG 的麻醉处理。

## （四）主动脉内球囊反搏（IABP）应用的适应证

（1）急性心肌梗死并发心源性休克，多巴胺用量大或同时使用两种以上升压药血压仍下降。

（2）不稳定型或变异性心绞痛持续 24 小时。

（3）顽固性严重心律失常经药物治疗无效。

（4）有严重的冠状动脉病变如左主干狭窄 >70%、冠脉多支或弥漫性病变。

（5）经皮冠状动脉血管成形术失败后转行冠状动脉搭桥术。

## （五）体外膜肺氧合（ECMO）的应用

应用 ECMO 对心功能极差的极危重患者行 CABG 手术，可以有效支持呼吸循环、降低心脏做功，减少血管活性药物的应用，对恢复组织灌注和有氧代谢作用明显，能保障手术的顺利平稳进行。如有 ECMO 适应证，患者需要心肺支持，应尽早应用，以减少休克的损伤程度，促进心肺衰竭早日恢复。

（康立梁）

# 第四节　大血管手术的麻醉

主动脉及主要分支手术的麻醉管理充满挑战，包括颈动脉内膜切除术、主动脉瘤切除术、主动脉瘤闭塞修补术和下肢血管搭桥术。引起动脉瘤和闭塞性疾病的病理过程大部分是全身性的，因此，接受大血管手术的患者通常具有明显或隐匿的多器官受累。合并存在的冠心病需要格外注意，因为心肌缺血、心肌梗死和心力衰竭大都是围术期发病的主要原因。术中及术后期必须积极控制手术的应激反应，以减少并发症的发生。

血管手术需要使用阻断钳游离病变区域血管，临时中断动脉血流，导致在原本复杂的疾病状态基础上，发生生理状态的急剧变化。

微创技术的发展降低了患者的发病率和病死率，它为标准手术治疗术后可能伴有高危并发症的患者提供了一种替代的治疗方法。在过去的 10 年里，腔内和混合型（包括腔内和腔外）技术的成功率不断提高，这些治疗方法正得到更加广泛的应用，从而改变了麻醉医生的角色及地位。

## 一、血管疾病的病理生理学

### （一）动脉粥样硬化的发病机制

动脉壁受到高血压、糖尿病和高血脂及香烟烟雾的刺激会发生改变，这主要发生在男性中，并表现出遗传易感性。细胞反应包括：巨噬细胞从血液向内膜迁移、内膜巨噬细胞脂质聚集、平滑肌细胞从中膜向内膜迁移、内膜平滑肌细胞增殖、载脂巨噬细胞坏死、有机钙沉淀。除了这些因素，血液和动脉界面处的复杂关系涉及血管内皮表面的速度、剪应力、搏动、弹性和微生物化学环境因素。

多种因素导致动脉粥样硬化病变的发生，包括血管内皮功能紊乱、血脂异常、炎症及免疫因素、斑块破裂和吸烟。血脂异常在动脉粥样硬化的发展过程中起到关键作用，特别是低密度脂蛋白（LDL）水平升高和高密度脂蛋白（HDL）水平降低。

血脂异常引起的内皮功能不全是动脉粥样硬化发展的第一步，由氧化的低密度脂蛋白诱发，吸烟可以使之恶化，但是可以通过饮食和（或）治疗纠正高脂血症而得到扭转。氧化的低密度脂蛋白在富含胆固醇的巨噬细胞中加速聚集，导致线粒体功能障碍，细胞凋亡、坏死，从而导致细胞释放蛋白酶、炎性细胞因子和血栓分子。炎症在动脉粥样硬化的进展中发挥重要作用。在动脉粥样硬化风险的炎症标志物中，受到关注的是白细胞介素（IL）和 C 反应蛋白。IL-6 作为一种循环的细胞因子，已被确定为冠状动脉粥样硬化斑块的炎症标志物。IL-6 刺激血小板的聚集以及组织因子、巨噬细胞低密度脂蛋白受体、C 反应蛋白和纤维蛋白原的表达。IL-6 还调节其他炎性细胞因子的表达，如 IL-1 和肿瘤坏死因子。C 反应蛋白是众多人急性期的反应物之一，受到 IL-6、IL-1 和肿瘤坏死因子的刺激后在肝脏产生。它能够激活经典的补体瀑布级联反应，介导细胞的吞噬功能，并调节炎症反应，是一种非特异，但却是感染和组织炎症的敏感指标。斑块出血和斑块破裂也可能加速动脉粥样硬化性病变的进展。

### （二）动脉粥样硬化的病理生理学

动脉粥样硬化是导致心肌梗死、脑卒中、慢性肠系膜缺血、肾性高血压、下肢缺血以及血管瘤疾病的主要病理过程。这些病理状态于血管壁斑块缓慢形成多年后出现。最终损伤的确切机制包括如下之一或多重：①斑块扩大减少了血流量；②斑块相关的血小板血栓或动脉粥样硬化碎片引起的动脉栓塞；③进展性斑块部位动脉的完全闭塞。

动脉粥样硬化是一种受到多因素影响的疾病。传统的危险因素对冠心病发生的影响已被证明是无可置疑的，如年龄、性别、血压升高、吸烟、低密度脂蛋白升高、高密度脂蛋白降低。新的危险因素也增加冠心病与心血管疾病的危险，如空腹血糖异常、三酰甘油和富含三酰甘油的脂蛋白残余物、脂蛋白（a）、同型半胱氨酸和高敏 C 反应蛋白。纠正或改善其中的一些因素可能会停止或减缓疾病的进展。

美国心脏病协会血管病变委员会确定了动脉粥样硬化斑块的 6 种组织学类型。病变初期（Ⅰ型）包含足够的动脉源性脂蛋白以诱发巨噬细胞的增加和散在的巨噬细胞泡沫细胞的形成。Ⅱ型（脂纹）病变主要包括数层巨噬细胞泡沫细胞和载脂平滑肌细胞，并包括大体上成为脂纹的病变。除了Ⅱ型载脂细胞，Ⅲ型（中等）病变包含散在的细胞外脂质小滴和破坏了一些内膜平滑肌细胞连贯性的颗粒。这种细胞外脂质是更大、更加融合、更具破坏性的细胞外脂质核的前体，而后者是Ⅳ型（粥样斑块）病变的标志。大约从 40 岁开始，具有脂质核的病变可能还包含厚层的结缔组织纤维（Ⅴ型病变，纤维粥样瘤）和（或）瘘管、血肿和血栓（Ⅵ型复杂病变）。

脂纹常见于青年，并且发现儿童的冠状动脉内膜内也存在。孤立的载脂单核细胞和巨噬细胞称为泡沫细胞，只有 1 个月婴儿的血管内膜中就存在。

动脉粥样硬化通常无症状，直至斑块造成的狭窄超过 70% 或 80%，导致关键的血流如供心肌的冠状动脉血流减少。这些大病灶可造成典型心绞痛的症状。然而，急性冠状动脉和脑血管综合征（不稳定型心绞痛、心肌梗死、猝死和脑卒中）通常是狭窄少于 50% 的斑块破裂所致。

动脉粥样硬化斑块往往发生于一些特定的解剖部位，少见于其他部位。冠状动脉、颈动脉分叉、髂动脉以及浅表股动脉是最常见的部位。

动脉栓塞的严重程度有所不同，取决于栓子的大小、侧支循环的发展和缺血组织的新陈代谢速率。栓塞物质常源于来自左心房或心室的心脏血栓（90%）和来自动脉粥样硬化板块的碎片（10%）。栓子易于停留在血管分叉或狭窄处。

## 二、血管疾病患者的术前评估

虽然动脉粥样硬化过程偶尔出现在分散的血管节段上，但更常见的是多器官系统弥漫性受累。血管疾病的患者中严重冠状动脉疾病冠心病的发病率较高。例如，在脑血管病或周围动脉疾病的患者中，左心室收缩功能不全（左心射血分数小于 40%）的发病率高出对照组 5 倍之多。

此外，血管疾病的患者常常有严重的吸烟史，预计存在一定程度的肺部受损。糖尿病患者常并发血管疾病，因此，围术期适当的评价和治疗是必要的。高血压既是血管疾病的易患因素又是其进展的后果。

仅当风险评估会启动降低风险的措施或影响手术或麻醉治疗的决策时，它才是有价值的。这些风险评估的模型基于病史、体格检查及心电图和（或）其他诊断性检查的资料。由于心脏并发症是接受大血管手术患者最重要的风险之一，所以一旦预计有风险存在，关于恰当的麻醉管理流程的辩论将持续下去。也就是说,对血管手术的患者,是否应采用潘生丁、铊成像技术或多巴酚丁胺负荷超声心动图等其他试验来筛选其中哪些人需要先接受经皮冠状动脉成形术或冠状动脉旁路移植术后再进行血管重建,而哪些患者通过目的在于降低风险的积极的围术期管理的基础上,就可以直接进行血管手术,尚没有定论。

对于许多试验是否有预测围术期心脏病发生率的价值长期以来都有支持和反对的意见。然而,这些试验的成本是限制的因素。例如,据估计,如果接受血管手术的患者中的一半使用弥散张量成像(DTI),每年的医疗费用将增加1亿美元。

## (一) 围术期风险的临床预测因素

与其他非心脏手术相比,周围血管手术具有更高的心脏病发生率和总体病死率。有报道在接受周围血管手术的患者中,围术期心肌梗死的发生率为4%～15%,在围术期病死原因的比例中超过50%。

Hertzer表明在接受冠状动脉造影的1 000例血管手术患者中,只有8%患者的冠状动脉正常。有严重的、可以通过手术纠正的冠心病患者中有14%的人并没有临床指征表明其疾病严重到何种程度。通过不同的筛选试验发现腹主动脉瘤、跛行或颈动脉疾病患者中严重冠心病的发病率为25%～90%。

与手术相关的生理因素容易导致患者发生心肌缺血,在患有冠状动脉疾病的患者中更为明显。心肌需氧量增加或者氧供减少可能导致围术期心肌缺血。心肌需氧量增加可能继发于下列情形:血压升高、心率增快、贫血、心脏前负荷增加、心脏收缩力增加;氧供减少可能由于低血压、心动过速、充盈压增加、贫血、低氧血症,以及急性血栓或痉挛导致冠状动脉血流阻塞。急性冠状动脉和脑血管综合征(不稳定型心绞痛、心肌梗死、猝死和脑梗死)通常由狭窄小于50%的斑块破裂所致,围术期心血管检查可能无法明确识别出这些患者。

一些研究分析了不良心脏事件与手术种类的关系。有研究调查了两个医疗中心中接受血管手术的547例患者。这些患者接受了DTI评估,进行主动脉、腹股沟下动脉或颈动脉血管手术。接受主动脉和颈动脉手术的患者中6%发生了围术期心肌梗死,接受腹股沟下动脉手术的患者中13%发生了围术期心肌梗死($P = 0.019$)。心肌梗死主要的预测因素($P < 0.05$)是心绞痛史、固定和可逆的潘生丁—铊显像缺损和试验过程中的缺血性ST段压低。虽然接受腹股沟下动脉手术患者的围术期心肌梗死的风险是接受主动脉手术患者的两倍以上[相对危险度:2.4(1.2～4.5,$P = 0.008$)],但通过平衡伴发疾病的因素后,统计值降低到非显著性差异的水平[相对危险度:1.6(0.8～3.2,$P = 0.189$)]。

在英国"小动脉瘤临床试验"及"动脉瘤的检测和管理"的临床试验中,择期动脉瘤修复术后30天的病死率分别为5.8%和2.7%。急诊手术的围术期病死率显著升高,在大规模筛选试验的81名患者中的发生率是37%。

使用多变量分析对接受非心脏手术的2 893名患者进行研究,研究中采用修订版Goldman心脏风险指数确定了能够预测主要心脏并发症的6个临床因素。这些因素是高危手术、冠心病史、未接受过血管重建术、充血性心力衰竭史、术前使用胰岛素及术前血清肌酐大于2 mg/L。这些因素在随后1 422名患者的队列研究中得到了验证。这些预测因素在除腹主动脉瘤手术之外所有类型的择期非心脏手术中具有显著作用。具有6个因素中的0个、1个、2个、大于等于3个因素的心脏事件发生率分别为0.4%、0.9%、7%、11%。

1. 近期的心肌梗死和心绞痛

曾有心肌梗死的患者围术期出现再次心肌梗死的风险更大。传统上非心脏手术风险的评估基于心肌梗死与手术的时间间隔。较早的研究发现，如果患者在先前的心肌梗死后 3 个月内接受心脏手术，再梗死或猝死的风险高达 36%；3～6 个月的风险降至 15%～25%；先前的心肌梗死后 6 个月以上接受手术，再梗死或猝死的风险降至 5%。但是，后来的研究显示的风险低于早期的研究，这归功于术前的优化和密集的围术期监测。

美国心脏病学院国家数据库图书馆将近期的心肌梗死定义为自发生时刻起大于 7 天但少于 1 个月。美国心脏病学会/美国心脏协会（ACC/AHA）心脏病患者行非心脏手术的围术期评估的指南分类将过去 6 周发生心肌梗死患者的风险列为最高组，6 周后的危险分级应根据疾病的表现。对于急性冠状动脉综合征（如不稳定型心绞痛）患者的危险分级，可预测发生进一步的缺血性事件或不良结果为高风险。除非在最紧急的情况下，这些患者不应该接受非心脏手术。

2. 心脏瓣膜疾病

虽然 ACC/AHA 的指南认为严重的心脏瓣膜疾病是围术期心血管疾病的风险升高的主要临床预测因素，然而，研究表明当临床医生意识到这些疾病的病理生理相关改变并据此治疗，患有重症主动脉瓣狭窄的患者，即使是有症状的患者，接受手术的风险并不是非常高，并且可能与对照组没有差别。

3. 糖尿病

糖尿病一直被强烈建议作为血管手术后围术期心脏疾病发生率的预测因素。糖尿病自主神经的功能改变令术中的血压不稳、心率波动、胃轻瘫和食管括约肌张力降低的风险更高。糖尿病性自主神经病变可以掩盖心肌缺血的症状，使得围术期发病率已经很高的"静默"缺血（无症状和体征的缺血）雪上加霜。对于患有糖尿病的血管手术患者，弥散张量成像检查可能有利于发现心肌缺血的患者。

4. 肺部状况的评估

许多血管疾病的患者是慢性吸烟者，吸烟增加了术后肺部并发症的风险。吸烟者患肺炎的风险是非吸烟者的两倍，术后低氧血症的发生与非吸烟者相比更加频繁和严重。只有当临床评估表明肺功能受到严重损害的时候，才提示需要进行肺功能检查，此时的肺功能检查可能有助于识别将从围术期监护中受益的患者，以及可能术后需要机械通气的患者。动脉血气可用来评估肺部疾病的严重程度，并为随后的临床决策提供基准值。持续高于 45 mmHg 的二氧化碳分压能够可靠地预测发生肺部并发症的风险。

5. 肾功能评估

血管手术患者的全面术前评估应包括肾功能评估，因为这些患者肾功能衰竭的风险升高。

基础肾功能不全的原因包括肾动脉粥样硬化、高血压、糖尿病肾病和心肌功能抑制。术前对比增强显像检查由于直接的毒性作用和高渗性利尿作用而减少血管内容量，改变了肾功能状态。血管造影之前、之中和之后的扩容可将对肾功能的影响降到最低。

对于接受腹主动脉手术的血管外科患者，几种原因会令已经不良的肾功能进一步受损，这些因素包括血管内容量和心排血量的大范围波动，肾上腺素、去甲肾上腺素和肾素分泌增加导致的神经内分泌改变，主动脉钳开放释出的大量脱落栓子，以及主动脉阻断引发的肾血流动力学功能失调。

技术的不断发展以及手术和麻醉管理的进步降低了肾功能衰竭的发生率。

## （二）诊断性检查

1. 心电图

接受非心脏手术的冠心病患者中40%～70%术前心电图异常，可出现ST段和T波异常（65%～90%），有0.5%～8%的患者心电图出现Q波。Q波或ST段显著抬高或压低的出现与心脏并发症的发病率升高相关联。

2. 运动心电图

无创诊断性检查已用于非心脏手术前评估患者冠心病的程度，并可以对临床评估认定的中危重患者进行进一步的分级。解释患者总体术前评估中运动负荷试验的时候需要注意的是，就预测围术期心脏事件来说，运动负荷试验的阴性预测值较高（90%～100%），但阳性预测值很低（6%～67%），因此，运动负荷试验对于降低预测风险方面更有用（结果为阴性或正常），而在确定高风险患者方面的价值较低（结果为阳性）。

无心肌显像的运动心电图是冠心病的传统评估方法，是确定心功能和检测心肌缺血的标准方法，其检测心肌缺血的敏感性是68%～81%，特异性是66%～77%。运动耐力似乎比运动后心电图的变化更重要。无法进行中等程度的运动或者无法在运动平板试验中达到预测最大心率85%的患者，即使没有具有诊断性的缺血性心电图改变，也被认为术后心脏事件的风险升高。对于无法运动或者其异常的基础心电图干扰解读的患者，药物负荷试验是必要的。两个最常用的试验是双嘧达莫—铊心肌灌注显像和DSE。

（1）双嘧达莫—铊心肌灌注显像：用于药物心肌灌注显像的两个血管扩张剂是腺苷和双嘧达莫。腺苷和双嘧达莫同样有效，但腺苷的优点是半衰期很短，试验完成后不良反应迅速扭转，且其血管舒张作用更易预测。铊-201通过和钾类似的方式被细胞摄取，很容易被健康的心肌细胞所吸收。因此，梗死的、缺血的和低灌注区域表现为缺损。注射铊或锝-99后，正常的心肌将会出现在最初的显像中，而梗死或狭窄远端的低灌注区域会表现为缺损。在延迟作用消散后，第二次注射锝，缺血所造成的缺损会得到再灌注，而梗死组织瘢痕造成的缺损将继续存在。

在1995年，有一个综述回顾了5个大样本试验涉及1 410名患者，这些患者在血管手术前接受了双嘧达莫—铊心肌灌注显像检查，结果表明此检查对主要心脏事件的敏感性和特异性分别为85%和60%。双嘧达莫—铊显像的阴性预测值为98%，但是阳性预测值只有18%。如果考虑缺血的程度，而不仅是否存在缺血，则可能提高这项检查确定具有风险患者的能力。最近的一项Meta分析表明，没有再灌注的心肌梗死或心源性猝死的发生率在没有缺损或只有固定缺损的患者中是3%～4%，在累及少于左心室20%的可逆性缺损的患者中是9%，在累及左心室30%～49%的可逆性缺损的患者中是18%，在累及超过左心室50%的可逆性缺损的患者中是45%。但是研究中患者是连续入选的还是选择性地进入的对所得出的预测值也有差异。Eagle等人研究了200例接受血管手术的患者后认为，双嘧达莫—铊心肌灌注显像最有助于对仅通过临床指标（例如心绞痛、年龄大于70岁、室性心律失常、糖尿病、心电图Q波）被确定为高风险的患者进行危险分级。这些专家建议使用双嘧达莫—铊心肌灌注显像进一步划定具有1个或2个这些临床指标患者的风险。在这部分患者中，双嘧达莫—铊心肌灌注显像阳性者心脏疾病发生率升高10倍。研究建议在这些患者以及在具有 3 个或更多指标的患者中进行冠状动脉造影，而对于后者没有必要进行双嘧达莫—铊心肌灌注显像检查。然而，Baron 等人研究了接受腹主动脉手术治疗的大量患者，无法证明铊的再分布与围术期心脏疾病发生率相关。

（2）多巴酚丁胺负荷超声心动图（DSE）：因为双嘧达莫可诱发支气管痉挛并降低血压，故多巴酚丁胺负荷超声心动图可用于支气管痉挛性肺部疾病和严重颈动脉狭窄的患者，它还能提供有关左心室功能和心脏瓣膜病的信息。双嘧达莫—铊心肌灌注显像在方法学上有局限，即不增加心肌耗氧量，与之不同的是多巴酚丁胺能够增加心率，能够模拟术中条件。该检查的预测值似乎随患者的风险而变化。最近的一项研究分析了 1 097 例患者，下列每一个临床危险因素指定为 1 分：年龄超过 70 岁，现有心绞痛、心肌梗死、充血性心力衰竭、脑血管事件史、糖尿病和肾功能衰竭（Eagle 标准）。研究表明，对于正在接受 β 受体阻滞剂治疗的临床低危患者，DSE 没有太多额外的预测价值，因此，大量患者无须接受 DSE 检查，可以安全地进行手术而无须延期。对于正在接受 β 受体阻滞剂治疗的临床中危和高危患者，DSE 可能有助于确定哪些患者可以接受手术，而哪些患者应考虑先接受心脏血运重建术。一些研究表明 DSE 在预测血管手术的发病率方面具有优越性，但不幸的是 DSE 同时也是最昂贵的无创性检查。

（3）经胸超声心动图：在某些接受非心脏手术的患者中，经胸超声心动图可能提供有关左心室功能和心脏瓣膜病变的额外预测信息。虽然已经表明通过经胸超声心动图得出的左心室射血分数可评估受到抑制的心室功能，从而预测术后心力衰竭，但研究数据并不支持在非心脏手术之前，使用经胸超声心动图无创性地评估左心功能，从而预测心脏风险，对此美国医师学会的文件表明了相同的观点。

（4）动态心电图监测：术前动态心电图监测能够连续监测显著的 ST 段变化。一些研究表明接受血管手术患者术前 ST 段变化的持续时间和严重程度与围术期心脏病发生率相关。Raby 等人的研究表明，使用动态心电图检测出术前缺血的 32 名患者中的 12 人（37％）在大血管手术中或手术后出现了心肌梗死、不稳定型心绞痛或肺水肿，而在未表现出心肌缺血的 144 名患者中，只有 1 人发生了术后心肌事件。但大量血管疾病患者具有基础心电图的改变，限制了这一检查的应用。此外，该检查提供的是二元结果，不能对高危患者进行进一步分级。

（5）冠状动脉造影：在围术期，许多梗死是非显著性狭窄发生急性血栓的结果，从而限制了大型非心脏手术前常规血管造影的应用。ACC/AHA 的指南中 I 类证据建议指出，可疑或已知的冠心病患者中具有下列至少 1 项的，应考虑进行冠状动脉造影：①无创性检查的结果显示发生不良结果的风险较高；②对充分的药物治疗无反应的心绞痛；③不稳定型心绞痛，尤其即将接受中危或高危非心脏手术；以及④临床高危并且接受高危手术的患者，无创性检查结果模棱两可。

# 三、术前治疗

## （一）术前冠状动脉旁路移植术

接受大型手术的部分患者患有不稳定的冠状动脉综合征，其风险高到术前应该先接受冠状动脉血运重建术的程度。然而对于大多数患者，远不需要采取这一方式。

最近发表了预防性冠状动脉血运重建术临床试验的结果。这项前瞻性研究纳入 510 名稳定冠状动脉疾病的患者，在接受大型血管手术之前随机接受下列两种治疗之一：经冠状动脉旁路手术或经皮冠状动脉介入治疗进行的冠状动脉血运重建术，或者药物治疗。2/3 患者有一支或两支病变血管。这项研究排除了不稳定型冠状动脉疾病、冠状动脉左主干狭窄、严重的左心功能不全或严重主动脉狭窄的患者。两组患者普遍使用可能对心脏有益的药物，包括 β 受体阻滞剂、抗血小板药物、血管紧张素转换酶抑制剂和他汀类药物。心肌血运重建术组中 84% 的患者和药物治疗组中 86% 的患者使用 β 受体阻滞剂。研究发现两组的长期预后无显著差异。两年后心肌血运重建术组的病死率是 22%，非心肌血运重建术组是 23%。这些数据支持当前 ACC/AHA 的围术期心血管指南中对进行冠状动脉心肌血运重建术的患者，与非手术情况下行大血管手术的患者具有相同的适应证。不过，由于研究的样本量不足，对于在高风险亚组（例如，应激诱发心肌灌注显像上具有大面积缺损或三支病变合并左室功能不全的患者），采用心肌血运重建术是否具有潜在收益，未能提供决定性的分析。

然而其他报道表明，在行大型非心脏手术并患有冠状动脉疾病的部分患者中，进行心肌血运重建术可降低围术期和特别是长期的发病率和病死率。一项回顾性队列分析评估了 1 834 个同时患有冠状动脉和外周动脉疾病的患者。患者分别采取冠状动脉搭桥术或内科药物治疗，两种治疗相比，无论是否需要进行周围血管手术，接受了冠状动脉搭桥术的患者具有显著的长期生存收益。亚组分析表明，冠状动脉搭桥术的生存率收益仅限于三支病变的患者，并且与左心室射血分数成反比。

## （二）术前经皮冠状动脉介入治疗

PCI（经皮冠状动脉介入治疗）分为内支架置入术或血管成形术［经皮冠状动脉腔内成形术（PTCA）］。现在大部分 PCI 手术中置入药物洗脱支架，因为与单独的裸金属支架或血管成形术相比，药物洗脱支架预计的再狭窄和靶血管需行血管血运重建术的比率显著降低，但最近的研究结果对于与裸金属支架相比，药物洗脱支架能否降低长期的支架内再狭窄、心肌梗死和心源性猝死的发生率提出了质疑。

PCI 在接受非心脏手术患者的术前管理中的作用尚不明确。一项研究分析了华盛顿州经手术治疗患者的数据库，发现与术前未接受 PTCA 的患者相比，PTCA 降低了围术期心脏并发症的发病率。在非心脏手术至少 90 天前进行 PTCA 的组中，PTCA 的收益最为明显。而非心脏手术前少于 90 天进行 PTCA 的组中，PTCA 与改善预后不相关。这个发现表明不应将 PTCA 作为降低围手术风险的单一手段加以应用。

冠状动脉内支架置入术后的抗血小板治疗可能造成围术期出血，另外为了减少出血停止或减少抗血小板治疗可能造成支架内血栓，这令冠状动脉内支架置入术具有独特的风险。ACC/AHA 指南建议为了满足完整的 4 周的双重抗血小板治疗并且完成支架的再内皮化，应将非心脏手术推迟至少 2 周，最好是 4~6 周。

## （三）围术期药物治疗

硝酸盐、β 受体阻滞剂、钙通道阻滞剂等药物是血管手术患者常见的长期服用药物。因为围术期停止这些药物可能导致围术期缺血、心律失常、心肌梗死和心源性猝死，建议继续使用所有重要的心血管药物直至术晨。

围术期使用 β 受体阻滞剂是关注的热点，大量证据表明围术期预防性使用 β 受体阻滞剂降低了心脏疾病发生率。围术期应激增加和儿茶酚胺释放可导致心肌氧耗增加，β 受体阻滞剂可以减少这一反应，从而减少心肌缺血的发生率，并且可能通过血流动力学效应减少机械应激，而降低斑块破裂的发生率。β受体阻滞剂是研究最多和最被提倡使用的围术期药物。临床研究表明，必须进行非心脏手术的高危患者围术期接受β受体阻滞剂治疗，可以降低病死率和心血管并发症的发生率。2002年ACC/AHA非心脏手术围术期心血管评估指南建议长期使用β受体阻滞剂的患者在围术期继续使用β受体阻滞剂。指南还建议对术前检查表明存在心肌缺血的高危患者，如果条件允许，应在择期手术前数天或数周开始使用β受体阻滞剂，调节给药剂量至静息心率达到50~60次/分。还建议将β受体阻滞剂用于已知具有冠状动脉疾病危险因素、接受非心脏手术的患者（Ⅱ类证据）。

虽然支持常规使用$\alpha_2$受体激动剂（如可乐定）的证据不如围术期β受体阻滞剂的证据如此的令人信服，但ACC/AHA指南中作为Ⅱb类证据，推荐采用$\alpha_2$受体激动剂用于控制围术期高血压，或者用于降低已知冠心病或者具有冠心病主要危险因素患者的风险。

## 四、一般考虑

风险评估、手术风险的修正、生理监测、抗缺血治疗、麻醉和镇痛技术、术后重症监护和康复等方面的现代发展，在临床上铺平了通向真正的优化患者治疗的道路。充分挖掘优化患者治疗的潜力需要采取综合措施，还需要血管外科、心外科、心内科、麻醉科、重症医学科等多科室之间的高度协作，而这在大多数机构中难以实现。

血管手术的患者在围术期需要密切监护的两个主要原因：①这些患者往往有动脉粥样硬化血管疾病的全身表现，具有心脏、脑、肾、脊髓缺血的风险，这些都可以通过适当的监测得到诊断和治疗；②血管手术会造成明显的生理变化，包括显著的第三间隙损失、失血，以及输血并发症（凝血功能障碍、低钙血症、低温和酸中毒）。钳夹和开放大血管阻断钳也可以造成血流动力学的显著变化。

为了降低心脏疾病发生率，必须采用适当的心电监护。一项研究表明，尽管$V_4$优于$V_5$导联，同时监测3个导联会将检测心肌缺血的敏感性提高到95%或更高，但监测标准Ⅱ和$V_5$导联就可以检测到80%的缺血造成的ST段变化。

## 五、颈动脉内膜切除术（CEA）

### （一）颈动脉疾病的病理生理学

颈动脉系统的闭塞性疾病通常是动脉粥样硬化所致，涉及颈内动脉和颈外动脉的起始部以及颈总动脉的分叉部。颈动脉粥样硬化通常在颈总动脉分叉的2 cm以内最严重，主要侵及血管后壁。侵犯颈内动脉壁的斑块往往向尾侧延伸至颈总动脉。已存在多种理论解释颈动脉分叉处动脉粥样硬化斑块的形成机制。血液分配至管径显著不同的血管会出现阻力不匹配和血流动力学改变，这些可能引起血管损伤。斑块形成后，由于狭窄且侧支循环不足而导致血流量降低，或者因发生了退行性变而导致动脉粥样硬化性栓子和血栓栓子，从而出现症状。

### （二）适应证

虽然成功的CEA可降低部分患者脑栓塞的风险，但手术存在风险，不经手术病变也有引起栓塞的风险，在二者之间进行权衡始终是重要的。

　　三项大型临床试验选取有症状的颈动脉粥样硬化患者，研究 CEA 的效能，这三项试验为：北美症状性颈动脉剥脱术试验（NASCET）、欧洲颈动脉手术试验（ECST）以及退伍军人事务部合作试验。这些大型临床试验中将有症状的颈动脉疾病定义为颈动脉血流分布正常情况下的局部缺血症状，有一次或多次短暂性脑缺血发作，其特点为局灶性神经功能障碍、短暂的单盲或一次或多次较小（非致残性）的脑梗死。近期对这 3 个试验的汇总分析使用了相同的定义和衡量标准，从而取得高度一致的结果。CEA 对狭窄 50% ~69% 并且有症状的患者是有利的；对狭窄等于或高于 70%、有症状，但不存在邻近闭塞的患者高度有利；对颈动脉几乎完全闭塞的患者，CEA 的短期益处很小，而长期益处尚不明确；CEA 对颈内动脉狭窄 30% ~49% 并且有症状的患者没有益处；对狭窄低于 30% 并且有症状的患者有害。

　　有三项高质量的大型临床试验：退伍军人事务部合作研究小组、无症状颈动脉粥样硬化研究和无症状颈动脉手术试验，评估了 CEA 对无症状、颈内动脉高度狭窄（≥60%）的患者的疗效。这 3 个试验的多重分析表明，尽管围术期的脑梗死发病率或病死率约 3%，对于无症状的颈内动脉狭窄，CEA 术后 3 年任何形式的脑梗死风险降低大约 30%。但是，在随访的最初几年，绝对风险的减少是很小的。ACST 表明，术后两年受益才显现出来。CEA 术后早期的围术期发病率较高，虽然这个手术显著降低了脑梗死风险，但早期并发症负面作用超过了降低脑卒中风险的作用。

　　几项研究的数据确认了该手术预后不良的临床预测因素。虽然未在其他研究中得到验证，以下一个或多个因素可能造成 CEA 术后 30 天预后不良（脑梗死、心肌梗死或死亡）的风险增高：年龄高于 80 岁、充血性心力衰竭、慢性阻塞性肺病、肾功能衰竭（血清肌酐浓度 >2.0 mg/dL）、对侧颈动脉闭塞以及复发的同侧颈动脉狭窄。

## （三）术中监测：脑缺血的监测

　　CEA 优于药物治疗的结论在某种程度上是建立在较低的围术期发病率的基础之上。为了保证手术的收益，对于有症状的患者围术期脑梗死的发病率和病死率应低于 6%，对于无症状的患者应低于 3%。

　　为了实施 CEA，颈动脉必须由阻断钳暂时完全阻断。尽管 80% ~85% 的患者可以耐受颈动脉钳夹而不出现症状，然而所有的患者都需要评估经过 Willis 环的对侧支循环情况。维护颈动脉血流最常见的操作是实施临时的 Javid 分流，通过动脉切开将分流管的远端插入颈内动脉，近端插入颈总动脉。虽然有利于恢复血流，但分流可能导致栓塞相关的脑梗死，可能造成内膜剥脱并导致急性闭塞，并且可能限制斑块的暴露，从而影响颈动脉内膜的充分切除。一些专家认为，如果具有任何能够可靠地指示脑血流量不足的监测手段，则对分流操作的应用可以更为保守。

　　1. 脑电图

　　脑电图是全身麻醉患者监测的金标准。脑缺血造成神经功能障碍，令脑电图（EEG）信号的频率降低或幅度减少。这些变化可能是广泛（全脑缺血）的或区域的（局灶性脑缺血）。缺血的程度与脑电变化的严重性相关。脑电图无法评估整个大脑皮质，并且在评估皮质下结构的功能方面也不太可靠。CEA 术中钳夹颈动脉后的局灶性脑电图变化可以界定为：无、轻度（θ 波的增幅 <25% 或跌幅 >50%）、中度（θ 波的增幅 >25% 或 σ 波的增幅 <25%）或重度（σ 波的增幅 >25%，以及振幅或等电位线的严重平坦）。最近的一项研究评估在 1 661 例 CEA 术中连续脑电图监测的效能，脑电图出现异常是插入分流管的唯一标准。

研究组术中脑梗死的发病率是 0.3% （5 例）。术中脑梗死发病率的显著升高与术中出现脑电图异常、对侧颈内动脉闭塞，以及同时具备脑电图异常和对侧颈内动脉闭塞这两点相关。在这项研究中脑电图监测具有高度敏感性，这项研究所使用的技术（专家解读的 16 通道脑电图）也许能够对此结果做出解释。若由经验不足的人解读，则检测缺血的灵敏度降低。监测已有神经功能缺损的患者应特别仔细。一项研究表明，在接受 CEA 前已有脑梗死或可逆的神经功能缺损的 124 名患者中，4 名（3%）尽管术中脑电图没有改变，但清醒后出现了新的神经功能缺损。

脑电图受到麻醉药以及温度和血压变化的影响。此外，由于 CEA 术后的大多数神经功能缺损是由血栓造成的，而非术中颈动脉钳夹时血流闭塞所致，因此脑电图监测的价值有限。

经过处理的脑电图比较容易监测和解读，如压缩谱阵、密度谱阵和边缘频率。尽管数据尚不充足，然而目前为止的研究表明，这些技术的灵敏度低于原始脑电图。

2. 体感诱发电位

体感诱发电位（SSEPs）是监测神经、脊髓和大脑功能的连续性最常用的电生理技术。在 CEA 术中 SSEPs 监测的应用尚无确定结论。一些研究发现，与脑电图相比，SSEPs 检测术后神经功能缺陷的敏感性相似，而另一些研究发现在预测是否需要分流方面，SSEPs 的敏感性低于脑电图。全身麻醉时皮质的 SSEPs 受到抑制，振幅降低，并且吸入性麻醉药会使剂量依赖性地引起潜伏期延长。然而，采用 0.5 倍最低肺泡浓度的挥发性麻醉药辅以静脉药物（通常是麻醉性镇痛药或催眠药），大多数患者可以得到可靠的 SSEPs。此外，该技术需要配备专门设备和训练有素的人员。

3. 经颅多普勒超声

经颅多普勒超声（TCD）使用特殊设计的多普勒探头，经颞骨通过声波对大脑中动脉进行无创性评估。只要动脉血压和动脉 $CO_2$ 含量的波动很小，流速的变化反映了脑血流量的变化。平均流速降低或者血流加速变慢表明存在血流动力学受损。此外，经颅多普勒超声具有独特的侦测脑微栓子信号的能力，声波作用下可探测脑动脉中是否存在气体或颗粒物，这最常见于游离血管、分流和放开钳夹、伤口闭合阶段以及术后最初的几个小时里。

关于经颅多普勒超声监测脑缺血可靠性的数据存在争议。游离血管和伤口闭合期间的栓子、阻断时大脑中动脉收缩期峰值速度的减少大于 90%、释放阻断钳时多普勒信号搏动指数的增加大于 100%，这些都是与脑梗死独立相关的因素。而 Belare 等人得出结论认为，TCD 和残端压力都不能可靠地预测是否需要颈动脉分流。经颅多普勒超声可作为脑电图的辅助监测技术。虽然低流速和同侧脑电图放缓之间的重叠很多，但是单独应用任何一种技术均无法识别出所有需要进行分流的患者，也不能预防所有的脑梗死。技术方面的困难或可视窗口不恰当令 15% ~20% 病例中的 TCD 难以解读。

4. 近红外光谱

近红外光谱（NIRS）是一种经头皮和颅骨连续监测局部脑氧饱和度（$rSO_2$）的无创技术。尽管易于使用和解读，然而由于近红外光谱主要在额叶水平测量静脉血氧饱和度，而且具有很宽的数值范围，这些数据与临床上可检测的神经功能障碍无关，故无创近红外光谱的价值有限。Samra 等人指出，虽然钳夹阻断颈动脉的过程中，同侧 $rSO_2$ 的数值与钳夹之前和之后的数值相比，发生了显著的变化，然而钳夹阻断颈动脉后患者之间 $rSO_2$ 的差异明显，与神经功能异常无关。

NIRS 是一种间接评估 CEA 患者脑灌注的简单并且无创的方法。虽然与脑缺血的临床和脑电图征象相关，但是由于其敏感性和特异性低，不应单独应用 NIRS 以预测是否需要进行分流。

5. 清醒患者

对清醒患者进行监护是神经系统评估的金标准，并且可以迅速识别哪些患者将从放置分流中受益。在平均动脉压足够的情况下，对侧肌力或意识的改变是放置分流的指征。清醒患者术中神经系统的变化预示着患者术后脑梗死的发病率增加了 6 倍。一项研究报告表明，对区域麻醉下进行 CEA 的患者同时使用脑电图监测和精神状态评估，与对清醒患者单独采用精神状态评估相比，脑电图监测在检测神经功能缺损方面存在大量假阳性（6.7%）和假阴性（4.5%）。这种监测方法需要医生、麻醉医生和患者间的绝对配合。

# 六、一般考虑

标准心血管监测应包括显示两个导联（通常是 II 和 $V_5$ 导联）的连续心电图和连续监测有创动脉血压。

2003 年 ASA 修订了肺动脉导管（PACs）的使用指南，不支持将 PACs 用于周围血管手术，除非共患疾病是使用的适应证。肺毛细血管楔压的变化对心肌缺血相对不敏感，故一些人主张对患有重型冠心病的患者应使用经食管超声心动图连续监测。

这类手术可能必须使用大口径的周围静脉导管作为静脉通路。应谨慎使用中心静脉导管，衡量其风险和收益。中心静脉导管可能更适于已知或可疑的严重冠心病或心脏瓣膜病患者。中心静脉导管最好置于对侧颈内静脉，并在超声引导下谨慎放置，避免刺伤颈动脉。

## （一）麻醉技术

麻醉管理的目标：应均衡地考虑对大脑和心脏的影响，总结如下。

（1）在诱导、切皮、手术操作、苏醒和拔管时应避免血流动力学出现极端变化。

（2）术后即刻患者就应该可以对指令有足够的反应，从而有助于对神经功能的评价。

显然这两个目标限制了麻醉的选择范围，并需要更深的临床专业知识。

因为麻醉技术对预后的影响仍然颇具争议，无论区域麻醉还是全身麻醉技术都有拥护者。一些研究人员发现颈丛区域麻醉下 80% 以上患者无须使用分流，并且有助于选择安全、简便、有效的术中脑功能监测方法。区域麻醉可能会缩短住院时间、减少重症监护费用并降低心血管发病率。

有一项多重分析，包含已有的对局部麻醉与全身麻醉下行 CEA 进行比较的各个随机对照临床试验，结果显示虽然局部麻醉与术后出血的明显减少相关，但在发病率和病死率的结局方面两种麻醉方式没有显著性差异。因为样本量小并且效能不足，应谨慎解读这些结果。待一项大规模、目前还在进行中的随机试验（对颈动脉手术采用全身麻醉与区域麻醉相比）的结果出来后，才可以提出选择其中一种麻醉方式是否优于另一种麻醉方式的建议。

区域麻醉阻断同侧 $C_{2-4}$ 脊髓神经根前支形成的颈浅丛和颈深丛，这种麻醉技术的拥护者相信，在颈动脉术中清醒的患者是最好的神经功能监测仪。要达到这个目标，患者必须接受最小程度的镇静。手术的完成需要有患者高度的合作、完善的阻滞以及动作敏捷的医生。

术中顺序钳夹颈内、颈外、颈总动脉，随后进行神经系统的评估。如果通过监测语言和上肢运动功能发现神经功能缺损，在提高体循环血压，重新阻断并重新评估患者后，或者在放置Javid 分流绕开手术区域后，手术可以继续进行。

区域麻醉的相关并发症包括感染、血肿、局部麻醉药中毒、神经损伤、意外的脊麻、膈神经阻滞，可能导致同侧部分膈肌功能丧失，引起继发的呼吸功能不全，有慢性呼吸系统疾病的患者风险更高。

区域麻醉的弊端包括患者不适、不配合、意识混乱、恐慌以及癫痫发作。术中出现问题后处理起来可能较为困难，理论上讲发病率也更高。

全身麻醉能够可靠地控制气道，更加有效地控制通气，几乎能完全排除发生低氧血症和低碳酸血症或高碳酸血症的可能性，并为手术团队提供最优的手术条件。全身麻醉的一个潜在益处是，在重症冠心病患者中可以使用 TEE 检测室壁运动异常并指导治疗。

全身麻醉诱导时应根据效果缓慢调节药物剂量至预期作用。由于硫喷妥钠、丙泊酚和依托咪酯具有神经保护作用，它们是最常使用的诱导药物，建议根据预计的手术时间追加短效或中效麻醉性镇痛药。中等剂量的麻醉性镇痛药令气管插管及切皮时的血流动力学更易于控制，并且保障使用小剂量吸入麻醉药就可以维持麻醉。神经肌肉阻断剂的选择不重要，只要药物的作用时间不令苏醒延迟，不会因消除迷走神经活性或其组胺释放作用而引起血流动力学波动即可。对于 90 分钟或更短的手术，维库溴铵似乎是理想的肌肉松弛剂。

喉罩可减少在气管插管及拔管期间与气道管理相关的围术期血流动力学反应，但这一决定必须个体化，应权衡使用气管插管或喉罩对患者的利弊。

可以使用多种药物维持全身麻醉，依据药物是否能维持血流动力学稳定，能否保证患者快速苏醒，以及是否与使用的监测方法相互干扰而进行选择。与异氟烷相比，地氟烷和七氟烷的消除迅速，可能保证更早地评估术后神经功能。但是地氟烷可能与心动过速和高血压相关，因此，可能会增加心血管危险。一项研究调查了在异氟烷、七氟烷或者地氟烷麻醉下行CEA 手术的患者，在血流动力学和恢复方面的特点，发现各组围术期心脏指数或 ST 段分析无显著差异。地氟烷和七氟烷麻醉后拔管、听从指令运动和意识恢复的时间明显短于异氟烷。中等剂量的阿片类药物可用于增强麻醉维持期的血流动力学稳定，谨慎使用不会影响术后的快速苏醒。研究人员发现虽然芬太尼、舒芬太尼和瑞芬太尼具有相似的术中和术后的血流动力学稳定性，但瑞芬太尼术后苏醒更快，能更早地进行神经系统检查，且瑞芬太尼削弱气管插管引起的交感神经反射的效果更好。

CEA 术中和术后血压和心率的变化很大，甚至可以出现极端表现。涉及颈动脉窦的操作可导致向脑干的传入冲动增加，触发心率的突然减慢和低血压。术者使用局部麻醉剂浸润颈动脉窦可以预防这种情况。如果没有实施局部浸润麻醉，实施阻断时因颈动脉窦能够感受到低血压，故可能引起高血压和室性心动过速。而开放阻断钳的时候，相反的情形可能会也可能不会出现。这种反射在个体间的变异可能是动脉粥样硬化过程中的颈动脉窦敏感性降低所导致的。

对动脉血中二氧化碳分压的控制存在争议。低碳酸血症导致双侧脑血管一致性收缩，而高碳酸血症可引起"窃血"现象。因此，大多数学者建议 CEA 期间维持二氧化碳分压正常。

一些创伤性脑损伤、局灶性脑缺血和全脑缺血的动物研究表明，血糖的控制是影响预后的关键因素。使用胰岛素控制血糖可以改善危重及接受心脏手术患者的神经学预后。虽然支持在接受 CEA 的糖尿病患者中严格控制血糖的证据相对缺乏，但高血糖对脑缺血性损伤的负面影响表明，对这些患者围术期的血糖管理是非常重要的。

人们普遍认为颈动脉被阻断时的血压应保持在等于患者清醒时最高静息血压的水平或比此值高 20%，以保持充足的侧支血流。这一目标可以通过滴定缩血管药物或正性肌力药物，或者通过静脉输液而达到。虽然许多专家建议使用稀释的 α 受体激动剂连续输注达到这个目的，但也有研究表明在中等深度的吸入性麻醉下的患者中使用去氧肾上腺素达到血压控制目标时，心肌缺血的发病率较高。有趣的是，尽管术中心肌缺血的发病率较高，这项研究中并没有患者出现围术期心肌梗死。值得注意的是，这项研究中的麻醉方案并不包含短效麻醉性镇痛药，没有将麻醉性镇痛药作为吸入麻醉药的补充。还没有证据表明一种干预措施优于另一种。

CEA 患者的苏醒问题是最为重要和复杂的。虽然患者术后立即清醒并具有反应从而可以进行神经评估是理想的，但是高血压可以施压于吻合口并导致其破裂，是一直存在的威胁。经常吸烟的患者气道反应性增高，并且气道分泌物增多。除非采取彻底的预防措施，全身麻醉苏醒期气管内导管的刺激会引起呛咳和用力，可能诱发严重的高血压。之前使用的麻醉性镇痛药的残余影响在这个时候格外有用。可考虑在特定的患者中早期拔管。仔细清理口咽部分泌物，关胸期间在气管导管内输注 2% 利多卡因 60~80 mg，并仔细调节气管内导管的套囊压力到最低，这些措施可以部分有效地削弱由气管导管存在引起的高血压。也可能需要使用短效药物进行积极的药理干预。

## （二）术后注意事项

术后可能会发生潜在的并发症，特别是脑梗死、心肌梗死和呼吸功能不全。高血压常见，可具有多种病因，并与心脏和神经系统并发症的发病率增加相关。控制不佳的高血压可能引起伤口血肿，这是一种可以避免的不良后果，一旦发生必须快速评估并可能需要进行伤口探查。

重症高血压的患者有发展为高灌注综合征的风险，这是一种外科手术中再灌注的脑组织血流量突然增加，而丧失对血流自动调节功能的综合征。有报道描述了其一系列表现，包括严重的头痛、短暂性脑缺血、癫痫发作和颅内出血。颅内出血的表现为头痛、癫痫发作或脑水肿，并经常于术后几天内发生。

低血压和心动过缓可能继发于斑块去除后的颈动脉窦高敏性。颈动脉体的损伤可能持续至术后 10 个月。喉返神经、舌下神经和下颌神经损伤可能导致声音嘶哑、伸舌偏斜和口角流涎。喉上神经损伤可能表现为音调受损。脊髓副神经损伤可能导致同侧肩部无力。

# 七、下肢血管手术

## （一）周围动脉疾病概述

在美国，外周动脉疾病（PAD）成为越来越重要的临床疾病，随着人口的老龄化，其患病率可能不断地增长。1999 年至 2000 年全美健康和营养调查检查了年龄超过 40 岁的人口，发现美国有超过 500 多万的成年人患有 PAD。随着年龄的增长，PAD 的患病率显著增加，40~49 岁的患病率为 0.9%，到 70 岁及 70 岁以上增至 14.5%。非洲族裔、目前吸烟、糖尿病、高血压、高胆固醇血症和肾功能低下与 PAD 的发病显著相关。

动脉粥样硬化是 PAD 最常见的病因。其他较常见的病因有急性动脉疾病（栓塞、血栓形成、夹层、外伤）、外膜囊性疾病、动脉纤维发育不良、肢体动脉闭塞和肿瘤。在下肢栓塞的病例中，90% 的栓子起源于患者的心脏，这些患者具有心律不齐、近期心肌梗死或心室动脉瘤内血栓形成、心脏瓣膜病变或人工心脏瓣膜。

如果患者表现出间歇性跛行且活动受限，缺血性静息痛，缺血性溃疡或，坏疽，需行择期手术来纠正外周闭塞性疾病。根据 ACC/AHA 和泛大西洋洲学会联盟（TASC）的指南，在对病变区域进行血运重建术之前，必须考虑到以下一些问题：病变的形态、预计的自然病程和患者的预后，跛行减轻后预计生活质量的改善程度，以及对运动康复和药物治疗的反应有限。

间歇性跛行患者在静息状态下骨骼肌血流正常，但在运动时血流显著减少，无法满足代谢要求。疼痛的部位随梗阻的解剖位置不同而变化，臀部和髋关节疼痛的原因通常是主动脉—髂动脉疾病，大腿疼痛的原因是股总动脉疾病，小腿疼痛的原因是股浅动脉或腘动脉疾病，足部疼痛的原因是胫动脉或腓动脉疾病。随着时间的推移，PAD 影响骨骼肌的神经和代谢功能，从而导致肌肉性能和患者功能状态进一步受损。

PAD 患者可纠正的动脉粥样硬化的危险因素包括吸烟、糖尿病、肥胖、高脂血症、高血压和高半胱氨酸血症。虽然超过 70% 的 PAD 患者经保守治疗，如戒烟、运动康复以及抗血小板治疗，可维持症状没有进展，但是余下的 30% 患者症状继续进展，必须接受血运重建术。当需要进行血运重建术时，可以选择经皮介入治疗或手术治疗。

经皮腔内血管成形术是在"人为控制"下分离动脉中层。传统上经皮腔内血管成形术只限于治疗局灶性、短节段的狭窄或闭塞。随着技术的进步，经皮腔内血管成形术现常规用于更加广泛的病变，试图在远端搭桥手术前挽救患肢。经皮血管腔内成形术还可用于情况较差、不宜手术的患者。TASC 建议对髂总动脉或髂外动脉直径 <3 cm 的单一病变（A 型病变），进行血管内治疗；对股动脉完全病变、股浅动脉或腘动脉闭塞以及近端分支闭塞（D 型病变），进行手术治疗。由于证据不足，无法对中等程度病变的治疗提出建议，可以对这些患者进行个体化治疗。

麻醉医师面对接受下肢血管手术治疗的患者时存在两难选择。手术本身的疼痛刺激（术中和术后）远远低于主动脉手术，血流动力学波动小于颈动脉或主动脉手术，可以进行单纯的区域麻醉。另外，患者可能患有严重的冠心病和其他系统性疾病，由于运动受限未能发现这些疾病，而使这些患者出现围术期并发症的风险升高。在一项大型研究中，腹股沟下动脉搭桥术后 30 天的病死率为 5.8%，1 年的病死率为 16.3%。因此，对这些患者的围术期管理包括麻醉技术在内都应十分谨慎。

## （二）麻醉考虑

### 1. 监测

标准的监测应包括两个导联的连续心电图（通常是 II 和 $V_5$ 导联）、脉搏氧饱和度、无创血压、呼气末二氧化碳图和温度。具有心脏危险因素的患者接受非心脏手术时，围术期保持体温正常能够降低心脏事件和室性心动过速的发生率。

动脉插管和连续压力监测被视为标准监测。如果桡动脉置管在技术上不可行，建议采用腋动脉置管。中心静脉压（CVP）监测往往是有益的。容量状态可能难以判断，尤其是在长时间、复杂的病例中，可以变得难以预测。通过中心静脉导管给予血管活性药物可以缩短出现药物反应的时间，这足以成为中心静脉置管的理由。

不建议常规使用肺动脉导管。虽然 PACs 监测提供了更多的血流动力学数据，但其收益并未被几个预后研究证明，因此，不作为常规监测。2003 年 ASA 修订了 PACs 的实践指南，不支持将其用于周围血管手术，除非共患疾病是使用 PACs 的指征。肺毛细血管楔压的改变对心肌缺血相对不敏感，一些人主张使用 TEE 连续监测重症冠心病患者。

2. 麻醉技术

由于手术的风险高并且单纯的区域麻醉技术可以满足手术需要，一些研究对下肢血管手术患者实施区域麻醉和全身麻醉进行了比较。

长期以来，使用局部麻醉药的蛛网膜下隙麻醉和硬膜外麻醉一直被认为在总体上能够创造更好的手术条件，原因有很多，包括避免呼吸道及肺部并发症、减少失血以及手术的应激反应。减少失血和手术的应激反应被认为可以使血流动力学更为稳定、降低高凝的程度、促进伤口愈合、减轻免疫抑制。此外，继发于交感神经阻滞的血管舒张特别有助于维持移植血管血运通畅。

最近有一项多重分析包括了 141 个随机试验，这些试验是在各类患者中进行椎管内麻醉与全身麻醉的比较，分析结果表明椎管内麻醉使深静脉血栓形成的风险降低了 44%、肺栓塞降低了 55%、需要输血的比率降低了 50%、肺炎降低了 39%、呼吸抑制降低了 59%（$P < 0.001$）。心肌梗死和肾功能衰竭的发生率也有降低。

许多已经发表的研究都存在一些令人困扰的问题，其中一点是这些研究既有前瞻性、随机性试验也有回顾性研究。由于这些问题未得到妥善处理，研究结果间存在很大的差异。因此，在解读结果时需谨慎。

有研究显示，接受各种大手术的患者，部分采用区域麻醉和术后区域麻醉镇痛，部分采用全身麻醉之后按需予以镇痛药物，两种方法相比，区域麻醉和镇痛组的发病率和病死率显著降低。但此研究只包括了少数血管手术患者，并且全身麻醉组的发病率和病死率远远高于其他研究的结果，且麻醉管理技术并不确定，实际上全身麻醉组采用了多种技术。还有研究将下肢血管手术或腹部主动脉瘤手术的患者随机分为两组，接受全身麻醉辅以硬膜外麻醉加术后镇痛或者全身麻醉加术后按需予以肠外镇痛药。研究人员发现全身麻醉组的心脏病发生率较高，但差异没有第一个研究结果显著。研究最显著的结果是在全身麻醉组大量患者由于下肢血流不足而再次接受手术（20%）。有学者推测发病的原因是全身麻醉组术后处于高凝状态，而区域麻醉组未观察到高凝状态。长期以来有学者认为，一些数据也支持，区域麻醉的药物削弱了手术应激反应的某些成分，包括凝血活性。虽然确立区域麻醉能够减轻应激反应能力的结论十分重要，然而如果将再次手术比率的降低归功于高凝状态的预防则必须慎重，因为存在其他可能性，包括交感神经阻滞以及围术期管理的其他方面作用。有两个研究比较了区域和全身麻醉的研究，椎管内镇痛没有延续至术后，结果发现没有血管通畅方面的收益。

有学者进行了一项随机试验，称为围术期缺血随机麻醉试验（PIRAT），100 例患者在硬膜外或全身麻醉下接受下肢血管移植手术。术后镇痛包括区域麻醉组的硬膜外芬太尼，以及全身麻醉组的患者自控镇痛。两组的心脏病发生率和病死率都很低，全身麻醉组的患者需血运重建术的比率高。

有学者研究了 PIRAT 的患者，发现在术后第一日早晨，全身麻醉组的纤溶酶原激活物抑制剂含量增加，而区域麻醉组没有增加。这一发现证实全身麻醉组术后存在高凝状态，以及区域麻醉和镇痛能够预防高凝状态的结论。同样来源于 PIRAT 研究的资料，研究声明全身麻醉组手术结束前的去甲肾上腺素水平升高，并延续至整个术后期，但区域麻醉组去甲肾上腺素并不升高。显然，在这项研究中，区域麻醉/镇痛有效地阻断了术后应激反应。

之后有研究规模超过了先前的研究，接受下肢血管移植的 423 名患者随机接受区域（蛛网膜下隙或硬膜外）麻醉或全身麻醉，结果发现两组均表现出低心脏病发生率和病死率以及低血运重建术率。不过在这项研究中，所有患者在术中及术后 48 小时内接受了肺动脉导管监测，从而血流动力学状态得到积极的优化，可能是两组结果良好的原因之一。全身麻醉和区域麻醉组患者每毫升纤溶酶原激活物抑制物-1 活性单位水平的变化数值以平均值 ± SEM（标准误）表示。

抗凝治疗是围术期保持血管畅通的重要辅助手段，由于这影响到麻醉方法的选择，美国局部麻醉和镇痛医学会已发布关于椎管内麻醉和抗凝药物的指南。

（1）穿刺后至少 1 小时方可给予肝素。拔除硬膜外导管后至少 1 小时方可给予肝素，给予肝素后至少 2~4 小时并在评估患者的凝血状态后方可拔除硬膜外导管。应使用最低浓度的局部麻醉药，以便能仔细监测患者术后的神经状况。

（2）皮下预防性使用肝素的患者不存在接受椎管内麻醉的禁忌。

（3）对于接受低分子肝素治疗的患者，应在最后一次接受预防血栓剂量的低分子肝素后至少 12 个小时，以及末次治疗剂量至少 24 小时后方可进行穿刺。

（4）应在穿刺前 4~5 天停止华法林治疗，并检查凝血状况。

（5）使用非甾体抗炎药的患者不存在接受椎管内麻醉的禁忌。

（6）在椎管内麻醉前应停止使用氯吡格雷 7 天，噻氯匹定 14 天。

虽然区域麻醉具有理想的作用，但是没有足够的数据支持一种麻醉方式优于另一种。随着新型麻醉药的问世，以及在整个围术期对细节的关注和对血流动力学变化的积极处理，可以安全地实施全身麻醉。

# 八、动脉瘤

## （一）病理生理学与管理

动脉瘤是血管壁由于动脉粥样硬化或其他变性过程变得脆弱后的动脉扩张所致。腹主动脉是动脉瘤最常见的部位。腹主动脉瘤（AAAs）最常见于肾脏和肠系膜动脉之间的主动脉，胸腹动脉瘤累及胸、腹主动脉。

近来，动脉粥样硬化在动脉瘤发病机制中的作用变得不明确，且多数患者动脉瘤性主动脉扩张的根本原因也不确定。通过扫描患有腹主动脉瘤的 36 个家族的基因认为这种疾病的基因有可能位于染色体 19q13 和 4q31。其他研究认为血管壁弹性蛋白的破坏是关键性的，这使血压产生的负荷转移到胶原上。如果有高血压，这种破坏将加剧。吸烟和年龄是其他重要的因素。动脉瘤的位置也很重要，因为相对来说腹主动脉的弹性层较少，一旦弹性蛋白的防护作用丧失，主动脉的进一步扩张和破裂取决于胶原的物理性质。

肾下部分可能出现动脉粥样硬化，但主动脉肾上部分的动脉中层往往出现退行性变，被称为黏液变性、黏液瘤样变性或囊性中层坏死。

未治疗的动脉瘤的自然进程是扩张并最终破裂。这是因为当血管内的扩张压力相等时，血管半径越大，血管壁的张力越高。如 Laplace 原理所指出的，血管壁由于血压（$P$）而承受的张力（$\check{\tau}$）与血管的半径（$R$）成正比。

择期动脉瘤修补手术的围术期病死率较低［英国小动脉瘤和动脉瘤检测与治疗（ADAM）试验的病死率分别为 5.8% 和 2.7%］。相比之下，急诊手术的围术期病死率要高得多，在一项包含 81 例患者的大规模筛查试验中的发生率为 37%。因此，识别具有高破裂风险的患者并确定手术的恰当时机十分重要。

动脉瘤破裂的可能性受到多种因素影响，包括动脉瘤直径、动脉扩张的速度和患者性别。依据美国血管外科协会和血管外科医学会联合委员会的一份声明，预计腹主动脉瘤（AAA）每年的破裂风险，以 AAA 的直径划分，直径 4.0～4.9 cm 为 0.5%～5%，直径 6.0～6.9 cm 为 10%～20%，直径 7.0～7.9 cm 为 20%～40%，直径大于 8.0 cm 为 30%～50%。其他因素包括继续吸烟、未控制的高血压、血管壁应力增加和扩张速度快（6 个月内增长超过 0.5 cm）。

## （二）麻醉考虑

### 1. 监测

对所有接受主动脉手术的患者都应连续监测动脉内压力。和其他类型的手术相同，首选部位是压力最高点的手臂桡动脉，这可通过血压计确定。选择其他部位的原因包括手部侧支循环不足（Allen 试验）、先前的创伤或近端血管疾病造成桡动脉搏动弱，以及阻断部位高于左锁骨下水平。腋动脉是很好的备选部位。通常采用 Seldinger 技术进行腋动脉置管。快速冲洗腋动脉导管时需要注意，因为导管尖端更加接近颈动脉和椎体动脉系统，空气或颗粒可能进入血管。

除了桡动脉和腋动脉的压力监测，在使用分流或搭桥技术的胸部或胸腹动脉瘤手术中，应考虑采用股动脉插管。了解钳夹阻断远端的动脉血压，可令术中的血流动力学管理更加合理。虽然可能发生栓塞和动脉闭塞，但研究结果表明，尺动脉、腋动脉、股动脉和足背动脉插管并发症的发生率相似，并且都非常低。

围术期 PACs 的使用及其对发病率和病死率的影响仍在深入研究中。一些医生提倡在所有接受主动脉阻断手术的患者中使用 PACs，另一些医生依据患者的阻断水平和伴发疾病的严重程度选择性使用 PACs。一些临床试验比较了仅进行中心静脉压监测与 PACs 监测的血管外科患者的预后。有研究比较了两所医院非择期 AAA 修复的患者，患者由单一的血管外科医生监护，使用 PACs 较少和干预（胶体和正性肌力药）较少医院的的病死率较低。另一项前瞻性试验将腹主动脉重建手术的患者随机分为中心静脉导管监测组与 PACs 监测组，结果表明使用中心静脉导管或肺动脉导管进行监测的预后无差别。Sandham 等人和加拿大危重病试验组发表了一份划时代的关于 PACs 常规使用的研究，高龄、高风险需要重症监护的患者与常规监测指导的治疗组患者相比，PACs 指导的治疗并无益处。PACs 导管组肺栓塞的发生率较高。理智的做法是，将其用于需要肾上阻断的手术，对于肾下动脉瘤和闭塞性疾病患者仅用于伴有严重的心、肾或肺部疾病的患者。以上建议的先决条件是：安全地放置了静脉置管和带球囊的漂浮导管；压力传感器放置在恰当的水平，已经过调零和校准；热稀释法测量的心排血量在技术上无误；计算和测量的参数得到了正确的解读；通过治疗性干预措施反映出对生理和药理学有恰当的理解。如果无法满足这些先决条件中的任何一条，那么最好不使用 PACs。

TEE 是一种有用的工具，越来越多地出现在非心脏手术的手术室中。根据美国心脏病学院和美国超声心动图学会发布的指南，血管手术中使用 TEE 的 Ⅰ 类和 Ⅱ 类适应证是：术中评估对治疗无反应的严重的血流动力学不稳定；围术期监测具有心肌缺血或严重心功能不全的高风险患者；围术期评估胸主动脉瘤和支架置入的情况；术中评估主动脉动脉粥样硬化的情况，监测心内和血管内装置的放置和功能。TEE 对心肌缺血敏感，很多人认为其敏感性超过了心电图、PACs 和其他血流动力学监测手段。有研究确定术中 TEE 可以检测到急性节段性室壁运动异常，从而成功地发现心肌缺血。此研究还发现，当新的节段性室壁运动异常一直持续到术毕，则很可能是发生了心肌梗死。TEE 检查存在一些风险，如插入和操纵探头造成解剖损伤，检查不完整和解读图像不正确，从而导致做出对患者有损害的决定。TEE 可能在接受腹腔上动脉阻断手术的患者中特别有用。

尽管外科手术和麻醉技术取得了巨大的进展，切除胸段和胸腹段主动脉瘤依然存在瘫痪的风险。需要在腹腔以上或者更加偏向头侧的地方阻断主动脉的手术会导致发生严重神经系统后遗症的风险显著升高。所报道的主动脉手术后截瘫的数目差异很大，简单腹主动脉瘤的择期修复手术，截瘫的发生率大约为 1/1 000，而急诊全胸主动脉置换手术的发生率上升至 30%。在连续监测脊髓功能的基础上，可以进行血流动力学或细胞保护性干预，从而尽量减少脊髓损伤。围术期使用 SSEPs 监测脊髓功能已得到公认。有报道引起少于 30 分钟的 SSEPs 缺失的缺血不会造成截瘫，而长时间缺血导致截瘫的发生率是 71%。然而已有报道使用 SSEPs 出现假阳性和假阴性结果。SSEPs 仅监测脊髓后柱，对麻醉药非常敏感（特别是挥发性麻醉药），并受到温度、缺氧、低血压、周围神经缺血或周围神经病变的影响。为了弥补 SSEPs 在监测脊髓功能完整性上的不足，引入了运动诱发电位（MEPs）。运动皮质受到刺激而产生运动诱发电位。通常在肌肉附近可以记录到反应，表现为复合的肌肉动作电位。经颅 MEPs 对麻醉特别敏感。当使用 MEPs 监测时，最好采用连续输注丙泊酚/氯胺酮和阿片类药物的全静脉技术。

动脉瘤手术的失血量存在高度的不确定性。中心静脉通路和大口径的周围静脉通路对于大量输血是必要的。应备有快速输注系统，其输注加温液体的速度可达到 1 500 mL/min。已证明用于自体血输注的血液回收技术，对主动脉瘤修复手术有益处。使用分离细胞后仅回收红细胞系统，凝血功能异常的发生率低于回收全血系统。由于现有技术的成本很高，当可清洗并重新输注 2 个或 2 个单位以上的血液时，才符合成本效益（异体血的成本相比）。大血管手术是恰当使用血液清洗装置最好的机会。尽管尚无报道其有效性的随机、前瞻性研究，使用这些装置显然将降低接触多个献血者血液的概率。一项研究显示，为血管手术患者献血的不同献血者的数量减少了 25%～57%。

接受动脉瘤手术的患者常存在不同程度的低温。腹部内容物的暴露，大量液体的输注，以及吸入和静脉麻醉药造成的体温调节机制紊乱导致了这一现象。体温过高导致代谢率增加，对脑和脊髓存在有害影响，然而低温与心肌不良事件、凝血病、伤口感染、愈合延迟有关。在回顾了接受择期 AAA 修补术的患者后，有研究注意到处于低温的患者［温度低于 94.1°F（34.5 ℃)］与体温正常的患者相比，器官功能障碍更加明显（53% 比 29%），病死率也更高（12% 比 1.5%）。为了保持体温正常，应采取主动加温措施。

## 2. 主动脉阻断的生理变化

多年来，主动脉血流的突然中断所造成的血流动力学和代谢变化一直是动物和人体研究的主题。和麻醉管理特别相关的内容包括血压、心功能、心肌灌注和酸碱平衡状态等方面的改变，以及肾脏、内脏和脊髓的组织完整性。不同研究的结果相互冲突，这可能反映了在物种变异、患者特点、侧支循环程度、阻断位置、基础心功能、麻醉的种类、血管扩张剂的使用及种类，以及是否存在冠心病等方面存在差别。

（1）血压变化：阻断主动脉引起高血压的程度取决于阻断钳的位置、侧支循环的程度以及阻断前的主动脉血流量。因此，对主动脉闭塞性疾病患者的肾下阻断几乎不会导致血压升高，因为阻断远端的血流量很小。此外，因为存在充足的侧支循环血流，胸部缩窄之上的主动脉阻断可能不会导致阻断近端（或远端）的血压变化。在 AAA 修复中，主动脉血流通常良好而侧支循环很少。因此，预期会出现血压升高，升高的幅度与阻断钳的位置和靠近心脏的程度成正比。常见的肾下阻断通常仅导致血压的小幅增加，但腹腔上动脉的阻断可以造成显著的高血压。还有一些其他因素可能引起能察觉的高血压。在近端主动脉阻断的过程中，能观察到儿茶酚胺、血管紧张素和肾素的浓度增加。这些药物以及其他从低于阻断钳的缺血组织中释放出的介质，可能影响阻断钳以上血管的张力。

（2）静脉回流和心排血量变化：直觉上大动脉管路的突然阻断引起后负荷增加，心排血量应当减少，然而反射机制、静脉回流和左心功能可能会改变这个现象。举例来说，阻断位置是很重要的。如果阻断钳位于腹腔上动脉，有证据表明静脉回流和心排血量实际上是增加的，这可能是由于阻断钳远端的内脏静脉塌陷，阻断水平之上血容量的再分配和充盈压增加（中心静脉压、肺毛细血管楔压或左心室舒张末压）所致。然而，肾下阻断可能使血流重新分配到顺应性好的内脏血管床，降低了前负荷，并导致心排血量减少。

研究已提出其他机制来解释胸主动脉阻断后心排血量的增加，其中包括主动脉—心脏反射，有人提出主动脉—心脏反射使得心肌收缩力增加、慢时间—常数血管床（内脏）从循环中消失。而主动脉血压增加理应刺激压力感受器以降低心率、心脏收缩力以及血管张力。以往的研究表明，随着主动脉的阻断心排血量减少，这一结果已成为共识。

（3）对心肌的影响：一些调查研究了阻断主动脉对心功能和心肌灌注的影响。在心肌收缩力或冠状动脉血流没有任何异常时，心脏可以产生并且耐受非常高的动脉压力。然而，如果在因心肌病变受到抑制的心肌上施加高后负荷，泵功能可能严重恶化。此外，阻断过程可能引起心肌缺血，在存在冠状动脉狭窄的情况下，如果后负荷升高，可能导致室壁区域运动异常或梗死。据推测，这种缺血的机制是收缩期和舒张期心室内压增高以及狭窄性冠状动脉病变导致的血流减少，使得心内膜下灌注减少。

一项研究使用了 TEE 监测，发现在腹腔上水平阻断主动脉会导致左心室收缩末径和舒张末径的显著增加、射血分数减少和频繁出现的室壁运动异常。这些变化通过常规监测装置无法检测出。肾上至腹腔下水平之间的阻断会引起相似的改变，但程度较小，而腹腔下水平的阻断仅造成很小的心血管效应。主动脉阻断对血流动力学影响可以通过使用血管扩张药物、麻醉药来处理，以保持体循环和肺动脉压力正常。同一研究报道了主动脉阻断期间出现室壁区域运动异常或恶化，在使用血管扩张剂和吸入性麻醉药改善负荷后，这个问题并没有得到解决。

即使将平均动脉压和体循环血管阻力维持到正常水平，主动脉阻断也很可能对心室功能产生影响。血压波形，如在升主动脉中所观察到的，是由心室射血、血管阻力和顺应性以及外周主要反射部位产生的逆行波的特点所决定的。如果延迟时间足够长，反射波可能出现在舒张期，从而增加了心肌的血流灌注。但是，收缩期的返回波将增加射血时的室壁张力并增加心肌耗氧量。即使通过给药维持平均主动脉压正常，主动脉阻断实际是将主要反射部位移至更接近心脏的位置，从而导致心肌功能异常。

阻断主动脉增加了前负荷和后负荷，从而增加了心肌的氧耗。正常的冠状动脉血管对这种氧需增加的反应是增加血流。在一组试验中，阻断主动脉后冠状动脉血流量增加大于60%，这可能体现了冠状动脉血流的自动调节以及心肌氧需和氧耗的增加。

有冠心病和没有冠心病的患者对主动脉阻断的反应不同。在阻断造成的左心室收缩期压力升高和左心室扩大的情况下，正常心室产生的反应为正性肌力作用（"Anrep 效应"）。与此相反，冠心病患者在心室内压力升高后心内膜下血流量不能相应增加，左心室功能失代偿。

（4）代谢的变化：两个本质上相互关联的代谢作用是主动脉阻断的特点，①全身有氧代谢（$VO_2$）降低。②阻断远端低灌注区域的代谢转为无氧代谢。有研究表明，肾下阻断造成 $VO_2$ 减少16%。因为肾脏的氧耗与其血流不成比例，推测肾上阻断会引起与肾下阻断相似的减少 $VO_2$ 的作用。

主动脉阻断对混合静脉血氧饱和度和氧分压的影响取决于控制血压的方法。如果扩张小动脉是主导的治疗，则需氧组织将出现高灌注，摄取率将减少，从而混合静脉血氧饱和度和氧分压会大幅度增加。相反，降低前负荷的治疗会使氧摄取率和混合静脉血氧饱和度维持在阻断前的水平。

主动脉阻断水平以下组织的无氧代谢产生乳酸，通过侧支循环进入近端血管，从而导致血乳酸逐步增加。肾下阻断时，能够发现乳酸在阻断期间聚积，在放开阻断时被释放出来，但是并无临床意义。缺血时间明显延长时则例外。

腹腔上的阻断不仅导致更多组织进行厌氧代谢，而且由于肝脏和肾脏无法正常工作，乳酸的消除大大减少。

3. 治疗策略

大多数医生将主动脉阻断的生理问题视为左心室后负荷增加的结果，并提出了扭转这种作用的干预措施。常规使用血管扩张剂特别是硝普钠控制高血压。

在大多数情况下，阻断近端器官小动脉的扩张可以令血流量增加，足以维持血压在可接受的范围内。这显然造成受影响的器官处于相对过度灌注的状态。使用硝普钠可能的问题包括：①部分失败（如不能有效地控制血压）；②需要高剂量的硝普钠；③最低位置的阻断钳远端的血压非常低。

替代方法之一是控制静脉回流。在阻断期间，闭塞动脉所供给的区域无法进行有氧代谢，因此，心脏没有必要保持阻断前的心排血量，而降低心排血量的干预措施似乎更为恰当。同时减少静脉回流和减少血液重新分布的干预措施可能解决这个问题。

使用硝酸甘油扩张静脉足以降低充盈压并减少心排血量，似乎是最具吸引力的替代方案。动物的主动脉阻断试验中，尽管能观察到严重的心肌抑制，然而硝酸甘油维持跨壁血流分布，使血流更多地流向心内膜。硝酸甘油之所以能产生这种益处可能由于它使得静脉容量增加降低了前负荷，从而降低了室壁张力。

　　虽然硝酸甘油因具有扩张冠状动脉和减少前负荷的作用，是有吸引力的替代药物，但它扩张小动脉的作用很弱，可能不足以控制高位主动脉阻断下的血压。可以联合使用低剂量的硝普钠和硝酸甘油的滴定技术来控制血压，这样的益处是既使得前负荷和后负荷迅速减少，又能够保证在主动脉阻断开放前药理作用快速终止。

　　异氟烷会轻度抑制心肌收缩力，并造成阻力血管和容量血管的扩张，已被安全地用于接受胸动脉瘤修补且心功能良好患者的麻醉和血压控制。

　　转流和分流技术将血流从左心房、左心室或主动脉近端转移至最低阻断位置远端的主动脉，用于减小阻断的影响。由于这些方法会引起并发症，所以仅用于必须阻断胸主动脉的手术。

　　在股静脉—股动脉转流中，股静脉中的血流由于重力的作用流入储血器/氧合器，之后血液被泵入股动脉，从而逆行灌注低于最远阻断部位的血管（股—股转流）。增加静脉储血器中的血量可以减少回流至心脏的静脉血、降低心排血量，从而迅速缓解阻断引起的高血压。这种方法的缺点是要求全身抗凝，可能造成术后出血。导管大小和放置方面的技术问题限制了静脉回流，从而减少转流泵的流量，制约了远端灌注和控制近端血压的有效性。

　　Gott 分流采用一种肝素涂层的管路，将血液从近端主动脉被动分流至远端主动脉，无须全身抗凝。管路近端置于升主动脉或主动脉弓，远端置于降主动脉的远端。虽然 Gott 分流是一种简单而廉价的技术，但远端血流会受到分流管腔大小的限制，因粥样斑块脱落、血管损伤、出血、导管打折而受影响，而且可能发生管路位置不当的问题。

　　部分左心转流桥使用体外循环装置将左心房的血液分流至远端循环。通常通过左肺静脉进行左心房插管，并通过离心泵或者储血器/氧合器和滚轴泵将氧合后的血液输送至股动脉。使用储血器需要全身抗凝，而使用离心泵只需要极少量或根本不需要肝素。25 ~ 40 mL/（kg·min）的体外循环流量似乎足以令近端主动脉压力正常并保持远端足够的灌注。

　　（1）肾脏保护：由于主动脉瘤修补术期间急性肾功能衰竭的发病率为 3% ~ 13%，肾功能保护成为主动脉瘤手术中首要关心的问题。手术要求阻断肾动脉以上的主动脉，这显然将导致暂时性肾缺血，并且存在诱发不同程度肾损伤的潜在可能性。

　　在动物实验中，缺血前予以甘露醇对肾功能能起到保护作用。因为导致急性肾小管坏死的机制复杂，所以对甘露醇和其他可能预防急性肾小管坏死药物的确切机制存在争议并不奇怪。作为一种强效渗透性利尿剂，甘露醇可能通过清除阻断钳开放后肾脏再灌注产生的自由基，以及扩血管性能将血流转移至肾皮质来发挥其保护作用。由于一些证据表明在主动脉阻断前静脉予以甘露醇是有益的，所以在主动脉阻断前 10 ~ 15 分钟给予 12.5 g/70 kg 甘露醇已成为临床上常用的做法。

　　呋塞米的使用存在的争议更多。虽然呋塞米的保护作用尚未得到确立，人们普遍认为其可能使低滤性肾功能衰竭转变为高滤性肾功能衰竭，而后者在术后更容易被处理。当使用利尿剂时，应预计到整个围术期存在液体需求增加和低钾血症的可能。

　　对于更常见的肾下动脉瘤，虽然使用阻断钳似乎不会妨碍肾灌注，但肾血管阻力增加、肾血流量减少。肾下阻断时肾血流分布发生改变，这可能导致肾功能受损。肾血流量的减少不仅发生于阻断时，而且阻断后血流并不立刻恢复正常。所有这些因素综合在一起增加了术后肾功能不全的风险。术前肾功能不全的患者发展成为肾功能衰竭的风险最高。

　　保持充足的血管内容量，并且尽可能缩短阻断时间（通常在 30 分钟内）是能避免术后肾功能不全的两个重要因素。尽管没有任何证据的支持，许多医生提倡使用小剂量多巴胺 [3 μg/（kg·min）] 以增加动脉瘤术中的肾血流量。甲磺酸非诺多泮作为一种具有高度选择性多巴胺 1 型受体激动剂，优先扩张肾和内脏血管，具有肾脏保护作用，可使肾功能相对快速地恢复至基础值。

其他肾保护方法包括部分左心转流，或者使用选择性冷晶体液灌注肾脏以冷却肾脏。

（2）脊髓缺血和脊髓保护：脊髓接受来自根动脉的血液，根动脉的血液供应脊髓前动脉和脊髓后动脉。脊髓上半部分的血供主要来自椎动脉，小部分来自颈升动脉、颈深动脉和肋间动脉，脊髓下半部分完全通过肋间动脉、腰动脉、髂腰动脉、骶外动脉的分支获得血供。成对的脊髓后动脉供应脊髓的后 1/3，而脊髓前动脉供应脊髓的前 2/3。

脊髓前动脉是椎动脉的脊髓支汇合而成的，并通过根动脉接受来自颈升动脉、肋间动脉、腰动脉和髂腰动脉多重血供。最大和最发达的根动脉是根髓动脉或称为 Adamkiewicz 动脉，起自 $T_9 \sim L_3$ 水平，但最常见起自 $T_9 \sim T_{12}$。

根据供应脊髓的节段性血管的解剖分布，中胸区域脊髓前动脉的侧支血流很少，因此，在主动脉阻断或低血压时脊髓容易发生缺血。

在阻断主动脉时，Adamkiewicz 动脉或者包含在阻断钳之间，或者处于低灌注状态，可能导致下肢截瘫或轻瘫。由于从下腹部到胸部手术并发症的发生率升高，即从下腹部主动脉瘤的 1% 上升到胸部和胸腹动脉瘤的 7% ~ 40%，因此人们已经提出几种保护脊髓的方法，包括：通过监测诱发电位（SSEP 和 MEP）识别缺血、节段血管再植、主动脉顺序阻断；通过分流或转流以保持远端主动脉的灌注、脑脊液引流、硬膜外冷却或低温体外循环和停止循环。

4. 阻断钳的开放

主动脉阻断钳的开放导致代谢和血流动力学改变，变化的程度不同是基于以下方面的不同：①组织再灌注的范围和性质；②完全阻断的时间；③阻断期间和阻断结束时刻的液体和治疗药物；④分流或搭桥情况。在没有分流或转流的情况下，阻断钳开放时最恒定的心血管反应是体循环血压的急剧下降。最显著的影响是体循环血管阻力降低，其原因是先前低灌注的血管床开放，由于反应性充血，这些血管可出现最大程度的扩张。

肾下阻断钳的开放通常导致血压的小幅下降，这种下降是短暂的并且可被良好地耐受，偶尔需要输液或增加少量缩血管药物进行治疗。腹上阻断钳的开放可能导致严重的低血压，开放前应通过积极的容量管理对此加以准备，这时经常需要缩血管药物的短暂支持。然而，不加区别地使用缩血管药物可能造成阻断钳上主动脉较钳下血管过度收缩，因为阻断钳上的动脉没有经历过缺血，而阻断钳下的血管经历过缺血、酸中毒，所以前者对缩血管药物的反应性比后者好。这将促进血容量从身体上半部分重新分布到身体的下半部分，进一步减少阻断钳以上的血流。

随着阻断钳开放，钳下组织恢复为有氧代谢，因而全身氧消耗增加。在腹腔上阻断开放后的几分钟内，混合静脉血氧饱和度突然下降，随后迅速恢复到阻断前数值。这一现象中氧摄取分数的一过性增加可能仅反映了去氧血红蛋白、肌红蛋白和细胞色素的"重新携氧"，实际上并不是能量的产物，研究人员称为"氧债"，即先前缺血组织的再灌注导致氧的过度消耗，以"偿还"无氧期间氧耗的不足。

在阻断钳开放时，动脉和静脉血液内的二氧化碳升高，反映在呼气末二氧化碳分压的变化。造成二氧化碳图发生变化的两个主要的二氧化碳来源分别为：①有氧代谢的终产物；②再灌注期间洗出的有机酸缓冲物（通过碳酸缓冲）。以往临床上通常在阻断钳开放前单次给予碳酸氢钠，以缓解预料中的 pH 下降。但在有氧代谢产生二氧化碳的基础上，外源性碳酸氢钠缓冲物质产生了额外的二氧化碳，造成动脉血二氧化碳升高。二氧化碳易于透过细胞膜扩散，可能加剧细胞内的酸中毒，导致器官功能障碍（如心脏传导和收缩功能异常）。如果需要给予碳酸氢盐，应在阻断钳开放前，在容量复苏、灌注和通气充分的条件下给予。

血乳酸水平往往在主动脉钳开放后升高。长时间缺血和高水平阻断时血乳酸水平会更高。在肝脏血流完全恢复正常，并已消除了持续生产的过量乳酸后，乳酸水平迅速恢复正常。乳酸明显升高一直持续到术后的情况很少见。

有人建议逐步放开主动脉钳，之后重新阻断，以便有时间进行容量置换，并吸出缺血性组织释放出的血管活性和心血管抑制介质。

5. 麻醉技术

麻醉计划应考虑到患者的并发症和术中的生理改变，以及术后监护的具体计划。

（1）全身麻醉：在实施恰当的监测后，可使用硫喷妥钠、依托咪酯或丙泊酚诱导全身麻醉，同时避免血流动力学的剧烈变化。可根据患者的反应调整静脉阿片类药物如芬太尼和舒芬太尼的剂量，达到削弱气管插管的血流动力学影响的程度。可在麻醉诱导过程中、意识消失后的任何时间给予神经肌肉阻滞剂。喉镜检查和气管插管可能引发室性心动过速和（或）高血压，可使用短效 β 受体阻滞剂如艾司洛尔控制。由于术前抗高血压的药物治疗、近期静脉造影剂的使用以及空腹可能导致血管内容量不足，为了防止低血压，在诱导期间可能需要快速输液。麻醉诱导造成的全身交感神经张力降低可能导致低血压。可以使用吸入性麻醉药联合阿片类药物和神经肌肉阻滞剂维持麻醉，吸入性麻醉药的选择可依据其次要作用。异氟烷引起轻微的血管舒张、极微的心肌抑制，可能是理想的药物选择。更重要的是，异氟烷和七氟烷可以通过预处理机制预防心肌缺血的发生。

全静脉麻醉可连续输注丙泊酚和短效阿片类药物如瑞芬太尼和阿芬太尼，根据反应调整给药速度。当使用 SSEPs 和 MEPs 进行术中神经监测时，应考虑采用全静脉麻醉。因为这些药物的清除不依赖于肾脏，故此项技术同样适用于肾功能不全以及需肾上阻断主动脉的患者。此外，连续输注丙泊酚和短效阿片类药物可以实现快速清醒和拔管。尽管有引起低血压的倾向，从而对全凭静脉麻醉的使用仍存在顾虑，然而这可以通过诱导前确保容量充足而加以预防。

（2）联合技术：鞘内和硬膜外使用镇痛药进行术中和术后镇痛已被证明是麻醉管理的重大进展。患者自控镇痛和区域麻醉的经典方法结合使用，产生出多种术中及术后应用局部麻醉药和阿片类药物的策略。关于术后镇痛技术，需要概述某些与大血管手术相关的问题。首先，术中和术后管理的问题显然应该分开讨论。与全身麻醉相比，区域麻醉或区域/全身麻醉之所以能够改善临床结局，可能因为术后疼痛管理不同，而不是术中技术的差别。在这个患者群体中，有关麻醉技术对围术期发病率的影响的问题，不同研究持不同意见。其次，尽管椎管内给予阿片类镇痛药调节术后应激的价值日益明确，然而术中采用这种方法会影响麻醉管理。为了削弱插管和切皮刺激的肠外大剂量阿片类药物，可与椎管内麻醉性镇痛药产生协同作用，导致术毕呼吸抑制作用的延长或延迟，从而导致清醒延迟。使用局部麻醉药的硬膜外麻醉是全身麻醉的有益补充，一直被提倡用于血管手术。由于在躯体传入水平阻滞了伤害性刺激，仅需要使用产生意识丧失、遗忘和反射抑制作用的全身性药物。然而经验表明，对接受主动脉手术的患者联合使用区域阻滞和全身麻醉，可能出现严重低血压。任何程度的交感神经阻滞加剧了主动脉阻断钳开放时的血压下降。阻断结束前可能需要进行充足的液体复苏或者使用血管活性药物。虽然过多的液体可能导致术后容量过负荷，但在器官或肢体的灌注状况可能存在问题时使用血管活性药物则可能给临床判断造成困难。可以通过优化血管内容量，以及硬膜外间隙注射比正常"单纯"区域麻醉所需剂量小得多的局部麻醉药来尽量减少低血压的发生。

心脏病患者行非心脏手术在术后具有较高的发病风险，这一点越来越明确。大血管手术可能出现的几个后遗症，包括"第三间隙"积液、术后肺功能不全、凝血功能障碍、低温和肾功能衰竭，使苏醒和拔管成为问题。理想的情况是，患者已拔除了气管导管、感觉舒适、氧合良好、通气良好、体温正常、肾功能良好且生命体征平稳。

6. 术后护理

即使临床实践存在很大差异，苏醒技术、机械通气及术后镇痛是影响术后并发症的最重要的因素。需要考虑的相关问题包括麻醉技术、动脉瘤修复的范围以及患者一些生理参数的稳定性，包括体温、呼吸功能、尿量、血压和血管内容量。

许多患者术毕时可以拔除气管内导管，然而一些因素可能令本来简单的决定变得复杂。长期大量吸烟的患者呼吸功能受损，术后在原有功能紊乱的基础上肺功能进一步恶化，可能导致术后即刻的氧合不足。此外，主动脉瘤修复术中通常发生不同程度的液体转移，延续至术后，即使经过小心调节血管内容量一直保持不变，也需要经过一定时间转移和消除血管外液。相当精确地监测和控制这一过程并非总是可能的。因此，情况似乎很好的患者可能在术后几个小时出现问题，有时在看似"正常"的恢复后需要再次气管插管。

一些学者建议在硬膜外间隙使用麻醉性镇痛药和局部麻醉药控制术后疼痛。硬膜外镇痛的益处包括有效的疼痛管理、降低肾上腺皮质应激反应、减少蛋白质的分解代谢、减轻免疫抑制，以及降低心肺疾病的发生率。然而其他对单纯全身麻醉与区域／全身麻醉联合技术相比较的研究并没有发现发病率或病死率存在任何差异。

心肌缺血常见于术后阶段，虽然多数可能是"静息性"的，但需要认真监护才能检测到。术后缺血和不良预后之间存在很强的关联。

血管手术患者的术后护理具有挑战性。围术期凝血功能障碍可能成为一个主要问题，需要深入探讨。低温可能持续存在并需要保温毯治疗。应密切监测电解质及血气分析的结果，令血流动力学处于最佳状态。经历动脉瘤破裂和（或）长时间肾上阻断的患者发生急性肾功能衰竭的风险增高。为了获得满意的预后，充分注意这些细节是至关重要的。

## （三）腔内动脉瘤修复术的麻醉考虑

作为传统手术修复主动脉瘤可靠的替代方法，腔内主动脉修复术（EVAR）的受欢迎程度稳步提高。腔内修复腹主动脉瘤的概念源于降低发病率和病死率，同时为无法接受常规手术治疗的患者提供替代方案。

为了确定 EVAR（腹主动脉腔内修复）在治疗腹主动脉瘤方面的作用，两个随机试验研究了既合适接受择期开放手术也适合接受血管内修复的患者的短期和长期预后。EVAR 试验包括了 1 082 例颅内动脉瘤的直径至少 5.5 cm，年龄至少 60 岁的患者。结果表明，血管内修复组与开放修复组相比，30 天的病死率显著降低（1.6% 与 4.6%）。然而，两组 4 年后的整体存活率相似。荷兰随机血管瘤管理（DREAM）试验评估了 345 例颅内动脉瘤的直径至少 5 cm 的患者，发现 EVAR 组与常规手术组相比，手术的病死率有显著降低的趋势（1.2% 比 4.6%）。在累积存活率方面，术后第二年的随访没有发现差异（89.7% 与手术的 89.6%），而第一年存在差异。如果将 EVAR 限于开放手术风险最高的患者，则 EVAR 在短期生存率方面的优势可能明显升高。EVAR 避免了因腹部切皮、阻断主动脉和阻断钳开放所造成的血流动力学不稳定，并在其他方面也显现出一定的优势，如血浆儿茶酚胺水平的变化显著减小，酸碱平衡稳态得到改善，且代谢性应激反应的水平降低。

ACC/AHA 于 2005 年出版了外周动脉疾病（下肢动脉、肾动脉、肠系膜动脉和腹主动脉）患者处理的指南。对采用何种治疗手段提出了以下 3 项建议。

（1）手术并发症的风险为低危或中危的患者，适用于开放手术。

（2）手术并发症的风险为高危的患者，适用于 EVAR。

（3）EVAR 用于非高危患者时，这种情况下 EVAR 是否有益证据不足。

为了置入移植物，先行股动脉或髂动脉切开术，在导丝的引导下将鞘放置于主动脉中。血管内支架穿在导丝外面，在透视的引导下进行放置。可充气的球囊导管置于近端附着系统的内部。球囊的充气时间是 30~60 秒，在此期间主动脉血流被阻断。球囊充气时打开支架并将其嵌入正常的动脉壁。在已经过审、最新的装置中，支架从鞘释放后可自行扩张，并使用三叶球囊进行固定。因为这些特点使主动脉在球囊扩张过程中未完全闭塞，所以血流动力学的应激反应更轻微。

血管内修复适用于满足以下特定解剖条件的患者：动脉瘤颈部在肾动脉下方至少 1.5 cm；动脉瘤颈部在主动脉分叉之上至少 1 cm；股动脉没有限制性狭窄，直径至少 8 mm；如果远端搭到髂内动脉，健康动脉的最小长度和最大直径应达到厂商说明的标准。

手术并发症包括髂股血管的损伤（夹层、缺血）、动脉粥样硬化碎片的远端栓塞、造影剂的不良反应、动脉瘤破裂，以及在修复胸主动脉的过程中，近端支架移位阻塞了肾动脉、肠系膜动脉或其他动脉。

内漏定义为移植物管腔内之外、动脉瘤囊内的持续血流。内漏可能是以下原因造成的：移植物的放置位置或型号不当（技术性错误），移植物材料的老化，移位或扭曲（设备故障），或移植物在动脉瘤囊内环境中发生反应。内漏的分类根据其位置/机制和发生时间分为四型：Ⅰ型内漏是由于移植物末端封闭不全或无效，移植物连接部位周围（近端或远端）的持续血流；Ⅱ型内漏是开放的侧支血管中的血液逆流入动脉瘤囊；Ⅲ型内漏是由于腔内移植物纤维出现撕裂或缺损，或者由于腔内移植物不同部分之间发生渗漏而流入动脉瘤的血流；Ⅳ型内漏是由于使用了多孔移植材料而在动脉瘤囊内检测到血流。

全身麻醉、区域麻醉和监护下实施的切口周围局部浸润麻醉都被成功地用于 EVAR。麻醉计划的目标是保持血流动力学稳定、提供充足的氧合和通气、保护器官功能以及维持体温正常。

应注意与手术相关的一些问题：仔细调节导丝上装置的位置，以达到精确的放置；使用透视时需要患者保持完全不动，有时需要比预期更长的时间；监护患者以确保避免室性心动过速和高血压。在球囊短暂阻断主动脉期间，外科医生可能要求维持平均血压在 60 mmHg 左右，从而尽量减小向远端推动支架的力量。同样在这个时候，患者可能出现显著的血流动力学应激反应，特别当基础心功能很差的时候。缩血管药物和正性肌力药物必须在手边备用，以处理紧急的血流动力学情况。必须做好出现主动脉严重撕裂后突然大量失血的准备，出现后应立即进行开腹探查并阻断主动脉。

失血量难以确定，因为失血往往发生在鞘和导管周围，如果股血管或髂血管受损，失血可出现在腹膜后。术中应监测血红蛋白，尤其在患者的情况变得不稳定的情况下。血管内操作需要大量使用造影剂以协助恰当放置移植物，确保彻底封闭动脉瘤囊，并确定分支血管通畅。保证患者在术中和术后期间的充分补液十分重要，以尽量减少造影剂诱发的肾病出现。

在放置主动脉装置的时候，患者必须已接受静脉肝素的抗凝治疗。只要遵守美国区域麻醉协会和疼痛学会提出的关于椎管内麻醉和抗凝的建议，抗凝并不排除使用区域麻醉。

各种研究比较了不同的麻醉技术。近期一项回顾性分析研究了欧洲登记局记录的接受EVAR 的患者［欧洲合作者对主动脉瘤修复术的支架/移植技术的（EUROSTAR）登记］，结果表明与全身麻醉相比，采用局部或区域麻醉在全身并发症、住院时间、重症监护病房治疗等方面均有益。有研究回顾了 200 例接受肾下 EVAR 手术的患者，比较了其心肺疾病发生率和病死率，没有发现总体差异。这项研究及其他的一些研究指出，局部麻醉下患者对液体和缩血管药物支持的需求降低。同时由于避免了机械通气，具有肺部并发症的患者可从区域或局部麻醉技术中受益。

从上述讨论可以明显看出，只要满足了 EVAR 的具体目标，各种麻醉技术均可用于EVAR。然而，未来仍需要随机试验以进一步评估麻醉技术对预后的影响。

# 九、结论

大血管手术的患者对麻醉医生是很大的挑战。血管疾病的病理十分复杂，涉及多个器官系统。在制定麻醉计划时，必须考虑到血管疾病的预测因素，如吸烟、高血压和糖尿病。主要病变血管的血流中断可引起急剧的生理变化，在术中构成挑战。充分了解血管疾病的病理、手术技术和现有的监测方式，对于确保高危患者群体的良好预后是至关重要的。

（高　丽）

# 第六章

## 腹部手术麻醉

### 第一节　胃肠道手术的麻醉

胃肠道手术为常见的手术类型，用于处理消化道病变。其特点为术前往往需要长时间的肠道准备，有些特殊患者（如炎性肠病、肠梗阻）禁食禁水的时间更长。因此在麻醉处理上需要充分考虑该特点。对于急诊胃肠道手术患者，由于往往存在肠梗阻，因此在插管时应该按照饱胃患者处理。

#### 一、术前访视

胃肠道患者的术前访视除了需要了解一般情况外，还需要重点评估患者的循环状态及代谢紊乱。

1. 循环状态

注意患者禁食禁水时间以及肠外营养时间，检查近期的血常规、肝肾功能检查结果，根据情况决定是否需要术前输血、输注白蛋白。对于并发肝脏疾病患者，还应该注意患者的凝血情况，必要时进行纠正治疗。对于存在脾功能亢进的患者，还应该注意血小板计数，必要时输注血小板，同时术前准备足够的血小板。

2. 代谢紊乱

由于胃肠道引流，往往导致患者代谢紊乱，术前应该进行积极的纠正和优化。

目前胃肠道急诊患者数量有增多的趋势，而且往往已经出现感染性休克症状。除一律按照饱胃患者处理外，还应该按照感染性休克的患者对待。

#### 二、术中管理

对于胃肠道手术患者，采用全身麻醉和气管插管技术。对于某些短小手术（例如疝修补术），可以使用硬膜外麻醉。

对于择期手术患者，通常采用经口快速诱导技术。在插管之前，需要评估患者的饱胃状态，必要时放置胃管，在插管前进行吸引，减轻胃潴留程度。对于急诊胃肠道疾病患者，一律按照饱胃患者进行麻醉诱导。放置胃管，使用去极化肌肉松弛药，避免加压通气，环状软骨压迫等。如果此时仍然发生误吸，可在插管后进行气管内吸引，用少量生理盐水进行气管内冲洗，术后返 ICU 加强治疗，以便减少误吸相关的并发症。但是总体来说，如果一旦发生误吸，患者的预后往往不良，因此对急诊胃肠道手术患者必须提高警惕。

麻醉的维持可以采用吸入和静脉麻醉，但是如果患者循环不稳定，首选吸入麻醉药。对于存在胃肠道梗阻的患者，不得使用 $N_2O$。

由于胃肠道手术的术野往往较大，因此造成的液体丢失也多于其他手术。在术中进行液体管理时，除了一般补液量，还应该计算患者胃肠道术野的丢失量，但是一切液体复苏都应该以循环状态进行指导，例如中心静脉压、尿量及乳酸水平，不应该生搬计算公式。除了液体管理外，还应该定期进行血气检测，以评估电解质水平以及循环灌注状态，指导下一步治疗。

## 三、术后管理

危重患者、发生误吸的患者往往需要在 ICU 进行加强治疗，以便改善预后。

胃肠道手术患者的切口往往比较大，术后疼痛发生率高，因此建议对此类患者使用自控镇痛（PCA）。常用配方为吗啡，还可以选择舒芬太尼，具体剂量需要根据患者的一般情况来决定。不建议对这些患者使用非甾体抗炎药（NSAIDs）药物，避免胃肠道溃疡、出血等不良反应的发生。此类患者术后发生恶心、呕吐的概率较高，可嘱外科医师常规使用止吐药物。

## 四、常见胃肠道手术

1. 疝修补术

疝常见于老年患者以及既往有腹部手术史的患者。常用麻醉方法为硬膜外麻醉，对于存在硬膜外操作禁忌的患者，可以使用全身麻醉，此时首选喉罩通气。如果手术时间过长（病变复杂、外科医师技术不熟练等），气管内插管为安全的气道管理方式。如果选择全身麻醉，在患者苏醒期应该避免呛咳的发生，以防止补片的膨出。

2. 阑尾切除术

阑尾切除术一般采用硬膜外麻醉，穿刺间隙选择 $T_{11\sim12}$，或者 $T_{12}\sim L_1$，阻滞平面应该达到 $T_6$ 水平，以减轻探查过程中对内脏的牵拉所造成的疼痛。

3. 胆囊切除术

胆囊周围迷走神经分布密集，因此在胆囊周围操作时往往出现胆—心反射，引起心动过缓，严重者会引起血压下降，此时可以使用阿托品进行对抗。

4. 胃切除术

胃切除术包括胃的良、恶性病变。根治性胃癌切除术时间往往较长，因此液体的管理至关重要。除了一般的麻醉监测外，必要时需要建立有创监测（动脉监测、中心静脉监测）指导治疗，而且中心静脉还可以用于术后肠外营养及化疗。

5. 炎性肠病手术

炎性肠病多见于年轻患者，这类患者往往长期使用激素或者免疫抑制剂，因此在术前访视时应该重点了解这些药物的不良反应。炎性肠病患者体重往往低于标准体重，如果使用丙泊酚维持麻醉时，靶控输注（TCI）技术可能无法达到预期的麻醉深度，此时建议使用吸入药物维持麻醉。同时由于此类患者白蛋白水平往往偏低，因此会对相关药物（肌肉松弛药、镇痛药）的代谢产生影响，在麻醉过程中应该引起重视。

6. 肠道肿瘤切除术

肠道肿瘤切除术多采用开腹方式，但是也有一部分外科医师采用腹腔镜下肿瘤切除术（如 Dixon 或者 Miles 术式）。如果采用腹腔镜，需要注意气腹对患者呼吸、循环功能的影响，警惕皮下气肿等并发症的发生。

（袁炳林）

## 第二节　肝胆胰手术的麻醉

### 一、肝胆胰手术的麻醉特点

肝胆胰具有重要的生理功能，参与人体营养物质的消化、吸收、代谢；合成血浆蛋白和凝血因子；清除有毒物质和致病微生物；参与机体免疫功能；分泌多种激素，调节消化系统和全身生理功能。肝胆胰疾病必然导致相应的生理功能紊乱及全身营养状态恶化。为保证手术麻醉的安全性，减少术后并发症，麻醉前应根据患者病理生理改变以及伴随疾病的不同，积极调整治疗，以改善全身状况，提高对手术和麻醉的耐受性。

肝硬化食管胃底静脉曲张，可继发大出血。除表现呕血、便血外，胃肠道可潴留大量血液，失血量难以估计。麻醉前应根据血红蛋白浓度、血细胞比容、尿量、尿比重、血压、脉率、脉压、中心静脉压等指标评估体液状态，补充血容量和细胞外液量，并做好大量输血的准备。注意维持有效循环血量、保持血浆蛋白量、维护血液氧输送能力、补充凝血因子。此外，呕血还有被误吸的可能，一旦发生，可导致急性呼吸道梗阻、吸入性肺炎或肺不张等严重后果，麻醉时应采取有效的预防措施。

严重腹胀、大量腹腔积液、肝脏巨大肿瘤患者，当术中排出大量腹腔积液，搬动和摘除巨大肿瘤时，腹内压骤然下降易发生血流动力学及呼吸的明显变化。麻醉医师应依据病情做好防治，并避免缺氧、二氧化碳蓄积和休克。

胆道疾病多伴有感染、梗阻性黄疸和肝损害，麻醉时应注意肝肾功能的维护、出凝血异常及自主神经功能紊乱的防治。

腹腔内脏器官受交感神经和副交感神经双重支配，内脏牵拉反射与此类神经有密切关系。肝胆胰手术的椎管内麻醉要阻滞内脏神经交感神经支时，阻滞平面应达 $T_4 \sim L_1$，但迷走神经支不能被阻滞，牵拉内脏容易发生腹肌紧张、鼓肠、恶心、呕吐和膈肌抽动，不仅影响手术操作，而且易导致血流动力学剧变。为消除内脏牵拉反射，可辅用内脏神经局部麻醉药封闭或应用镇痛镇静药。良好的肌肉松弛也是腹部手术麻醉不可忽视的问题。

肝胆胰的急诊手术，如急性胆囊炎、化脓性胆管炎、胆汁性腹膜炎及肝破裂等，病情危重，麻醉前往往无充裕时间进行综合性治疗。麻醉医师应尽可能在术前短时间内对病情做出全面估计和准备，选择适合于患者的麻醉方法和麻醉前用药，以保证患者生命安全和手术顺利进行。

### 二、麻醉药对肝功能的影响

#### （一）吸入麻醉药

吸入麻醉药可影响肝脏血流（包括肝动脉和门静脉血流），而静脉麻醉药和阿片类药对其影响较小。许多测量技术被用来评估肝脏和门静脉血流，最常用的方法是血浆吲哚菁绿的清除率。大多数麻醉药可通过降低心排血量而减少门静脉血流（PBF），但是可增加肝动脉血流（HABF），虽然这不足以使肝总血流量（THBF）恢复正常。大多数研究的一致性结论是所有吸入麻醉药均可降低平均动脉压（MAP）和心排血量，其中氟烷和恩氟烷与异氟烷和七氟烷相比作用更明显，氟烷也降低肝脏氧输送和肝静脉血氧饱和度。吸入麻醉药还可通过降低心排血量、MAP 和肠系膜交感活性影响肝血管供给而不同程度地改变门静脉和肝动脉血管阻力。除了对血管的影响之外，在肝功能方面（如血清转氨酶水平），氟烷比异氟醚的影响大。

吸入麻醉药所致肝脏血流的改变部分是由自主调节机制介导以维持稳定的 THBF。这种生理适应过程称为肝动脉缓冲反应（HABR），在严重低血容量、大型腹部手术或是重度失血时机体通过增加 HABF 代偿 PBF 的降低，从而维持肝总血流量的稳定。氟烷可干扰这一反应，而七氟烷及异氟烷则维持 HABR。七氟烷还可进一步抑制肝动脉收缩从而能更加有效地维持 HABR。七氟烷在维持 HABF、肝氧输送和氧输送/消耗比方面与异氟烷作用相当甚至优于异氟烷。此外，研究证实暴露于异氟烷或地氟烷后常规肝功能检查结果无明显变化。

与健康志愿者和手术患者的研究不同的是，有关麻醉药对严重肝脏疾病患者肝功能影响的研究很少。少数研究表明地氟烷和异氟烷不会改变成年慢性肝病手术患者的围术期肝功能检查结果，与氯胺酮和氟烷相比，异氟烷可更有效地维持肝硬化大鼠的肝脏血流。鉴于氟烷对肝脏血流和肝功能的不利影响，严重肝脏疾病患者应避免使用氟烷。由于目前可替代的吸入麻醉药种类繁多以及氟烷使用的整体减少，上述问题已经成为历史。鉴于氟烷潜在的肝毒性，许多专家认为无论是在健康人还是严重肝功能不全患者中使用氟烷都是不合理的。

惰性气体氙气于 1951 年首次被提出具有麻醉特性。氙气具有非易燃易爆、低毒性、无致畸性，且血气分配系数低于所有吸入麻醉药（仅为 0.115），诱导起效快，恢复迅速，被认为是一种理想的吸入麻醉药。氙气对左心室功能、全身血管阻力及全身血压均无明显影响，其人体血流动力学特征类似于丙泊酚。人体研究发现与异氟烷比较，氙气可较少引起低血压且对左心室功能无影响。同时动物研究表明与静脉麻醉药相比，氙气可增加脑灌注，且对其他局部器官灌注如肝脏灌注无影响，不改变 HABF、不影响心输出量，因此理论上对THBF 无影响（不同于其他吸入麻醉药），且不影响肝功能检查结果。但是至今仍需更大规模的基于肝功能正常及异常患者的临床实验研究，来证实氙气在急慢性肝脏疾病患者中的使用安全性，而此种研究目前还难以实现。

总之，吸入麻醉药对肝脏血流和肝功能的影响较为复杂，不仅与麻醉药自身特性有关，同时也受患者其他相关因素的影响，如肝功能不全的严重程度、高龄、手术应激和腹部手术操作。但是七氟烷、地氟烷和异氟烷稳定肝脏血流的作用始终强于氟烷和恩氟烷。有关新型吸入麻醉药对严重肝脏疾病患者肝脏血流的影响有待于大规模的前瞻性研究。

## （二）静脉麻醉药

与吸入麻醉药相比，有关静脉麻醉药对肝功能影响的资料较少。早期研究表明依托咪酯和硫喷妥钠可通过增加肝动脉血管阻力、降低心排血量和血压来减少肝脏血流，氯胺酮即使在大剂量使用的情况下对肝脏血流的影响也很小。利用敏感放射标记微球技术检测动物器官血流，发现丙泊酚可增加肝动脉和门静脉循环而增加 THBF，表明丙泊酚具有显著的内脏血管舒张作用。在某些动物模型中，即使 MAP 降低 THBF 仍保持稳定，而另一些研究则发现

MAP 升高而平均肝脏血流反而降低，这提示了丙泊酚的种属特异性。与氟烷相比，丙泊酚更有利于保持内脏和肝脏的氧输送平衡。有限的临床和实验资料显示，当动脉血压稳定时，静脉麻醉药对肝脏血流仅存在轻微影响并且对术后肝功能无明显损害。

### （三）中枢神经阻滞剂

脊髓麻醉或硬膜外麻醉对肝脏血流和肝功能的影响并非一定由麻醉药物引起。早期人体研究显示，高位脊髓麻醉或硬膜外麻醉时肝脏血流降低，全身动脉血压也降低。其他动物研究发现高位硬膜外麻醉时 PBF 降低而 HABF 稳定，由此导致 THBF 降低。通过使用血管升压药物（如多巴胺或麻黄碱）来恢复 PBF 或是输液来维持正常动脉血压可逆转上述不利变化，并可维持肝脏血流的稳定。由此推断，低血压所致肝脏血流的降低继发于内脏血流的减少，因此导致 PBF 降低。

## 三、肝功能不全和肝胆疾病对麻醉药药代动力学的影响

肝脏疾病时由于蛋白结合力的改变，人血白蛋白及其他药物结合蛋白水平的降低，腹腔积液及全身水含量增加所致分布容积的改变，及肝细胞功能异常所致代谢减弱，均可显著影响药物代谢及药代动力学。此外，镇静药和阿片类药可增加严重肝脏疾病患者的此种影响，甚至诱发或加重肝性脑病。长期饮酒所致肝酶诱导作用的降低也可影响肝硬化患者使用药物的最终效果。

肝脏疾病对药物分布的影响不仅取决于药物的清除途径，也取决于肝功能不全的严重程度。肝脏药物清除率由诸多因素决定，包括肝脏血流、肝酶活性及效力、血浆蛋白结合率、胆汁淤积所致肝肠循环和肠内药物代谢的改变，及门体分流对部分药物的清除等。此外，肝脏疾病对药物清除的影响随肠内、肠外药物的不同而异。通常严重肝病会影响高摄取药物的代谢（如利多卡因和哌替啶），因为此时药物的清除主要依赖于肝脏血流或是门体分流。相反，低摄取药物如地西泮的代谢主要受蛋白结合力的影响，未结合药物得到清除；或是受肝脏内部清除力及代谢的影响，随肝细胞功能障碍的严重程度增加而降低。但是血浆蛋白降低导致游离药物比率的增加可减轻肝脏代谢水平的下降所致的影响，从而最终仅轻微改变药物的作用。另外游离药物比率的增加可使更多药物分布于组织间（并可潜在增加药物的分布容积），加上肝代谢水平的降低，可延长药物的半衰期。因此严重肝病患者的药代动力学十分复杂。

### （一）阿片类药物

严重肝硬化患者吗啡代谢明显降低，导致其消除半衰期延长，口服吗啡的生物利用度增加，血浆蛋白结合率下降，镇静及呼吸抑制作用增强。虽然肝外代谢途径可能有助于肝硬化患者吗啡的清除，但给药时间间隔仍需延长 1.5~2.0 倍，口服给药剂量需减少。同样哌替啶的清除率也降低 50%，半衰期延长一倍。此外，由于对去甲哌替啶清除率的下降，其蓄积作用可使严重肝脏疾病患者出现神经毒性反应。

芬太尼是一种高脂溶性的合成阿片类药物，因其快速再分布特性，单次静脉给药作用时间短暂，反复或持续给药可出现蓄积导致作用时间延长。由于芬太尼主要通过肝脏代谢，严重肝病患者的清除时间将延长。

舒芬太尼是一种作用更强的合成阿片类药物，同样主要在肝脏代谢且可与蛋白高度结

合。虽然持续给药和蛋白结合率的降低对舒芬太尼的影响与芬太尼类似，肝硬化患者单次给药的药代动力学却无明显变化。

阿芬太尼是一种短效阿片类药物，其作用较芬太尼弱，同样主要经由肝脏代谢且蛋白结合率高。但是与芬太尼和舒芬太尼不同的是，阿芬太尼在肝硬化患者体内的半衰期几乎延长一倍，且体内游离比率更高，由此可延长作用时间、增强药物效果。

瑞芬太尼是一种具有酯链结构的合成阿片类药物，可被血液及组织中的酯酶快速水解，具有高清除率、快速清除的特点，其恢复时间几乎与使用剂量和给药持续时间无关，清除不受肝功能不全的影响。研究表明，严重肝脏疾病患者或是肝移植患者的瑞芬太尼清除也不受影响。

## （二）镇静催眠药物

硫喷妥钠的肝脏摄取率低，因此在肝脏疾病患者体内的代谢和清除将受到显著影响。但是肝硬化患者硫喷妥钠的清除半衰期无明显改变，可能与其体内分布容积广泛有关，因此这些患者使用标准剂量硫喷妥钠的作用时间不会延长。相反，其他高脂溶性静脉麻醉药（包括美索比妥、氯胺酮、依托咪酯和丙泊酚等）经肝脏代谢，肝脏摄取率高，因此在严重肝病患者体内清除率将会降低。尽管具有上述药代动力学特性，但因分布容积的增加可延长半衰期并影响恢复时间，依托咪酯在肝硬化患者体内的清除率无改变。美索比妥和丙泊酚无论是单次给药或持续输注，在肝硬化人群的清除动力学特征类似于普通人群，但是肝硬化患者丙泊酚的间断性给药可使其平均临床恢复时间延长。终末期肝脏疾病患者对咪达唑仑的清除率下降导致其半衰期延长。鉴于蛋白结合率的降低及游离比率的增加，可以预测严重肝脏疾病患者使用咪达唑仑可延长其作用持续时间并增强镇静效果，尤其在大剂量使用或长期输注的情况下。类似的变化同样见于地西泮。

右旋美托咪定是一种具有镇静和镇痛作用的 $\alpha_2$ 肾上腺素能受体激动剂，主要经肝脏代谢，肾脏清除率低。通常与肝功能正常的患者相比，不同程度肝功能衰竭患者对右旋美托咪定的清除率降低、半衰期延长且脑电双频谱指数降低。因此严重肝功能不全患者使用右旋美托咪定应调整剂量。肾功能障碍患者使用右旋美托咪定后，虽然药代动力学无改变，但由于蛋白结合率的改变而导致镇静作用时间延长。肝功能不全患者同样会因蛋白结合率的改变而延长镇静作用时间。

总之，尽管肝硬化患者绝大多数静脉麻醉药的代谢均受到影响，其对镇静镇痛药物药代动力学的影响却很小。鉴于严重肝脏疾病患者使用地西泮后临床作用增强和持续时间延长，无论在手术室还是加强监护病房，出现药物蓄积、作用时间延长及肝性脑病发生的风险增加，故反复或长期用药时需十分谨慎。

## （三）神经肌肉阻滞剂

有关肝硬化对肌肉松弛药药代动力学和药效动力学的研究较为广泛。甾类肌肉松弛药维库溴铵主要经肝脏清除，肝硬化患者对其清除率降低，消除半衰期延长，肌肉松弛作用延长。酒精性肝脏疾病对维库溴铵的影响不明确，其清除率和消除半衰期无明显改变。罗库溴铵起效较维库溴铵快，经肝脏代谢和清除，肝功能不全可使其分布容积增加，消除半衰期和肌颤搐恢复时间延长，虽然首次给药后神经肌肉功能恢复不受肝脏疾病影响，但严重肝功能不全时首次大剂量或反复多次给药可显著延长罗库溴铵作用时间。

肝硬化患者药物分布容积增加，同样使泮库溴铵消除半衰期延长。非器官依赖代谢性肌肉松弛药如阿曲库铵（非特异性酯酶水解）和顺式阿曲库铵（Hofmann 清除）在终末期肝脏疾病患者的消除半衰期和临床作用时间与正常患者类似。阿曲库铵与顺式阿曲库铵的共同代谢产物 N- 甲基罂粟碱主要经肝脏清除。尽管其在肝移植患者体内的浓度增加，临床相关的神经毒性反应并未见报道。唯一通过血浆胆碱酯酶清除的米库氯铵在肝硬化患者体内的代谢也有改变。与肝功能正常患者相比，肝功能衰竭患者使用米库氯铵可致肌颤搐恢复时间显著延长，清除半衰期延长以及体内残留时间延长。上述变化与肝硬化患者体内血浆胆碱酯酶活性降低相关。胆碱酯酶活性的降低导致米库氯铵清除减少。严重肝脏疾病患者使用米库氯铵时需调整输注速度。与米库氯铵类似，严重肝脏疾病患者由于血浆胆碱酯酶水平下降，琥珀酰胆碱的作用时间也延长。

总之，肝硬化及其他严重肝脏疾病显著降低维库溴铵、罗库溴铵和米库氯铵的清除率，延长神经肌肉阻滞剂的作用时间，尤其是在反复使用或长期输注的情况下。阿曲库铵和顺式阿曲库铵的清除不依赖肝脏，因此在终末期肝脏疾病患者使用时无须调整剂量。

## 四、肝胆术后并发症的危险因素

接受肝脏和非肝脏手术患者术后肝功能不全或肝功能衰竭的术前危险因素仍不明确，目前仍缺乏前瞻性研究，此类患者术后肝功能不全相关危险因素的评估主要考虑以下因素。①无症状的术前肝酶检查结果升高，此时应详细询问病史，仔细行体格检查，并进行重复和深入的实验室检查以进一步明确诊断。②急性肝炎、肝脂肪变性、慢性肝炎和肝硬化，目前公认急性肝炎（无论是病毒性、酒精性还是药物性）是择期手术后患者肝功能衰竭和死亡的危险因素，择期手术均应推迟至肝细胞功能不全缓解；慢性肝炎对麻醉和手术造成的风险程度主要取决于肝脏合成功能障碍的严重程度，若手术不可避免，围术期应谨慎处理，维持肝脏灌注，避免诱发肝功能衰竭和肝性脑病的危险因素。目前肝硬化仍被认为是接受非肝脏手术患者的主要危险因素。③潜在诱发术后肝功能不全的手术类型，肝叶切除术是导致术前肝功能不全患者肝功能衰竭的公认危险因素之一。大多数肝癌患者存在慢性肝炎或肝硬化引起的肝功能不全，由于这些患者肝脏储备能力的降低而不得不减少切除的肝组织，从而避免损伤活性肝组织及导致肝功能衰竭，后者是术后死亡的最常见原因。由于门静脉高压、凝血功能异常及既往腹部手术造成的血管高度粘连等因素，接受肝癌肝叶切除术的肝硬化患者围术期出血较常见。此类患者术前行吲哚菁绿 15 分钟滞留试验或直接肝静脉压力梯度测定有助于判断预后。

## 五、肝胆胰手术的麻醉方法

1. 全身麻醉

是最常用的方法。优点：良好的气道保护，可维持充分通气，麻醉诱导迅速，麻醉深度和持续时间可控。缺点：气道反射消失，诱导及苏醒期反流误吸的风险增加，血流动力学干扰大。

2. 区域麻醉

包括硬膜外麻醉、神经阻滞麻醉。优点：患者保持清醒可交流，保留气道反射，交感神经阻滞使肠道供血增加，肌肉松弛良好，减少全身麻醉药物对肝脏的影响，在无低血压情况下对肝脏无明显影响，可通过保留硬膜外导管提供良好的术后镇痛。缺点：局部麻醉药中毒的风险，需要患者的合作，阻滞失败可能需要改行全身麻醉，出凝血功能异常或穿刺部位有感染者禁用，高平面胸段硬膜外阻滞可能影响肺功能。单纯腹腔神经丛阻滞不完全阻断上腹部感觉，患者常不能忍受牵拉内脏。

3. 全身麻醉复合硬膜外麻醉

全身麻醉复合硬膜外麻醉可取两者优点。优点：硬膜外麻醉的使用可以产生良好的镇痛及肌肉松弛作用，减少全身麻醉药用量，从而减轻全身麻醉药对肝脏的影响和心肌抑制作用，缩短苏醒时间，降低术后恶心发生率，减少术后呼吸系统并发症，改善术后早期肺功能，且便于术后镇痛，有利患者恢复。缺点：术中低血压时需与其他原因鉴别诊断，硬膜外穿刺给予试验量等延长了手术等待时间。

# 六、常见肝胆胰手术的麻醉

## （一）肝硬化门静脉高压症手术的麻醉

肝硬化后期有 5% ~10% 的患者要经历手术治疗，主要目的是预防和控制食管胃底曲张静脉破裂出血，以及进行肝移植。肝脏是体内最大的器官，有着极其复杂的生理生化功能，肝硬化患者肝功能障碍的病理生理变化是全身性和多方面的。因此麻醉前除需了解肝功能的损害程度并对肝储备功能充分评估和有针对性地术前准备外，还要了解肝功能障碍时麻醉药物体内过程的改变，以及麻醉药物和麻醉操作对肝功能的影响。

1. 门静脉高压症主要病理生理特点

门静脉系统是腹腔脏器与肝脏毛细血管网之间的静脉系统。当门静静脉的压力因各种病因而高于 2.394 kPa（25 cmH$_2$O）时，可表现一系列临床症状，统称门静脉高压症。其主要病理生理改变为：①肝硬化及肝损害；②高动力型血流动力学改变，容量负荷及心脏负荷增加，动静脉血氧分压差降低，肺内动静脉短路和门—肺静脉分流；③出凝血功能改变，有出血倾向和凝血障碍，原因为纤维蛋白原缺乏、血小板减少、凝血因子时间延长、第V凝血因子缺乏、血浆纤溶蛋白活性增强；④低蛋白血症，腹腔积液，电解质紊乱，水钠潴留，低钾血症；⑤脾功能亢进；⑥氮质血症，少尿，稀释性低钠、代谢性酸中毒和肝肾综合征。

2. 术前肝功能评估

肝功能十分复杂，肝功能实验检查也比较多，但仍不能反映全部肝功能。目前认为血浆蛋白特别是白蛋白含量及胆红素是比较敏感的指标，一般采用这两种试验，并结合临床表现，作为术前评估肝损害的程度指标。

3. 麻醉前准备

门静脉高压症多有程度不同的肝损害。肝脏为三大代谢和多种药物代谢、解毒的器官，麻醉前应重点针对其主要病理生理改变，做好改善肝功能、出血倾向及全身状态的准备。

（1）增加肝糖原，修复肝功能，减少蛋白分解代谢。给予高糖、高热量、适量蛋白质及低脂肪饮食，必要时可静脉滴注葡萄糖胰岛素溶液。对无肝性脑病者可静脉滴注相当于 0.18 g/（kg·d）蛋白的合成氨基酸，脂肪应限制在 50 g/d 以内。为改善肝细胞功能，还需用多种维生素，如每日 B 族维生素，4 mg 肌内注射；维生素 B$_6$ 50 ~100 mg；维生素 B$_{12}$ 50~100 μg；维生素 C 3 g 静脉滴入。

（2）纠正凝血功能异常。有出血倾向者可给予维生素 K 等止血药，以纠正出凝血时间和凝血因子时间。如为肝细胞合成第 V 凝血因子功能低下所致，麻醉前应输注新鲜血或血浆。

（3）腹腔积液直接反映肝功能损害的严重程度，大量腹腔积液还直接影响呼吸、循环和肾功能，应在纠正低蛋白血症的基础上，采用利尿、补钾措施，并限制入水量。有大量腹腔积液的患者，麻醉前应少量多次放出腹腔积液，并输注新鲜血或血浆，但禁忌一次大量放出腹腔积液（一般不超过 3 000 毫升/次），以防发生休克或肝性脑病。

（4）纠正低蛋白血症。如总蛋白 <45 g/L，白蛋白 <25 g/L 或白/球蛋白比例倒置，术前给予适量血浆或白蛋白。

（5）纠正水电解质及酸碱平衡紊乱。

（6）抗生素治疗。术前 1~2 天应用抗生素，抑制肠道细菌，减少术后感染。

4. 麻醉选择与处理

主要原则是应用最小有效剂量，维持 MAP，保护肝脏的自动调节能力，避免加重肝细胞损害。

（1）麻醉前用药：镇静镇痛药均在肝内代谢，门静脉高压症时分解代谢延迟，可导致药效增强、作用时间延长，故应减量或避用。对个别情况差或肝性脑病前期的患者，可无须麻醉前用药或者仅给予阿托品或东莨菪碱即可。大量应用阿托品或东莨菪碱可使肝血流量减少，一般剂量时则无影响。

（2）术中管理：重点在于维持血流动力学稳定，维持良好的肝血流灌注以保持肝氧供/耗比正常，保护支持肝脏的代谢，避免低血压、低氧、低碳酸血症对肝脏的缺血性损害。对于肝胆系统疾病的患者，全身麻醉行序贯快速诱导十分必要。因为肝硬化进展期患者腹腔积液存在和腹内压增加及胃肠运动减弱均使误吸危险增加。

经鼻或经口置入胃管对于食管静脉曲张患者必须小心操作，以免引起曲张静脉出血。有的临床研究认为食管静脉曲张麻醉的患者下胃管后并未增加出血并发症，如果胃管对于胃内减压或经胃管给药确实必要，则应该是可行的。

（3）术中监测：包括监测动脉压、中心静脉压、肺动脉压、$SaPO_2$、尿量、血气分析等。维持良好通气，防止低氧血症，肝硬化患者存在不同程度动脉氧饱和度下降，主要由于肺内分流，腹腔积液引起低位肺区通气血流比例失调。

动脉直接测压有利于肝功能不良患者血压监测和抽取血标本。建立中心静脉通路既可测定中心静脉压，又可用于给药。而肺动脉置入漂浮导管可考虑针对肝功能严重受损的患者，因其病理生理学类似脓毒血症状态，血管张力低下致体循环压力降低和高动力性循环。肺动脉置管有利于确定低血压原因，指导容量替代治疗和血管活性药物支持治疗。此外，肺动脉置管对于并发急性胆囊炎和急性胰腺炎的危重患者也是有用的。而进行经食管超声心动图监测，对于凝血功能异常和食管静脉曲张患者应列为禁忌。有创监测也有利于术后 ICU 监测和治疗（如治疗低血容量、脓毒症导致的呼吸衰竭、肾功能衰竭或肝肾综合征及凝血病等）。

术中还应进行生化检查（包括血糖、血钙、血细胞比容、PT、PTT、血小板计数、纤维蛋白原、D-二聚体等），当长时间手术、大量失血或怀疑 DIC 时更为必要。体温监测和保温对于肝脏疾病患者也很重要，因为低温可损害凝血功能。

（4）术中输液及输血的管理：术中可输注晶体液、胶体液和血液制品。输注速度要根据尿量、中心静脉压及肺动脉楔压监测来调节。肝硬化患者可并发低血糖症，特别是酒精中毒性肝硬化者术中根据血糖变化输注葡萄糖注射液。此外肝功能不全患者对枸橼酸代谢能力下降，大量快速输血时易发生枸橼酸中毒，术中应监测钙离子浓度，适当补充氯化钙或葡萄糖酸钙。大量输血还会加重凝血功能的改变，需要加以监测。

5. 术后管理

加强生理功能监测，维持重要器官功能正常；预防感染；静脉营养；保肝治疗，防止术后肝功能衰竭。

## （二）经颈静脉肝内门体分流术（TIPS）的麻醉

TIPS 是一种经皮建立肝内门静脉循环和体循环连接的手术，常用于治疗终末期肝脏疾病。TIPS 可降低门静脉压，减少门静脉高压引起的并发症，如静脉曲张破裂出血和顽固性腹腔积液。通过肝内放置可扩张血管支架来实现 PBF 向肝静脉的分流。

虽然大多数患者仅需镇静就可完成 TIPS，但是由于手术时间延长，肝硬化患者腹腔积液所致肺功能障碍和肝肺综合征引发低氧血症在镇静后潜在的呼吸抑制作用，及误吸的可能，一些医生在择期手术患者倾向于选择全身麻醉。除了麻醉方式的选择外，术前补充足够的血容量也是必须的，特别是在伴有静脉曲张破裂出血的患者。此外接受 TIPS 手术的肝硬化患者常伴有严重凝血功能紊乱而需术前治疗。

TIPS 手术过程中可出现一些并发症，需要麻醉医师干预治疗。在血管穿刺过程中可出现气胸和颈静脉损伤。超声引导下的颈静脉穿刺可降低上述并发症的出现。此外心导管插入过程中可因机械性刺激诱发心律失常。在肝动脉穿刺时由于肝包膜的撕裂或肝外门静脉穿刺可引起大出血，麻醉医师要做好急性、危及生命大出血的急救准备。

## （三）肝叶切除术的麻醉

肝叶切除患者的术前准备涉及手术风险评估，主要通过 CTP 分级或终末期肝脏疾病模型（MELD）评分来进行。上消化道内镜检查、CT 扫描和（或）MRI 常用于发现食管静脉曲张。严重血小板减少或严重静脉曲张是围术期主要风险因素，因此只有在上述情况处理后方可行手术治疗。若患者存在明显贫血和凝血功能紊乱，术前也应纠正。有关麻醉药物和剂量的选择，应当结合患者基础肝功能不全的程度及肝叶切除所致术后可能存在的肝功能不全的程度来决定。

尽管目前公认肝叶切除术中存在大出血风险，且术中应当严密监测以及建立快速输血通道，但是在肝叶切除术中的整体液体管理仍存在争议。一些医疗中心认为在手术早期应当充分给予液体和血液制品，以增加血管容量，从而对突发性失血起缓冲作用，而其他医疗中心则支持在手术过程中维持较低中心静脉压以最大限度地减少肝固有静脉、肝总静脉及其他腔静脉的血液丢失，上述血管常是术中最易出血的部位。此外适度的头低足高位可降低肝内静脉压，该体位可维持抑或增加心脏前负荷和心排血量，并可降低断裂肝静脉出现空气栓塞的风险。对于术前无肾功能障碍的患者，术中采用后一种补液方法对术后肾功能并无明显影响。

尽管肝叶切除患者的术后管理与其他腹部手术患者的术后管理类似，但是仍需注意以下问题：静脉给予的液体中应当补充钠、钾磷酸盐，以避免严重的低磷酸血症并有助于肝脏再生；由于经肝脏代谢药物清除率的降低，术后镇痛药物和剂量的选择非常重要。

## （四）胆囊、胆管疾病手术的麻醉

1. 麻醉前准备

（1）术前评估心、肺、肝、肾功能。对并存疾病特别是高血压、冠心病、肺部感染、肝功能损害、糖尿病等应给予全面的内科治疗。

（2）胆囊、胆管疾病多伴有感染，胆管梗阻多有阻塞性黄疸及肝功能损害，麻醉前要给予消炎、利胆和保肝治疗，术中术后应加强肝肾功能维护，预防肝肾综合征的发生。阻塞性黄疸可导致胆盐、胆固醇代谢异常，维生素 K 吸收障碍，致使维生素 K 参与合成的凝血因子减少，发生出凝血异常，凝血因子时间延长。麻醉前应给维生素 K 治疗，使凝血因子时间恢复正常。

（3）阻塞性黄疸的患者，自主神经功能失调，表现为迷走神经张力增高，心动过缓，麻醉手术时更易发生心律失常和低血压，麻醉前应常规给予阿托品。

（4）胆囊、胆管疾病患者常有水电解质、酸碱平衡紊乱，营养不良、贫血、低蛋白血症等继发性病理生理改变，麻醉前均应做全面纠正。

2. 开腹胆囊、胆管手术的麻醉选择及处理

可选择全身麻醉、硬膜外麻醉或全身麻醉加硬膜外麻醉。硬膜外麻醉可经 $T_{8~9}$ 或 $T_{9~10}$ 间隙穿刺，向头侧置管，阻滞平面控制在 $T_{4~12}$。胆囊、胆管部位迷走神经分布密集，且有膈神经分支参与，在游离胆囊床、胆囊颈和探查胆总管时，可发生胆—心反射和迷走—迷走反射。患者不仅出现牵拉痛，而且可引起心率下降、反射性冠状动脉痉挛、心肌缺血导致心律失常、血压下降。应采取预防措施，如局部内脏神经阻滞，静脉应用哌替啶及阿托品或依诺伐等。吗啡、芬太尼可引起胆总管括约肌和十二指肠乳头部痉挛，而促使胆管内压力升高，持续 15~30 分钟，且不能被阿托品解除，故麻醉前应禁用。阿托品可使胆囊、胆总管括约肌松弛，麻醉前可使用。胆道手术可促使纤维蛋白溶酶活性增强，纤维蛋白溶解而发生异常出血。术中应观察出凝血变化，遇有异常渗血，应及时检查纤维蛋白原、血小板，并给予抗纤溶药物或凝血因子 I 处理。

胆管结石分为原发性胆管结石和继发性胆管结石。原发性胆管结石指在胆管内形成的结石，主要为胆色素结石或混合性结石。继发性胆管结石是指结石为胆囊结石排至胆总管者，主要为胆固醇结石。根据结石所在部位分为肝外胆管结石和肝内胆管结石。肝外胆管结石多位于胆总管下端，肝内胆管结石可广泛分布于两叶肝内胆管。肝外胆管结石治疗以手术为主，围术期抗生素治疗，纠正水、电解质及酸碱平衡紊乱，对黄疸和凝血功能障碍者加用维生素 K。

阻塞性黄疸常伴肝功能损害，全身麻醉应禁用对肝肾功能有损害的药物，如氟烷、甲氧氟烷、大剂量吗啡等。恩氟烷、异氟烷、七氟烷或地氟烷也有一过性肝功能损害的报道。麻醉手术中因凝血因子合成障碍，毛细血管脆性增加，也促使术中渗血增多。但研究表明，不同麻醉方法对肝功能正常与异常患者凝血因子的影响，未见明显变化。

3. 腹腔镜手术的麻醉处理

随着腹腔镜技术的提高，腹腔镜下肝胆胰手术逐渐增多。特别是腹腔镜下胆囊切除术，由于术后疼痛轻、损伤小、恢复快，几乎可取代开腹胆囊切除术，但有 5% 患者因为炎症粘连、解剖结构不清需改为开腹手术。

腹腔镜手术麻醉所遇到的主要问题是人工气腹和特殊体位对患者生理功能的影响。二氧

化碳气腹是目前腹腔镜手术人工气腹的常规方法。

（1）二氧化碳气腹对呼吸、循环的影响。

1）对呼吸的影响：主要包括呼吸动力学改变、肺循环功能影响及二氧化碳吸收导致的呼吸性酸中毒等。

通气功能改变：人工气腹造成腹内压升高，引起膈肌上移，可减小胸肺顺应性和功能残气量，同时由于气道压力升高引起通气及血流分布异常。

$PaCO_2$ 上升：二氧化碳气腹使二氧化碳经过腹膜吸收及胸肺顺应性下降，导致肺泡通气量下降均可引起 $PaCO_2$ 升高。$PaCO_2$ 升高引起酸中毒，对组织器官功能有一定影响，但人工气腹所致 $PaCO_2$ 升高一般可通过增加肺泡通气量消除。

2）对循环的影响：主要表现为心排血量下降、高血压、体循环和肺循环血管张力升高，其影响程度与气腹压力高低有关。

（2）术前评估：腹腔镜手术患者的术前评估主要是判断患者对人工气腹的耐受性。一般情况好的患者能够较好地耐受人工气腹和特殊体位变化，而危重患者对于由此而引起的呼吸和循环干扰的耐受能力则比较差。心脏病患者应考虑腹内压增高和体位要求对于血流动力学的影响，一般对缺血性心脏病的影响程度比对充血性或瓣膜性心脏病轻。相对禁忌证包括颅内压升高、低血容量、脑室腹腔分流术后等。

（3）麻醉选择：腹腔镜胆囊手术选用气管内插管控制呼吸的全身麻醉最为安全。近年来，谨慎选用喉罩通气，特别是双管喉罩代替气管插管进行气道管理，使全身麻醉苏醒期质量得到提高。麻醉诱导和维持原则与一般全身麻醉相同，可选用静脉麻醉药物、吸入麻醉药物或静吸复合麻醉药物维持麻醉。异丙酚因其快速苏醒，术后不良反应较少，是静脉麻醉药的首选。异氟烷具有扩血管作用，可拮抗气腹引起的外周阻力升高，对腹腔镜胆囊切除术更为有利。应用肌肉松弛药控制通气，可改善二氧化碳气腹对呼吸功能的影响，使 $PaCO_2$ 维持在正常范围。麻醉中应用阿片类镇痛药目前仍有争议。原因是阿片类药物可引起 Oddi 括约肌痉挛，继发胆总管内压升高。但是阿片类药物引起的 Oddi 括约肌痉挛发生率很低（<3%），而且这种作用可被纳洛酮拮抗，因此目前并未影响阿片类镇痛药物的应用。

（4）术中监测：术中监测主要包括动脉压、心率、心电图、$SpO_2$、呼气末 $CO_2$ 监测，对心血管功能不稳定者，术中可监测中心静脉压和肺动脉压。必要时行血气分析，及时发现生理功能紊乱并予以纠正。

（5）术后处理：腹腔镜手术对循环的干扰可持续至术后，因此术后应常规吸氧，加强循环功能监测。此类手术术后恶心、呕吐发生率较高，应积极预防和治疗。

4. 麻醉后注意事项

（1）术后应密切监测，持续鼻管吸氧，直至病情稳定。按时检查血红蛋白、血细胞比容及电解质、动脉血气分析，根据检查结果调整治疗。

（2）术后继续保肝、保肾治疗，预防肝肾综合征。

（3）对老年人、肥胖患者及并存气管、肺部疾病者，应防治肺部并发症。

（4）胆总管引流的患者，应计算每日胆汁引流量，注意水、电解质补充及酸碱平衡维持。

（5）危重患者和感染中毒性休克未脱离危险期者，麻醉后应送术后恢复室或 ICU 进行严密监护治疗，直至脱离危险。

#### （五）胰岛素瘤手术的麻醉

胰岛素瘤是因胰腺 B 细胞瘤或增生造成的胰岛素分泌过多，引起以低血糖为主的一系列临床症状。一般胰岛素瘤体积较小，多为单发无功能性，也可能是多发性内分泌腺瘤病（MEN）的一部分。

1. 病理生理

胰岛素瘤以良性腺瘤最为常见，其次为增生，癌和胰岛母细胞瘤少见。位于胰腺外的异位胰岛素瘤发生率不到胰岛素瘤的 1%，多见于胃、肝门、十二指肠、胆总管、肠系膜和大网膜等部位。胰岛素瘤也可能是 MEN-1 型的一部分，后者除胰岛素瘤外，尚可伴有垂体肿瘤、甲状旁腺肿瘤或增生。胰岛素瘤的胰岛素分泌不受低血糖抑制。

2. 临床特点

中年男性多见，可有家族史，病情呈进行性加重。其临床表现为低血糖症状（如头晕、眼花、心悸、出汗），此类患者神经精神异常极为常见，甚至出现麻痹性痴呆、中风、昏迷。禁食、运动、劳累、精神刺激等可促使其发作。临床上多有 Whipple 三联征：即空腹发病，发病时血糖低于 2.2 mmol/L，静脉注射葡萄糖注射液立即见效。空腹血糖常常低于 2.8 mmol/L。

3. 麻醉前准备

对于术前明确诊断的患者，术前准备主要目的是预防低血糖的发生，可采取下列措施。

（1）内科治疗包括少量多餐和夜间加餐，以减少低血糖症的发生。也可选择二氮嗪、苯妥英钠、生长抑素、糖皮质激素治疗。

（2）术前可用二氮嗪准备，剂量为每日 200～600 mg，术中可继续使用二氮嗪以减少低血糖发生的可能性。

（3）术前禁食期间，根据患者平时低血糖发作情况，必要时补充葡萄糖，以免发生严重低血糖。但应在手术 2～3 小时前补充葡萄糖，用量不宜过大，以免影响术中血糖检测结果。

（4）急性低血糖的处理同前，快速补充葡萄糖以控制或缓解低血糖症状。低血糖发作时，轻者可口服适量的葡萄糖水，重者需静脉输注 50% 葡萄糖注射液 40～100 mL，必要时可重复，直至症状得到缓解。

4. 手术麻醉特点

手术切除是胰岛素瘤的根治方法。胰腺位于上腹深部，加之胰岛素瘤较小不易寻找，麻醉方式应能满足手术切除及探查等操作的需要，维持适当的麻醉深度和良好肌肉松弛程度。全身麻醉及硬膜外麻醉均可用于此类患者。肿瘤定位困难或异位肿瘤需行开腹探查者以选择全身麻醉为宜。应选择对血糖影响小的药物，并且在全身麻醉期间注意鉴别低血糖昏迷。对于精神紧张、肥胖、肿瘤多发或定位不明确的患者全身麻醉更为合适。硬膜外麻醉可满足手术要求，对血糖影响小，保持患者清醒可评价其神志改变，但硬膜外麻醉必须充分，否则可因手术刺激引起反射性血压下降、恶心呕吐，同时应控制麻醉平面，以免造成呼吸抑制、血压下降。

5. 术中血糖监测和管理

胰岛素瘤切除术中应监测血糖变化，其目的是及时发现处理肿瘤时的低血糖和肿瘤切除后的高血糖，以及判断肿瘤是否完全切除。

（1）一般认为肿瘤切除后血糖升高至术前 2 倍或切除后 1 小时内上升至 5.6 mmol/L，

即可认为完全切除。

（2）肿瘤切除后 1 小时内血糖无明显升高者，应怀疑有残留肿瘤组织存在，应进一步探查切除残留的肿瘤组织。

（3）术中应避免外源性葡萄糖引起的血糖波动，以免不能准确反映肿瘤切除与否。

（4）为防止低血糖的发生，术中应间断测定血糖水平，根据测定结果输注少量葡萄糖，应维持血糖在 3.3 mmol/L 以上，肿瘤切除后如出现高血糖，可使用小量胰岛素控制。

（5）保持足够的通气量，维持正常的 $PaO_2$ 和 $PaCO_2$，避免过度通气出现继发性脑血流减少，减轻因低血糖造成的脑组织缺氧性损害。

### （六）急性坏死性胰腺炎手术的麻醉

循环呼吸功能稳定者，可选用连续硬膜外麻醉。已发生休克经综合治疗无效者，应选择全身麻醉。麻醉中应针对病理生理特点进行处理。①因呕吐、肠麻痹、出血、体液外渗往往并存严重血容量不足，水、电解质紊乱，应加以纠正。②胰腺酶可将脂肪分解成脂肪酸，与血中钙离子起皂化作用，因此患者可发生低钙血症，需加以治疗。③胰腺在缺血、缺氧情况下可分泌心肌抑制因子（如低分子肽类物质），抑制心肌收缩，甚至发生循环衰竭，应注意防治。④胰腺炎继发腹膜炎，致使大量蛋白液渗入腹腔，不仅影响膈肌活动，而且使血浆渗透压降低，容易诱发肺间质水肿，呼吸功能减退，甚至发生急性呼吸窘迫综合征（ARDS）。麻醉中应在血流动力学指标监测下，输入血浆代用品、血浆和全血以恢复有效循环血量，纠正电解质紊乱及低钙血症，同时给予激素和抗生素治疗。此外，应注意呼吸管理，维护肝功能，防治 ARDS 和肾功能不全。

（赵　越）

# 第七章

# 休克患者的麻醉

　　休克是指一种急性循环功能不全综合征。是由于机体有效循环血容量减少、心排血量不足或周围血液分布异常，致使组织灌注不良、细胞供氧不足、代谢异常，严重时可造成生命重要脏器的功能丧失甚至死亡。典型临床表现有血压下降、脉搏细弱、面色苍白、四肢厥冷、尿量减少、神志淡漠、昏迷等。一些重症休克患者需要立即进行手术，麻醉医师必须熟练掌握休克患者的麻醉处理原则。

## 第一节　休克的分类与治疗

### 一、休克的分类

　　有效循环血容量减少是多数休克发生的共同基础。血容量、心排血量和外周血管阻力是调节机体有效循环血容量的重要因素，三者中的任何一个因素受到影响，均可导致休克发生。目前临床上休克的分类并未完全统一，一般可以按休克的病因、休克发生的始动环节以及休克发生时的血流动力学特点等作如下分类。

　　（1）按休克的病因分类：一般将休克分为低血容量性休克、心源性休克、脓毒性休克、过敏性休克和神经源性休克。

　　（2）按休克发生的始动环节分类：一般将休克分为低血容量性休克、心源性休克和血管源性休克。

　　（3）按休克发生时血流动力学特点分类：一般将休克分为低排高阻型休克和高排低阻型休克，前者血液动力学特点是心排血量低而外周血管阻力高，后者血液动力学特点恰与前者相反。

　　随着病理生理过程的发展，进入休克后期往往多种类型休克并存。因此，对休克患者的处理应全面评价病情进展，按轻重缓急分别处理。以下仅就临床常见的五种类型的休克作简要介绍。

### （一）低血容量性休克

　　低血容量性休克是休克中最常见的一种类型。由于全血的丢失、血浆量的减少或者自由水的丢失，引起血管内有效循环血容量急剧减少，最终导致血压下降和微循环障碍。常见于外伤、消化性溃疡、食管曲张静脉破裂、妇产科疾病所引起的出血。血浆大量丢失也会引起与全血丢失症状相似的低血容量性休克，常见于大面积严重烧伤。此外，体液或电解质丢失也可导致低血容量性休克，如呕吐、腹泻、肠梗阻、腹膜炎、糖尿病酮症酸中毒引起的高渗性利尿等。

低血容量性休克早期处理以迅速查明病因并控制继续失血或失液，迅速恢复有效循环血容量为主，根据病情决定是否使用升压药。在保证充足静脉通路的前提下，做到"缺什么、补什么"。在有效控制失血、失液前，目前提倡"限制性液体复苏"策略。如休克时间较长，由于减压反射抑制，交感—肾上腺素系统过度兴奋，儿茶酚胺等各种缩血管物质分泌增加，外周血管过度收缩，微循环发生瘀血、缺氧，有效循环血容量更少，此时单靠输血补液不能纠正休克，必须进行综合性抗休克治疗。

## （二）心源性休克

心源性休克是由于各种严重心脏疾病引起的急性心功能衰竭所致，常见于大面积急性心肌梗死，还可见于弥漫性心肌炎、急性心包压塞、肺动脉栓塞、严重心律失常以及各种严重心脏病晚期。由于左心室不能泵出足够的血量维持最低限度的心排血量，导致全身微循环功能障碍，从而出现一系列以缺血、缺氧、代谢障碍及重要脏器损害为特征的病理生理表现。

心源性休克的处理原则包括补充血容量以维持理想的前负荷，适当使用正性肌力药和血管活性药，必要时应用主动脉内球囊反搏、心室辅助装置等，尽早行介入或手术治疗。

## （三）脓毒性休克

脓毒性休克可见于各种病原微生物感染引起的脓毒症。由于各种微生物的毒素各异，作用不尽相同，有的表现为高动力型（高排低阻型），有的表现为低动力型（低排高阻型）。开始阶段和轻型休克，常表现为高动力型；休克进一步发展和重型休克，则表现为低动力型。有人把高动力型休克看作是脓毒性休克发展过程的早期阶段。因为感染的存在，除有休克表现外，还有因感染而引起的其他损害，所以病情更加严重和复杂。

脓毒性休克的治疗首先强调病因治疗，即控制感染，同时给予液体复苏、正性肌力药和血管活性药，酌情联合应用重组人活化蛋白、细胞因子活性剂、强化胰岛素治疗和糖皮质激素治疗。

## （四）过敏性休克

过敏性休克是以 IgE 为介导的对变应原的全身性反应，大多数是典型的 I 型变态反应在全身多器官尤其是循环系统的表现。可见于对某些药物（如青霉素、奴夫卡因）和血清制剂过敏的人群。

过敏性休克发病非常迅速，必须早期识别，及时抢救。去除过敏原，吸氧输液，肾上腺素是一线用药，而糖皮质激素、抗组胺药物等是二线用药。血管升压素也有成功报道。如发生气道梗阻或高危患者，推荐早期行气管内插管。

## （五）神经源性休克

正常情况下，血管运动中枢不断发放冲动沿传出的交感缩血管纤维到达全身小血管，使其维持一定的张力。当血管运动中枢发生抑制或传出的交感缩血管纤维被阻断时，小血管将因张力的丧失而发生扩张，结果使外周血管阻力降低，大量血液淤积在微循环中，回心血量急剧减少，血压下降，引起神经源性休克。此类休克常发生于深度麻醉或强烈疼痛刺激后，此时血管运动中枢被抑制；或发生于脊髓高位麻醉或损伤时，此时交感神经传出径路被阻断。

此类休克的病理生理变化和发生机制比较简单，预后也较好，有时不经治疗即可自愈，有的则在应用缩血管药物后迅速好转，因为此类患者的微循环灌注并无急剧减少。

## 二、休克的治疗

休克的治疗强调早期诊断和干预，必须在去除病因的前提下采取紧急的综合性治疗措施，支持生命器官的微循环灌注，防止细胞损害。对休克患者的理想化处理是在休克症状尚未充分发展前就实施干预，力求避免休克发展到晚期难以逆转的地步。临床麻醉工作中，麻醉医师第一时间接触到的患者多数已经出现明显临床症状，如烦躁不安、心率加快、血压降低、皮肤湿冷、尿量减少。麻醉医师的首要任务是尽可能准确地判断病情，按病情变化随时调整用药以及其他治疗措施，力争取得最好的治疗效果。

### （一）紧急处理

置患者于平卧位，下肢略抬高，以利于静脉回流。如有呼吸困难可将头部和躯干抬高$20° \sim 30°$，以利于呼吸。尽量避免采用头低足高位，以防腹腔内脏器压迫膈肌影响呼吸。患者头偏向一侧，以防呕吐物或分泌物误吸入呼吸道。尽可能保持呼吸道通畅，尤其是休克伴意识障碍者。无自主呼吸时，立即置入气管导管或喉罩，困难气道者行紧急气管切开。有条件时给予吸氧。休克患者，单纯提高氧输送可能难以维持氧供和氧耗之间的平衡，因此应尽量减少患者的氧耗量。机械通气、镇静、镇痛既可以减少呼吸作功，又能降低呼吸肌耗氧。

体温过低的患者注意保暖。低温会降低乳酸和枸橼酸代谢，加重酸碱平衡紊乱和凝血功能障碍，影响心功能。但伴发高热的脓毒性休克患者应给予降温。也有些患者由于炎症反应和抗胆碱能药物的作用，术中体温升高，应给予物理或化学降温。

开放外周静脉或中心静脉，用于输血输液和用药。病情严重者考虑置入右心漂浮导管，以利于观察心肺功能和指导补液等治疗措施。

实施必要的初步治疗。创伤骨折所致的休克给予止痛、骨折固定；烦躁不安者可给予适当的镇静剂；存在活动性出血时行加压包扎等简单止血措施，同时积极准备手术，尤其是体腔内大出血者，应尽早安排手术治疗。

### （二）液体复苏

对于休克患者，保持循环稳定的最佳治疗措施是液体复苏，其初期目标是保证足够的组织灌注。一旦临床诊断休克，应尽快实施液体复苏。

液体复苏并不等同于持续输入液体。液体复苏是指早期容量扩充，并要严密监测患者的反应。在这个阶段要在短时间内输入大量液体，同时严密监测患者的反应以防止发生肺水肿。可疑低血容量的患者可以先快速补液：30 分钟内输入晶体液 500 ~ 1 000 mL 或胶体液 300 ~ 500 mL，并判断患者对液体复苏的反应（血压增高及尿量增多）及耐受性（有无血管内容量过负荷的证据），从而决定是否继续扩容。休克患者液体复苏时晶体液及胶体液的选择仍存在很大的争议。

目前，比较"理想"的复苏液体主要包括复方电解质溶液（如勃脉力 A）、高渗盐水、各种人工胶体液（如羟乙基淀粉、琥珀酰明胶）和血液制品。勃脉力 A 是一种醋酸林格液，是第三代的等张平衡晶体液。其突出的优点是不含乳酸，避免了第二代等张平衡晶体液——乳酸钠林格液对休克诊治的影响。在快速输注晶体液后，适时补充胶体液可弥补单纯晶体液的不足之处，具有扩容迅速、输液量小、作用持续时间长等优点。缺点是有可能影响凝血功能。高渗盐水（7.5%）通过吸引组织间液进入血管可迅速扩容，用有限的液体量扩充血管容量，减轻脑水肿和降低颅内压，尤其适用于不能耐受组织水肿者，如闭合性脑损伤。但高渗盐水扩容和改善循环作用持续时间较短，不能反复应用，用药后产生一过性高钠血症。近年来联合应用高渗盐水和人工胶体液复苏取得良好效果，具有液体用量少、血流动力学改善快而持久（2小时以上）、显著提高组织氧供和氧耗、改善氧供需平衡等优点，但对机体凝血功能仍有一定影响。

失血和补液会降低患者血细胞比容，影响血液携氧能力，及时输血以尽快恢复血容量和血细胞比容是最根本的治疗措施。对大多数患者而言，输血指征是血红蛋白浓度 7~8 g/dL（血细胞比容21%~24%）。老年患者或者有严重心、肺疾病患者，血红蛋白浓度应该尽量维持在 10 g/dL 以上。血细胞比容低于20%的患者必须输血或浓缩红细胞。一个单位［美国单位，指约1品脱（约450 mL）全血］的红细胞可以使血红蛋白浓度增加 1 g/dL，使血细胞比容增加2%~3%。理想的复苏效果应使患者血细胞比容不低于30%。新鲜冻血浆含有血浆中所有的蛋白质，包括所有的凝血因子，可用于接受大量输血的患者和输入血小板后依然存在出血倾向的患者。对于成人而言，一个单位的新鲜冰冻血浆大约可以将每种凝血因子的水平提高2%~3%。

严重创伤失血加上液体复苏会显著干扰机体的凝血功能，因此在液体复苏过程中，应定时检测血常规和出凝血功能，以明确机体的出凝血状态。

### （三）合理选用血管活性药物与正性肌力药物

休克的初始治疗在早期目标指导性液体复苏的同时，还可考虑合并应用血管活性药物和（或）正性肌力药物，以提高和保持组织器官的灌注压，必要时还应辅以低剂量的糖皮质激素。常用的药物包括多巴胺、去甲肾上腺素、肾上腺素、血管升压素和多巴酚丁胺等。

1. 多巴胺

作为脓毒性休克治疗的一线血管活性药物，其兼有多巴胺能与肾上腺素能 α 和 β 受体的兴奋效应，在不同的剂量下表现出不同的受体效应。

小剂量［<5 μg/（kg·min）］多巴胺主要作用于多巴胺受体（DA），具有轻度的血管扩张作用。

中等剂量［5~10 μg/（kg·min）］以 $β_1$ 受体兴奋为主，可以增加心肌收缩力及心率，从而增加心肌的做功与氧耗。

大剂量多巴胺［10~20 μg/（kg·min）］则以 $α_1$ 受体兴奋为主，显著收缩血管。

既往认为小剂量［<5 μg/（kg·min）］多巴胺还可以通过兴奋多巴胺受体而扩张肾和其他内脏血管，增加肾小球滤过率，起到肾脏保护效应。但近年来国际合作研究提示，小剂量多巴胺并未显示出肾脏保护作用。

2. 去甲肾上腺素

去甲肾上腺素具有兴奋 α 和 β 受体的双重效应。其兴奋 α 受体的作用较强，通过提升平均动脉压（MAP）而改善组织灌注；对 β 受体的兴奋作用为中度，可以升高心率和增加心脏做功，但由于其增加静脉回流充盈和对右心压力感受器的作用，可以部分抵消心率和心肌收缩力的增加，从而相对减少心肌氧耗，因此也被认为是治疗脓毒性休克的一线血管活性药物。其常用剂量为 $0.03 \sim 1.5$ μg/（kg·min），但剂量超过 $1.0$ μg/（kg·min），可由于对 β 受体的兴奋加强而增加心肌做功与氧耗。

近年来的研究还表明，对于容量复苏效果不理想的脓毒性休克患者，去甲肾上腺素与多巴酚丁胺合用可以改善组织灌注与氧输送，增加冠状动脉和肾脏的血流以及肌酐清除率，降低血乳酸水平，而不加重器官的缺血。

3. 肾上腺素

肾上腺素由于具有强烈的 α 和 β 受体的双重兴奋效应，特别是其较强的 β 受体兴奋效应在增加心脏做功、增加氧输送的同时也显著增加氧耗；其促进组织代谢的产热效应也使得组织乳酸生成增多，血乳酸水平升高。因此目前不推荐作为脓毒性休克的一线治疗药物，仅在其他治疗手段无效时才考虑尝试应用。

4. 血管升压素

已发现脓毒性休克患者血中的血管升压素水平较正常人显著降低。某些观察显示在脓毒性休克患者，血管升压素通过强力收缩扩张的血管，提高外周血管阻力而改善血流分布，起到提升血压、增加尿量的作用；也有人推测其作用可能与抑制交感神经冲动及增加压力反射有关。血管升压素还可以与儿茶酚胺类药物协同作用。由于大剂量血管升压素具有极强的收缩血管作用，使包括冠状动脉在内的内脏血管强烈收缩，甚至加重内脏器官缺血，故目前主张在去甲肾上腺素等儿茶酚胺类药物无效时才考虑应用，且以小剂量给予（$0.01 \sim 0.04$ U/min），无须根据血压调整剂量。临床上现有的药物目前主要是精氨酸加压素以及特利加压素。

5. 多巴酚丁胺

具有强烈的 $β_1$、$β_2$ 受体和中度 α 受体兴奋作用，其 $β_1$ 受体正性肌力作用可以使心脏指数增加 $25\% \sim 50\%$，心率增加 $10\% \sim 20\%$；而 $β_2$ 受体作用可以降低肺动脉楔压，有利于改善右心射血，提高心排血量。总体而言，多巴酚丁胺既可以增加氧输送，同时也增加（特别是心肌）氧消耗，因此在脓毒性休克治疗中一般用于经过充分液体复苏后心脏功能仍未见改善的患者；对于并发低血压者，宜联合应用血管收缩药物。其常用剂量为 $2 \sim 20$ μg/（kg·min）。

6. 糖皮质激素

严重感染和脓毒性休克患者往往存在相对肾上腺皮质功能不足，血清游离皮质醇正常或升高，机体对促肾上腺皮质激素释放激素（ACTH）反应改变，并失去对血管活性药物的敏感性。曾有学者主张根据机体接受 ACTH 刺激试验后血清皮质醇的变化区分"有反应组"与"无反应组"，并将"无反应组"视为相对肾上腺功能不足，建议补充糖皮质激素。但近年来也有部分学者主张即使没有 ACTH 试验，只要机体对血管活性药物反应不佳，即可考虑应用小剂量糖皮质激素。一般糖皮质激素宜选择琥珀酸氢化可的松，每日补充量不超过 300 mg，分 $3 \sim 4$ 次给予，持续输注。超过 300 mg 以上的氢化可的松并未显示出更好的疗效。

（王晗蔚）

# 第二节　麻醉前准备与用药

## 一、麻醉前准备

为休克患者实施麻醉，必须充分了解患者的全身状况，特别是休克类型和程度，尽可能在短时间内完善麻醉前准备，制订个体化的麻醉方案。

如为抢救性手术，不应过分强调纠正术前情况而贻误手术。麻醉医师应力争迅速了解患者的现病史以及与麻醉相关的既往史，检查患者意识、呼吸及循环情况，询问有无饱胃及其他复合伤，估计失血量，开放静脉通路。建立静脉通路时注意避开患者损伤部位，如可疑腹部大血管损伤时避免下肢静脉穿刺。严重休克患者应同时开放两条以上静脉通路，有条件时最好行中心静脉穿刺置管，可兼顾输液输血和测定中心静脉压。出血性休克提倡"限制性液体复苏"，麻醉医师应建立基本监测，包括动脉血压、脉搏、心电图和脉搏氧饱和度，备好心血管急救药物后审慎地实施麻醉。非抢救性手术，麻醉医师应详细了解患者病情及治疗经过，对并存疾患做出相应处理，争取初步纠正休克状态及做好相应抢救准备后实施麻醉。

## 二、麻醉前用药

休克患者麻醉前用药取决于休克的程度。循环尚稳定的患者，往往是依赖交感神经系统的兴奋性来维持心血管张力。麻醉前应用苯二氮䓬类药物和麻醉性镇痛药可以抑制循环和呼吸功能，引起或加重低氧血症。因此麻醉前用药必须酌情减量或不用，或等建立静脉通路后在液体复苏支持下应用。麻醉前用药尽量通过静脉途径，因为低灌注状态影响肌肉或皮下注射药物的吸收速度。

（米智华）

# 第三节　麻醉药与麻醉方法的选择

## 一、局部麻醉与神经阻滞麻醉

局部麻醉和神经阻滞麻醉操作简便，对全身影响小，适用于高危休克患者，但仅限于表浅外伤清创缝合或肢体手术。上肢手术最常用臂丛神经阻滞，常用方法有肌间沟阻滞法、腋路阻滞法、锁骨上阻滞法和锁骨下血管旁阻滞法。下肢手术可在腰丛和坐骨神经阻滞下完成手术。常用局部麻醉药有丁哌卡因、利多卡因和罗哌卡因。休克患者麻醉前大多存在低蛋白血症，对局部麻醉药耐受能力下降，易于发生局部麻醉药中毒，要严格控制单位时间内的用药剂量。

循环不稳定或手术范围大、需时长的手术，可联合应用全身麻醉和神经阻滞麻醉。两种麻醉方法的复合可以使患者在较浅的麻醉状态下完成手术，显著减少术中麻醉药用量，减轻麻醉药对机体的影响，有利于麻醉期间循环呼吸管理，加快患者术后恢复。

## 二、椎管内麻醉

休克未纠正前禁止应用椎管内麻醉。因为椎管内麻醉可阻滞交感神经节前纤维，扩张动、静脉血管，引起外周阻力下降，血液淤滞于外周静脉系统，回心血量减少，右心房压及心排血量随之减少，导致有效循环血容量相对不足，血压下降。$T_4$ 以上高位阻滞时，心脏交感神经也被阻滞，使患者在外周血管扩张时不能产生代偿性心率增快，可致心率减慢，射血分数下降，血压下降更明显。此外，交感神经节前纤维阻滞出现的快慢，也是决定动脉血压下降严重与否的重要因素。交感神经阻滞迅速，循环功能的代偿和调节能力不如阻滞缓慢时那样充分和完全。蛛网膜下隙麻醉时血压下降的程度比硬膜外麻醉时严重，因为蛛网膜下隙麻醉的潜伏期一般为 3 ~ 5 分钟，而硬膜外麻醉的潜伏期在 5 ~ 10 分钟。椎管内麻醉使阻滞区域血管扩张，可导致严重低血压，无复苏准备时可使患者出现灾难性后果。

饱胃患者下腹部以下手术，如果循环功能代偿尚好，可以考虑应用硬膜外麻醉，减少全身麻醉胃内容物反流误吸危险。麻醉应在血容量得到一定补充、病情初步稳定后进行。局部麻醉药的每次用量不超过常规用量的 1/2，注药后密切观察循环反应，出现血压下降或改变体位时血压下降常提示血容量不足，应继续输血补液，情况紧急时给予血管活性药物支持血压。严格控制麻醉平面可满足手术需要的最低水平。麻醉平面过高时，腹肌张力下降，患者不能形成有效咳嗽保护气道，仍然可能发生误吸。少数诊断明确的失血性休克患者，如异位妊娠破裂出血，病变部位明确，手术时间短，若循环尚稳定，可先放置硬膜外导管，先在全身麻醉下开始手术，待出血控制、低血容量状态基本纠正后分次硬膜外注药，建立硬膜外麻醉并逐渐取代全身麻醉。术中密切观察血压及心率变化，术后可保留导管供硬膜外镇痛。

休克并发凝血功能障碍或脓毒血症不宜选用椎管内麻醉。

# 三、全身麻醉

## （一）吸入麻醉

目前使用的吸入麻醉药都有循环抑制作用且呈剂量依赖性，主要是由于其能抑制心肌收缩力、改变外周血管张力和影响自主神经活动。吸入麻醉期间易于出现房性心律等室上性心律失常，处于代偿期休克患者可因丧失心房有效收缩而导致心排血量下降，血压降低。异氟烷、地氟烷和七氟烷降低血压主要是由于外周血管扩张的结果。吸入麻醉药造成的低血压可通过降低吸入麻醉药的浓度、加快液体输注速度、谨慎使用增强心肌收缩力药物或血管收缩药迅速缓解。

休克患者由于低心排和过度换气，吸入麻醉药肺泡浓度升高速度加快，麻醉诱导时间显著缩短。同时，休克患者对麻醉药耐受力降低，尤其在低血容量状态下，皮肤和胃肠道血管收缩，心脑等重要器官血流占心排血量的比例相对增加，少于正常用量的麻醉药即可维持麻醉状态，并可表现出心功能抑制等不良反应。

## （二）静脉麻醉

休克患者由于有效循环血容量不足和低蛋白血症的存在，血药浓度易于上升，游离药物浓度增加，因此静脉麻醉药耐量减少。静脉麻醉药物的选择必须慎重，必须小量分次用药，依据患者反应适时调整药物用量。

氯胺酮是 NMDA（N-甲基-D 天冬氨酸）受体的非竞争性阻断药，阻断 NMDA 受体是其产生全身麻醉作用的主要机制。氯胺酮可通过中枢性交感神经兴奋使内源性儿茶酚胺的释放增加，抑制神经末梢摄取去甲肾上腺素，对心脏具有间接兴奋作用，使心率、每搏输出量及心排血量均有不同程度的升高，这一特点使氯胺酮在休克患者麻醉中占有重要地位。离体试验表明氯胺酮对心脏有直接抑制作用，在病情危重、出血性或脓毒性休克或处于强烈应激反应状态下交感神经系统代偿能力下降、心血管功能维持在临界水平或儿茶酚胺已明显耗竭时，氯胺酮对心功能的抑制就可能显示出来，用药后偶可表现为血压下降和心排血量减少。对低血容量患者应用时需补充血容量，否则，在交感神经活性减弱情况下，由于氯胺酮对心肌的抑制，会使血压严重降低。静脉诱导用量为 1~2 mg/kg。临床常与肌肉松弛药和小剂量苯二氮䓬类药物配伍应用，后者可减少氯胺酮的不良反应。

依托咪酯对循环功能影响轻微，适用于并存低血容量和循环状态不稳定的休克患者。由于其降低脑代谢和脑血流，尤其适用于并发颅脑损伤的休克患者。依托咪酯对呼吸功能的影响较小，但较大剂量或注射速度过快也可能引起呼吸抑制，甚至呼吸暂停。依托咪酯无镇痛作用。用药后偶发一过性肾上腺皮质功能抑制，可通过补充外源性糖皮质激素治疗。依托咪酯可出现诱导期兴奋，发生肌震颤、肌强直等肌不协调动作，预先注射芬太尼可减少其发生，严重者需用其他全身麻醉药控制。静脉诱导用量为 0.2~0.4 mg/kg。

苯二氮䓬类药物具有减轻焦虑和遗忘作用，常与镇痛药联合应用于休克患者麻醉诱导和维持。地西泮单次用量在 0.3 mg/kg 以下对循环功能影响轻微。用量 0.5~1 mg/kg 时动脉血压、心排血量和外周血管阻力下降10%~20%，与正常睡眠时相仿。但对压力感受器介导的心率加快反应有一定抑制作用，可能会影响休克患者对低血容量的正常代偿。咪达唑仑具有抗焦虑、镇静、肌肉松弛、抗惊厥和顺行性遗忘作用。起效快，代谢灭活快，持续时间短，是目前麻醉中最常用的苯二氮䓬类药物。不良反应少见，极少数患者可出现短时间的呼吸功能影响，多半由于剂量过高或静注过快所致，因此静注时速度勿过快。咪达唑仑蛋白结合率高，在休克并发低蛋白血症时（如大量液体复苏后）其作用强度和时间也明显增加。由于遗忘作用突出，维持较浅麻醉时小量应用咪达唑仑可避免患者术后对术中过程的不良回忆。静脉诱导剂量为 0.03~0.2 mg/kg，诱导前应基本纠正低血容量状态，危重患者减小用量。

丙泊酚，又叫异丙酚，是一种快速强效的静脉全身麻醉药，主要通过肝脏代谢，能够迅速从机体清除（总体清除率 1.5~2 L/min）。其临床特点是起效快、持续时间短、苏醒迅速而平稳、不良反应少，广泛应用于临床各科麻醉及重症患者镇静。该药的作用机制尚不完全明了，可能对脂膜具有非特异性作用。丙泊酚对中枢神经系统多种受体及离子通道有不同程度的影响，如钠离子通道、GABA 受体等。丙泊酚呈剂量依赖性地使脑血流量、颅内压、脑组织氧代谢率和脑组织葡萄糖代谢率下降，对颅内压增高患者的降颅压效果更为显著。丙泊酚可引起收缩压、舒张压和平均动脉压下降，其程度取决于剂量和输注速度，尚与年龄、ASA 分级、过度肥胖和其他药物联合作用有关。对心率的影响不明显，倾向于使心率减慢。丙泊酚导致血压下降主要由于外周血管阻力降低。丙泊酚明显抑制呼吸，也与剂量和输注速度有关，多呈一过性呼吸抑制。临床推荐诱导剂量为 1.5~2.5 mg/kg，对循环及呼吸功能影响较大。循环尚稳定的患者诱导剂量要酌减，注射速度宜减慢。循环不稳定的患者不推荐应用。丙泊酚用于麻醉维持时，麻醉深度的可控性和稳定性强，维持剂量应据具体患者及所需麻醉深度随时加以调整。

麻醉性镇痛药目前常用的有芬太尼、瑞芬太尼和苏芬太尼，均属于特异性的 μ 阿片受体激动剂。在提供良好镇痛的同时，对呼吸和循环都有一定的抑制作用，与给药剂量和速度密切相关，应用于休克患者时务必慎重。芬太尼为人工合成的强效麻醉性镇痛药，作用迅速，维持时间短，不释放组胺，对心血管功能影响小，能抑制气管插管时的应激反应。瑞芬太尼为非特异性血液及组织酯酶代谢的强效、超短效阿片样受体激动剂，起效迅速，消失极快，清除半衰期与用药量及时间无关，相对效价为芬太尼的 50~100 倍。苏芬太尼的镇痛效果比芬太尼强数倍，而且有良好的血液动力学稳定性，可同时保证足够的心肌氧供应。必须明确一点，阿片类镇痛药并非静脉全身麻醉药。虽然大量快速静脉注射能使神志消失，但患者的应激反应依然存在，常伴有术中知晓。临床实践中，大多是镇痛药与低浓度吸入性麻醉药或小剂量苯二氮草类药物联合用于循环欠稳定患者的手术麻醉。

### （三）肌肉松弛药

肌肉松弛药可辅助麻醉医师在较浅麻醉下完成气管插管及维持手术麻醉。去极化肌肉松弛药琥珀酰胆碱虽然是起效最快的肌肉松弛药，但由于其诸多不良反应（Ⅱ相阻滞、窦性心动过缓、高钾血症、颅内压升高、胃内压升高、恶性高热等），目前已逐渐被非去极化肌肉松弛药取代。非去极化肌肉松弛药种类很多，可根据患者的病理生理状况、手术的部位和时间选择应用。

罗库溴铵（爱可松）在所有非去极化肌肉松弛药中起效最快，对心血管系统影响小，无组胺释放作用。中长效肌肉松弛药维库溴铵（万可松）和泮库溴铵也无组胺释放作用，对循环影响小。中效肌肉松弛药阿曲库铵（卡肌宁）经 Hoffman 消除自行降解，可用于肝肾功能障碍的患者，但有轻度组胺释放作用，少数患者会出现低血压和支气管痉挛。顺式阿曲库铵在保留阿曲库铵代谢优点的同时避免了组胺释放作用。长效肌肉松弛药哌库溴铵（阿端）对心血管影响小，无组胺释放作用，主要经肾脏排泄，肾功能障碍时时效延长，功能肾功能衰竭时禁用。

休克患者由于全身低灌注状态和肝肾功能减退等影响药物代谢速度，肌肉松弛药作用时间延长，患者耐药量减小，应用肌肉松弛药应适当减量。循环处于代偿边缘患者应用肌肉松弛药有可能导致血压下降，用药前后要注意观察。休克患者全身麻醉期间在积极补充血容量、改善循环状态的同时应维持足够的麻醉深度，避免过分依赖肌肉松弛药。许多麻醉药与肌肉松弛药均有相互协同作用，合理配合可以使各自的剂量均有所减少。吸入麻醉药七氟烷、异氟烷和地氟烷等都有一定的肌肉松弛作用，可能与其改变了乙酰胆碱受体周围的脂质环境等有关。

（张继刚）

# 第四节　休克患者麻醉管理

## 一、麻醉期间血流动力学监测

血流动力学监测对休克的早期诊断、预后判断以及治疗过程中效果的观察至关重要，早期合理地选择监测指标并正确解读有助于指导休克患者的治疗。常规血流动力学监测可用于基础循环状态、容量复苏和药物治疗效果的评价，其监测的核心内容是组织灌注与氧代谢状况，包括全身和局部灌注指标的监测。

常规血流动力学监测包括体循环的监测参数，如心率、血压、中心静脉压（CVP）、心排血量（CO）和体循环阻力（SVR）等；肺循环监测参数，如肺动脉压（PAP）、肺动脉楔压（PAWp）和肺循环阻力（PVR）等；氧动力学与代谢监测参数，如氧输送（$DO_2$）、氧消耗（$VO_2$）等；氧代谢监测参数，如血乳酸、脉搏氧饱和度、混合静脉血氧饱和度（$SvO_2$）或中心静脉血氧饱和度（$ScvO_2$）的监测等。严重休克时，组织持续缺氧，传统临床监测指标如心率、血压、尿量、神志、毛细血管充盈状态、皮肤灌注等往往不能对组织氧合的改变作出敏感的反应。此外，经过治疗干预后的心率、血压等临床指标的变化也可在组织灌注与氧合未改善前趋于稳定。因此，监测和评估全身灌注指标（$DO_2$、$VO_2$、血乳酸、$SvO_2$ 或 $ScvO_2$ 等）以及局部组织灌注指标（胃黏膜 pH 测定或消化道黏膜 $PCO_2$ 测定等）很有必要。

心率是最简明、快捷的指标，有经验的麻醉医师能够排除诸多因素对心率的影响，通过心率来判断休克病情，及时调节补液和血管活性药物的治疗。心率的动态变化还可以反映治疗效果。心电图除监测心率变化外，还能够及时发现和识别心律失常，发现和判断心肌缺血或心肌梗死，初步判断电解质的变化。

CVP、PAWp 和心室舒张末容积是常用的反映心脏前负荷的参数。在心脏瓣膜功能良好的情况下，CVP 反映右心室舒张末压，PAWp 则反映左心室的舒张末压，一般将 CVP 8 ~ 12 mmHg、PAWp 12 ~ 15 mmHg 作为休克的治疗目标。CVP 与 PAWp 都是通过以压力代容积的方法来反映心脏的前负荷，会受到心室顺应性的影响。从理论上讲，直接监测心室舒张末容积是最理想的反映心脏前负荷的指标。体循环阻力（SVR）为监测左心室后负荷的指标，肺循环阻力（PVR）为监测右心室后负荷的指标，每搏输出量、心室每搏做功指数、射血分数等指标反映了心肌收缩力的变化情况。

综合评价 $DO_2$、$VO_2$ 及两者的相关性可以实现组织氧动力学的优化治疗，氧摄取率（$O_2ER$）作为评价氧供需平衡的指标，其效果比单纯应用 $DO_2$ 和 $VO_2$ 更敏感。正常情况下，$DO_2$ 改变时，因为氧摄取率的变化，$VO_2$ 保持不变，也就是说 $VO_2$ 不受 $DO_2$ 的影响。但当 $DO_2$ 下降到一临界值时，$VO_2$ 依赖于 $DO_2$ 的变化，$O_2ER$ 的增加也无法满足组织氧合，于是就发生无氧代谢。另外，$O_2ER$ 可以作为判断患者预后的指标。混合静脉血氧饱和度（$SvO_2$）反映 $DO_2$ 和 $VO_2$ 的平衡，当 $DO_2$ 不能满足组织氧需要时 $SvO_2$ 下降。休克时可因为血流分布不均或组织氧利用障碍使 $SvO_2$ 升高，所以 $SvO_2$ 值需要与其他血流动力学指标一起解读。

近期有研究认为，监测中心静脉血氧饱和度（$ScvO_2$）对于指导早期复苏有重要价值。$SvO_2$ 反映组织器官摄取氧的状态。当全身氧输送降低或全身氧需求超过氧输送时，$SvO_2$ 降低，提示机体无氧代谢增加。当组织器官氧利用障碍或微血管分流增加时，可导致 $SvO_2$ 升高，尽管此时组织的氧需求量仍可能增加。休克早期，全身组织的灌注已经发生改变，即使血压、心率、尿量和中心静脉压仍处于正常范围，此时仍可能已出现 $SvO_2$ 降低，提示 $SvO_2$ 能较早地发现病情变化。$ScvO_2$ 与 $SvO_2$ 有一定的相关性，在临床上更具可操作性，虽然测量的 $ScvO_2$ 值要比 $SvO_2$ 值高 5% ~ 15%，但它们所代表的趋势是相同的，可以反映组织灌注状态。一般情况下，$SvO_2$ 的范围为 60% ~ 80%。在严重休克患者，$SvO_2$ < 70% 提示病死率明显增加。临床上，$SvO_2$ 降低的常见原因包括心排血量减少、血红蛋白氧结合力降低、贫血和组织氧耗增加。

血乳酸作为全身灌注与氧代谢的重要指标，它的升高反映了低灌注情况下无氧代谢的增加。但仅以血乳酸浓度尚不能充分反映组织的氧合状态，如并发肝功能不全的患者，血乳酸浓度明显升高。故提出高乳酸时间的概念，即乳酸 > 2 mmol/L 所持续时间。更多的学者认为连续监测血乳酸水平，尤其是乳酸清除率对于疾病预后的评价更有价值。因此，动态监测血乳酸浓度变化或计算乳酸清除率可能是更好的监测指标。休克时组织缺氧使乳酸生成增加。在常规血流动力学监测指标改变之前，组织低灌注与缺氧已经存在，血乳酸水平已经升高。

临床上局部灌注的评估经常靠评价器官功能来实现。休克患者组织灌注减少，$CO_2$ 积蓄与清除障碍，消化道 $CO_2$ 张力测定与胃黏膜 pH 监测是临床评估消化道灌注的方法之一。舌下二氧化碳图法测定组织 $PCO_2$（$PtCO_2$），因其无创，应用简单且与胃张力计获得数据具有密切相关性而引起人们关注。休克时局部组织灌注及氧代谢改变往往发生较早，监测局部组织灌注状态与传统的容量、压力、血氧等指标相比，对于早期诊断、判断治疗效果与预后更为重要。

由于技术和理论的进步，近年出现了一些新的无创或微创血流动力学监测方法，其中以食管超声技术、无创心排血量监测系统（NICO）等技术最具代表性。简单、相对无创是这几种方法的优点，但还不能够完全替代传统的监测设备。

## 二、休克患者的麻醉管理

### （一）呼吸管理

非全身麻醉手术术中建议应用面罩给氧，可以提供较鼻导管吸氧更高的吸氧浓度，带储气囊的吸氧面罩吸氧浓度还可进一步提高。

全身麻醉手术采用气管内插管或喉罩控制呼吸，但喉罩不适用于有反流误吸风险者。机械通气除能保证患者有充分供氧外，还可节省患者呼吸作功，减少机体耗氧量。通气时吸氧浓度不要低于 40%，以保证组织氧合。术中宜根据动脉血气结果调节吸氧浓度和各项呼吸指标。严重低氧血症间歇正压通气方式难以纠正时可应用呼气末正压通气。休克患者在低血容量状态没有纠正之前，通气方式对动脉血压有一定影响，如气道压力过高、潮气量过大、吸呼比吸气相延长、呼气末正压过高均可能影响血压。麻醉期间遇有不明原因的血压波动时应排除机械通气的影响。

饱胃和昏迷患者胃内容物反流误吸是造成急性肺损伤的原因之一。术前放置胃管不可能完全排空胃内容，而且使食管下段开放，更容易发生反流。休克患者因为紧张吞咽大量气体增加胃内压也是反流误吸的易发因素。饱胃患者全麻诱导时，可根据麻醉者习惯和紧急气道处理能力选择清醒气管内插管或快速诱导配合环甲膜加压防止反流误吸。麻醉苏醒期反流误吸危险依然存在，需待患者循环稳定，咳嗽吞咽反射恢复后拔除气管导管。

大量输血也会造成肺损伤，应注意输入血液的过滤，加压输血时应适时更换输血器，减少进入肺部的微栓数量。

### （二）循环管理

麻醉前力争建立有创监测，麻醉诱导期间随时观察患者对药物的循环反应，对循环状态不能耐受常规麻醉深度的急重患者，可在浅麻醉下辅用肌肉松弛药完成麻醉诱导。术中依据循环耐受情况调节麻醉深度。低血容量患者有时很难耐受足够的麻醉深度，麻醉医师应在迅速纠正血容量同时逐渐加深麻醉，而不要被动地通过减浅麻醉来维持循环，后者往往术中循环波动更大。

休克是一种以血流分布异常导致组织灌注不足为特征的综合征，既要有充足的容量补充满足组织灌注的需要，但过度补液又会导致肺水肿，降低休克患者的存活率。临床上监测结果与患者真实的血流动力学状态之间存在差异，从而给休克患者血流动力学状态的分析判断及治疗反应的评价带来困难。因此临床实践中，建议采取"功能性血流动力学管理"的原则，应用血流动力学监测的各项指标，结合生理状态，指导麻醉管理。对于休克患者而言，功能性血流动力学监测的意义在于强调需要全面、动态地评价心排血量是否符合机体氧的需要，从而优化液体复苏与心血管药物治疗方案，最终提高存活率。对休克患者进行液体复苏时，可以应用血流动力学指标变化评价心脏对容量补充的反应性，力争达到：①CVP 8～12 mmHg；②平均动脉压 >65 mmHg；③尿量 >0.5 mL/（kg·h）；④$ScvO_2$ 或 $SvO_2$ >70%。若液体复苏后 CIVP 达 8～12 mmHg，而 $ScvO_2$ 或 $SvO_2$ 仍未达到70%，需输注浓缩红细胞使血细胞比容达到30%以上，或输注多巴酚丁胺以达到复苏目标。若患者循环功能改善仍不明显，应考虑综合应用其他正性肌力药和血管活性药。终点目标是改善组织灌注，保证组织氧合。

对于自主呼吸的患者，中心静脉压的动态变化是评价心脏对容量反应的较好指标，当给予一定的容量负荷后 CVP 上升≤2 mmHg 时，提示心脏对容量的反应良好，可以继续输液治疗。而对于正压通气的患者，CVP 的动态变化有时不能准确预测心脏对容量的反应，此时应用每搏输出量变异指数与脉搏压力变异指数则可能具有更好的评价作用。通过监测 SVV、PPV、血管外肺水（EVLW）、胸腔内总血容量（ITBV）进行休克患者的液体管理可能比传统方法更为可靠和有效。这些临床实践体现了对休克患者进行血流动力学动态监测与恰当支持的全面理解。

休克患者麻醉期间容易出现心律失常、血儿茶酚胺升高、低氧血症、低血容量、酸碱和电解质平衡紊乱，心肌缺血和麻醉药物作用都可能成为心律失常的诱发原因。一旦发现心律失常，不要急于应用特异性抗心律失常药，应首先找到诱发因素并予以纠正，如窦性心动过速检查有无血容量不足和麻醉过浅，室性早搏检查有无心肌缺氧缺血。

## （三）其他

在努力实现呼吸动力学和血流动力学稳定的同时，术中麻醉管理目标还包括：①积极的血糖控制；②糖皮质激素应用；③实施机械通气患者，气道平台压 <30 $cmH_2O$；④有条件的医院可以试用活化蛋白 C（APC）。

（蔡红红）

# 第五节　常见并发症的防治

## 一、手术野广泛渗血

创伤后出血、免疫活化、组织创伤等都可能引发急性内源性凝血功能异常，大量输血也会造成稀释性凝血因子缺乏和血小板减少所致的凝血功能异常。持续的凝血功能异常会进一步使失血恶化而造成恶性循环。严重休克患者甚至会并发弥散性血管内凝血（DIC），可能与长时间低灌注状态、严重缺氧及酸中毒引起血管内皮广泛损伤以及肠道内毒素和细菌转移导致内毒素血症等因素有关。应尽可能找出致病因素，进行有针对性的处理。

DIC 是指在休克后期（尤多见于严重的感染性或创伤性休克中）组织或器官内出现广泛的毛细血管内血液凝固，阻塞血流，临床上表现为广泛溶血或出血。创伤部位可持续出血不止，这是血液内大量凝血因子被消耗的后果。血管内血凝块完全堵住毛细血管后，组织细胞因缺氧和代谢中毒而死亡。

DIC 的治疗包括病因治疗和针对性治疗。

1. 病因治疗

包括控制原发病，控制严重感染，纠正休克，补充血容量等。

2. 针对性治疗

（1）抗凝。对脓毒性休克、亚急性 DIC 应用肝素效果较好。但对溃疡出血、创伤、大手术后有创面、DIC 发展到纤溶亢进、纤维蛋白原 <0.5 g/L 则不能应用。用药前需测凝血时间，用药后凝血时间如 >30 分钟，出血加重，肝素超量，应立即停用。出血明显时，应静脉注射鱼精蛋白以中和之。如出血停止，血压稳定，发绀消失，凝血试验改善，则为有效。

（2）补充凝血因子。凝血因子消耗是 DIC 出血的主要原因，可以在抗凝治疗同时补充新鲜冰冻血浆（FFP）、新鲜全血、冷沉淀物、纤维蛋白原、血小板等凝血因子。

（3）纤溶活性调控。DIC 一般不主张应用促纤溶药，因为纤溶活性增强是 DIC 的必然结果。DIC 早期与中期也不用抗纤溶药，只在明确纤溶是出血主要原因时，可以在肝素抗凝的基础上应用 6-氨基己酸 4~10 g/d 静脉点滴，或用氨基环酸 500~700 mg/d 静脉点滴。

（4）解除血管痉挛。应用作用缓和的血管扩张药，或具有血管扩张作用的药物，如山莨菪碱，扩张血管同时还可能有抑制血小板聚集等保护作用。

（5）纠正电解质与酸碱平衡紊乱。酸中毒为 DIC 的诱因，可以应用碳酸氢钠、乳酸钠或氨丁三醇（THAM）纠正。

（6）保证气道通畅，吸氧，增加组织氧供。

传统评估凝血功能的实验室检查如国际标准化比值（INR）、活化部分凝血活酶时间（APTT）在低体温与酸中毒的影响下并不能精确地反映凝血功能。新的快速血栓弹力图（r-TEG）可及时分析患者的凝血功能，并可以完整分析血栓形成路径及血小板功能。所以以 r-TEG 指导输注血液、抗纤溶治疗是未来的趋势。

## 二、休克后呼吸功能不全

休克时肺的病理改变较其他器官更易出现，创伤性休克患者肺的损伤也最常见。休克早期，由于交感神经中枢兴奋，与之毗邻的呼吸中枢也被波及，使呼吸加深加快，通气过度甚至导致低碳酸血症和呼吸性碱中毒。

休克进一步发展，交感及肾上腺髓质系统兴奋，释放大量去甲肾上腺素，血小板聚集释放出大量的 5-HT，二者都能强烈收缩肺小血管，5-HT 还能强烈收缩终末支气管，甚至引起肺不张。休克引发的全身炎性反应导致弥漫性肺毛细血管内皮和肺泡上皮损伤，血管通透性增高，进一步引发肺水肿、肺透明膜形成和肺不张。临床表现为以进行性呼吸困难和难以纠正的低氧血症为主要特点的急性呼吸衰竭，这就是"休克肺"，属于急性呼吸窘迫综合征（ARDS）。休克时心功能损害，因大量液体复苏导致 PAWp 升高以及血浆胶体渗透压降低也是休克后肺水肿的可能原因。

呼吸功能不全的治疗包括治疗原发病和控制感染、机械通气和维持体液平衡。机械通气是治疗 ARDS 的主要手段，可选择 CPAP、PEEP 模式。为防止气压性肺损伤，目前提倡采用小潮气量（6~8 mL/kg）或严格限制通气压（平台压 <35 cmH_2O），加用适度 PEEP 的通气方式满足患者呼吸需求。在实施这一策略时，通常允许 $PaCO_2$ 逐渐增高，只要能够维持

正常血液酸碱度即可，即所谓允许性高碳酸血症（PHC）。提高吸入氧浓度可改善低氧血症，但尽可能应用较低吸氧浓度，只要维持 $PaO_2$ 60 mmHg 以上即可。由于肺毛细血管通透性增加，应保持较低的血管内容量。术中及时调整血容量，改善心功能，改善组织灌注和氧供需平衡，避免液体过负荷和肺充血。设法缓解肺血管收缩状态，近年来尝试应用吸入 NO、静脉输注前列腺素 E 和应用外源性肺表面活性物质等治疗方法，有一定效果。

## 三、休克后肾功能障碍

各种类型的休克后期都可以引发急性肾功能障碍，主要发病机制涉及肾血流量降低、肾小管阻塞、肾小管损伤和肾小球滤过分数降低等。肾功能障碍大致可分为功能性和器质性两大类，前者主要与各种缩血管物质增多使肾血管收缩有关。因未发生肾小管坏死，肾血流一旦恢复，肾功能也容易逆转；后者主要是由于长时间缺血和毒素的作用造成肾小管坏死，即使肾血流恢复，也较难在较短的时间内恢复肾功能。肾功能障碍常在手术后症状加重。术后早期因机体对手术的正常代谢反应容易出现尿量减少，但术后尿量低于 20 mL/h 持续 2 小时以上即应考虑为肾功能障碍。

休克后肾功能障碍的治疗包括去除引发肾功能衰竭的肾前因素（特别要处理血容量不足）、实验性输液治疗和利尿治疗等。若上述治疗效果不明显，或出现严重高钾血症、氮质血症和肌酐升高患者，应及早开始透析治疗。

## 四、休克后心功能不全

除心源性休克伴有原发性心泵功能障碍外，在其他类型休克的早期，由于冠脉本身的特点及机体的代偿作用，心泵功能一般无明显变化。但是，随着休克过程的发展，将会出现不同程度的心泵功能障碍，甚至发生心力衰竭，而且休克持续时间越长，心力衰竭往往越严重。

休克后心功能不全的主要机制包括：动脉血压降低和心率加快所引起的心室舒张期缩短，使冠状动脉血流量减少，心肌供血不足；交感—肾上腺髓质系统兴奋引起的心率加快和心肌收缩力加强，使心肌耗氧量增加，加重心肌缺氧；酸中毒及继发的高钾血症，通过影响心肌兴奋—收缩耦联过程，使心肌收缩力减弱；心肌内 DIC 加重心肌组织微循环障碍；内毒素、心肌抑制因子等多种毒性因子抑制心功能。

休克后心功能不全的治疗包括尽早去除原发病因、早期目标指导下的容量治疗和心血管活性药物的合理应用等。

## 五、休克后脑功能不全

休克早期脑供血未明显改变，患者表现为烦躁不安；休克期因脑供血减少，患者出现神志淡漠；休克晚期可因 DIC 而导致昏迷或意识丧失。

休克后脑功能不全的机制包括：休克早期，血液重新分布使脑血流量基本正常，但由于交感神经兴奋，患者表现为烦躁不安。随着休克的发展，血压的进行性下降，脑内 DIC 形成，患者可因脑血流量减少而出现神志淡漠、反应迟钝，嗜睡甚至昏迷。严重者由于脑能量代谢障碍，可出现脑水肿和颅内压升高。

休克后脑功能不全的治疗包括尽早去除原发病因、液体复苏、降低颅内压、低温、神经营养等。

## 六、休克后胃肠道与肝功能障碍

休克后由于循环血流量重新分布，容易发生胃肠道及肝功能障碍，表现为胃黏膜糜烂、应激性溃疡、酸中毒等。

主要发病机制包括：①休克时胃肠道缺血、瘀血及 DIC 形成，胃肠道屏障功能受损和细菌大量繁殖；②休克时肝脏缺血、瘀血可发生肝功能障碍，不能将乳酸转化为葡萄糖。来自肠道的内毒素可直接损伤肝细胞。

休克后胃肠道和肝功能不全的治疗包括尽早去除原发病因、液体复苏、抗感染、使用质子泵抑制剂、能量支持等。

（梁 倩）

# 第八章

## 术后镇痛技术

### 第一节　术后疼痛的评估及镇痛方法

术后疼痛是机体对疾病本身及手术造成的组织损伤的一种复杂的生理反应。国际疼痛研究会将疼痛定义为：疼痛是由于组织损伤或潜在损伤引起患者感觉或情绪上的不愉快经历；其结果是对患者术后恢复产生众多的不良影响，严重损害患者的身心健康，也是术后并发症和死亡率增多的重要因素。

#### 一、术后疼痛影响因素及疼痛的评估

许多因素会影响手术后患者疼痛的性质、强度和持续时间，可概括为：①外科手术部位、性质和手术持续时间；②切口与外科创伤的类型及程度；③患者的生理与精神状态；④手术前患者的精神生理与药物准备状况；⑤术后是否发生与手术有关的并发症；⑥麻醉方式与麻醉用药；⑦术后监护质量；⑧术前消除疼痛刺激的程度等。这些因素结合手术患者的具体情况互有差别。一般而论，术后疼痛程度和应激反应的大小取决于患者所经历手术的大小和部位，局部麻醉或神经干阻滞下行体表或四肢较小外科手术，手术后疼痛程度一般较轻，引起的病理生理改变也较小。颅内手术相对而言手术范围较小，脑组织中又缺乏疼痛感受体，因此引起的应激反应也小。而胸腔、腹腔内上腹部手术常产生术后显著疼痛，并可诱发术后较显著的神经和内分泌应激反应。

为了获得比较客观的诊断疼痛的方法，医学家们曾做出许多尝试，但迄今为止，尚没有一种堪称精确可靠的疼痛评估方法，这给疼痛的客观辨识造成困难。目前对疼痛强度的评估主要是依据患者的主观描述，常用的方法如下。

1. 口述疼痛分级评分法

是由一系列描述疼痛的形容词组成，将疼痛分成无痛、轻微疼痛、中等度疼痛和剧烈疼痛，由患者选择每级为1分，若患者选择"剧烈疼痛"其疼痛评分为4。此法虽不够精确，但很简单，患者容易理解。

2. 术后患者临床表现疼痛分级法

依据WHO标准和术后患者临床表现可将术后疼痛分为4级。

0级：无痛，患者咳嗽时，伤口无痛。

1级：轻痛，轻度可忍受疼痛，能正常生活，睡眠基本不受影响。咳嗽时感觉伤口轻度

痛，但可保持有效的咳嗽。

2 级：中痛，中度持续的疼痛，睡眠受到干扰，需用镇痛药。患者怕咳嗽，怕轻微震动。

3 级：重痛，强烈持续的剧烈疼痛，睡眠、咳嗽以及呼吸可受严重干扰，需用镇痛药治疗。

**3. 数字疼痛评分法（NRS）**

数字疼痛评分法要求患者用 0～10 这 11 个点（或 0～100 共 101 个点）来描述疼痛强度。0 表示无痛，疼痛较强时增加点数，10 表示最剧烈疼痛无法忍受。这是临床上最简单、最常使用的测量主观疼痛的方法，患者容易理解，可使疼痛的评分更加数据化，主要用于临床科研和镇痛药研究领域。

**4. 视觉模拟疼痛评分法（VAS）**

视觉模拟评分法是采用 1 条 10 cm 长的直线或尺，两端标明有：0 代表无痛，10 代表最剧烈的疼痛，由患者在直线或尺上标出自己疼痛的相应位置，然后用尺测量出疼痛强度的数值或称评分。目前多使用正面为 0～10（或 0～100）的游离标尺，背面有 0～10（或 0～100）数字的视觉模拟评分尺，患者移动标尺达到自己疼痛的位置时，可立即在尺的背面看到具体数字，简单方便。目前认为本法是较敏感和可靠的测痛方法。

**5. 小儿疼痛评估法**

小儿疼痛评估比较困难。一般根据：①小儿的痛觉主诉；②患儿家属、医护人员观察评估；③血压、心率和呼吸等生理参数改变；④哭、躁动等行为表现。但新生儿及 <5 岁小儿难以表达疼痛感觉，临床观察常不可靠，生理参数只在严重疼痛时才改变。一般认为对新生儿及幼儿术后疼痛评估时行为改变比较有价值，疼痛时可有躁动、肌张力增加明显、哭泣等表现。>6 岁能合作的小儿可应用视觉模拟尺，标尺刻度旁画有易为小儿理解的笑及哭的面谱示意图，让患儿在标尺上指出自己的疼痛程度，但应预先教会小儿理解不同图像的意义。临床研究已证实行为和生理改变与患儿疼痛主诉呈明显相关。

# 二、术后镇痛方法

**1. 口服给药**

一般认为对手术中度和重度疼痛的治疗不宜采用口服给药。目前尚有新的给药途径如经皮肤或经口腔黏膜给药等用于临床。

**2. 胃肠道外给药**

是治疗术后中重度疼痛的主要方法。尤其是新的镇痛药和新的镇痛技术的出现，使术后镇痛更为安全和有效。

（1）肌注：与口服给药相比肌注具有起效快、易出现峰值作用的特点，但药物剂型和注射局部血流量会影响药物的吸收，且在不同患者之间应用同样药物，其血药浓度差异很大（3～5 倍），以及峰值作用时间长短不一，但目前仍是我国围术期镇痛的主要给药途径之一。常用的药物有哌替啶、曲马多等。

（2）静注：静注麻醉性和非麻醉性镇痛药比肌注能够更快地达到镇痛的有效血药浓度，即起效时间短。对于术后患者已有静脉通路，应用较为方便、迅速。由于药物在体内很快重新分布，单次静脉应用时血药浓度达峰值后迅速下降，因而作用持续时间相对较短，要求反复用药。以静脉连续滴注的方法较好。

（3）患者自控止痛：是近年来应用于疼痛治疗学的一项新技术，它可以使用多种镇痛药物，经不同途径（包括静脉、硬膜外间隙等）给药，治疗分娩性疼痛、术后疼痛和癌性疼痛。患者自控止痛法的最大优点是能做到用药剂量个体化。

3. 椎管内镇痛

（1）蛛网膜下隙镇痛：单次蛛网膜下隙注射阿片类药物可提供长时间镇痛作用，起效时间与药物脂溶性相关，作用持续时间取决于药物亲水成分。但单次注射药物有效剂量筛选困难。吗啡注入后因其脂溶性低与脊髓受体结合缓慢因而起效也较缓慢；从受体部位的缓慢释放表现为作用时间持久。此外，其亲水性易于在脑脊液中向头侧扩散，产生较广泛的镇痛平面，作用于脑部时可抑制呼吸，呼吸抑制一般在给药后 6~10 小时内发生，23 小时左右呼吸功能可恢复正常。

（2）硬膜外镇痛：优点是不良反应少，药物有效剂量筛选容易，可以重复应用，而且安全、方便。由于药物必须透过硬脊膜产生作用，所以所用剂量和浓度比蛛网膜下隙镇痛量要大。

# 三、疼痛机制和镇痛新概念

1. 疼痛机制

传统理论认为，疼痛的形成是由于伤害刺激被相应的感受器接受后，经中枢整合，传送至大脑而形成痛觉。但这种理论只能解释一般感受的伤害性疼痛，而对神经源性疼痛、特发性疼痛及临床疼痛的特异现象却很难解释。近几年研究证实，疼痛的形成和传导涉及许多复杂的机制。如末梢敏化、中枢敏化及"卷扬"现象和"发条拧紧"效应等。

（1）末梢敏化：损伤及炎症反应释放的化学因子，如 $K^+$、$H^+$、5-HT、缓激肽（BK）、组胺、神经生长因子、花生四烯酸代谢或环氧化酶或脂氧化酶途径产物以及降钙素基因相关肽、细胞因子及嘌呤等物质形成"炎症汤"，它们不但是强烈的致痛物质，且相互间有明显的协同作用。如缓激肽（BK）可引起去极化和钙内流，导致神经肽（P 物质）释放，使组织对热和机械刺激敏感，并引起交感神经元兴奋。这所谓的"炎症汤"可激活高阈值的 Aγ和 C 传入神经纤维，使感受器阈值下降，增强反应性和兴奋性，敏化伤害感受器（高阈值），从而产生痛敏即形成末梢敏化。敏化后损伤区出现痛觉过敏。伤口周围未损伤区阈下非伤害性刺激也可变成阈上刺激而进一步加重痛觉。

（2）中枢敏化：由于末梢敏化，使伤害性刺激的传导径路发生改变。由低阈值的 Aβ 传入纤维传入，使神经元对伤害性刺激反应性增强，出现损伤放电、异位动作电位和交感神经异常作用，经 Aδ、C 纤维传入并释放谷氨酸、神经肽，激活 NMDA 及胸腺肽受体，使脊髓神经元产生长时程的去极化，导致脊髓背角传导易化和脊髓神经元致敏，脊髓后角神经元感受区扩大、阈值下降，对阈上刺激反应增强，时间延长，阈下刺激也可形成痛觉。由此提示对正常的非伤害性刺激反应增强即所谓疼痛异常，对来自损伤区的伤害性刺激反应过强即所谓原发性痛觉过敏，以及对来自损伤区周围的未损伤区的机械刺激发生过强反应即所谓继发性痛觉过敏，都是由于脊髓背角神经元反应性及兴奋性增强所致，也就是中枢敏化。

（3）"卷扬"及"发条拧紧"效应：研究发现，机体受到剧烈伤害之后，可反复地由 C 类纤维传入引起脊髓处于一种强化状态，称为"卷扬"现象。表现为一系列刺激引起的背角神经进行性、越来越强的反应，并且其感受刺激的范围也越来越大。另外还发现足以激活 C 纤维的疼痛刺激不仅兴奋脊髓神经元，同时也使脊髓后角广动力范围（WDR）神经元的反应也随刺激而逐渐增强，提示中枢对疼痛刺激的可塑性。因此，伤害性刺激的传入不只是简单的刺激应答反应，还可使脊髓神经元呈现"发条拧紧"效应。表现为：①兴奋性感受野扩大，以至于脊髓神经元对非伤害性的区域刺激发生反应；②对阈上刺激的反应增强，持续时间延长；③神经元兴奋阈值下降，致使正常情况下非伤害性刺激也能激活传递伤害性信息的神经元。介入"卷扬"和"中枢致敏"的受体主要是 P 物质受体和 NMDA 类型的谷氨酸受体。

2. 镇痛新概念及新型镇痛药

（1）超前镇痛。鉴于"中枢敏化"及"发条拧紧"效应，临床证实，感觉神经元持久性兴奋和疼痛行为一旦建立，尽管用同样的给药途径和剂量也难以奏效，因此提出"超前镇痛"的新观点。并提倡在术前、术中和术后采用以下方法：①采用区域阻滞方法以降低周围致敏；②预先用非甾体抗炎药（NSAID）降低伤害感受器的活性和敏感化；③预先用中枢神经抑制药（阿片类）、NMDA 受体拮抗药，以降低中枢兴奋来阻止中枢敏化的形成，从而在外周水平、脊髓水平、中枢水平达到"超前镇痛"的目的。

（2）平衡或多模式镇痛。是指联合应用不同类型镇痛药并通过不同部位给药以达到改善镇痛和减少不良反应的目的。实验和临床研究已证明，联合应用镇痛药能够改善镇痛效果。NSAID 与阿片类联合应用可增强术后镇痛效果。处理腹部大手术后急性严重疼痛，硬膜外局部麻醉药与阿片类药联合应用与单独用药相比可明显改善活动性疼痛。常用的联合方案为布比卡因与吗啡、芬太尼或舒芬太尼，究竟哪一种效果最佳尚无定论，因为随机研究的样本较小，而且对这三种阿片类药的等效剂量没有统一认识。为进一步改善镇痛效果，还可联合应用 $\alpha_2$ 受体激动药可乐定或肾上腺素。肾上腺素可能无不良反应，但硬膜外应用可乐定时应注意其不良反应。在多模式镇痛中应用 NMDA 受体拮抗药也备受关注，其中对氯胺酮的研究最多，初步认为氯胺酮和阿片类药全身联合应用或氯胺酮硬膜外或全身应用与硬膜外局部麻醉药、吗啡联合应用具有相加的镇痛效果，但尚需进一步研究明确最佳剂量和不良反应，方可推广应用。在膝关节镜手术后，与关节腔内应用安慰剂或布比卡因—吗啡联合应用组相比，联合应用布比卡因、吗啡和泼尼松龙能提供更有效的镇痛，提示在某些手术中皮质类固醇可能成为多模式镇痛中的重要组成部分。

（3）新型镇痛药。

1）肾上腺素受体激动药：可乐定和右美托咪啶能抑制脊髓后角水平伤害性刺激的传导，使突触前膜去极化，抑制突触前膜 P 物质及其他伤害性感受性肽类的释放，具有镇痛、镇静、抗焦虑、抗呕吐作用。局部麻醉药液中加入可乐定可延长鞘内、硬膜外及某些外周神经阻滞的作用时间及镇痛效果。目前，值得推荐的给药途径是鞘内或硬膜外给药。

2）炎症递质抑制药：几种肽类 BK-$\beta_2$ 受体拮抗药、NPCI6731、NPC567、CP0127 已在动物模型中显示镇痛作用。BK-$\beta_2$ 受体拮抗药在慢性痛觉过敏中显示镇痛效应。细胞因子拮抗药（CSAID）抑制细胞因子合成，在急、慢性疼痛中也表现出镇痛活性。

3）离子通道调节药：抗惊厥药、局部麻醉药及抗心律失常药在神经痛治疗中的有效性，是由于它们对钠离子通道的阻滞作用；钾离子通道激活引起的超极化可降低细胞兴奋性。所以钾离子通道激动药可能代表一类新型镇痛药。

4）具有外周作用的阿片类药：实验表明，伤害感受器和交感神经末梢可能是阿片类药外周作用的靶位。所以研制无中枢作用而只有外周作用的阿片类药，以避免阿片类药的依赖与成瘾，不但有临床意义，更具有重大的社会效益。

5）兴奋性氨基酸拮抗药：氯胺酮是良好的 NMDA 受体拮抗药。它能阻断与 NMDA 受体相关的离子通道，抑制伤害性刺激在中枢的短暂累积，发挥镇痛作用。临床用于传统治疗效果不佳的神经源性疼痛、对阿片类耐药的癌性疼痛。口服氯胺酮效果好且无致幻作用。镇咳药右甲吗喃和抗帕金森病药美金刚均为竞争性 NMDA 受体拮抗药，有镇痛功效，并能增强吗啡的镇痛作用。

（郭永萍）

# 第二节　患者自控镇痛

患者自控镇痛（patient controlled analgesia，PCA）是让患者自身参与疼痛管理的各种治疗方法的总称。标准 PCA 是患者感觉疼痛时按压启动键通过由计算机控制的微量泵向体内注射设定剂量的药物，其特点是在医生设置的范围内，患者自己按需调控注射止痛药的时机和剂量，达到不同患者、不同时刻、不同疼痛强度下的镇痛要求。20 世纪 90 年代，随着微电脑技术的飞速发展，PCA 开始在临床上大量成功使用。PCA 镇痛方法迎合了患者的心理，患者能够参与镇痛治疗，在治疗疼痛的同时也进行了心理治疗。

## 一、概述

1. PCA 应用的优点

（1）符合镇痛药的药代动力学，容易维持药物在患者体内的最低有效止痛浓度（MEAC）。

（2）能够做到及时迅速止痛。

（3）基本上解决了患者对止痛药需求的个体差异，有利于患者在不同时刻、不同疼痛强度下得到最佳镇痛效果。

（4）相对减少了用药量，从而降低了并发症的发生率，有利于维持循环、呼吸功能的稳定。

（5）有利于患者充分配合治疗，有利于咳嗽、排痰、肠蠕动的恢复（尤其用于硬膜外腔 PCA 时）。

（6）可抑制机体过于强烈的应激反应，加快患者免疫功能的恢复，促进早日康复。

（7）上胸段 PCEA 对缺血性心脏病、急慢性心肌梗死患者有心肌保护作用。

（8）显著减少医护人员工作量。

2. PCA 临床分类

PCA 常用方法可分为以下 4 类。

（1）硬膜外间隙 PCA（PCEA）：硬膜外间隙阻滞最早使用局部麻醉药利多卡因或布比卡因、罗哌卡因或左旋布比卡因，由于后者作用时间长、止痛效果确切，目前多选用 0.125% ~ 0.25% 浓度与阿片类药联合使用。临床研究证明，局部麻醉药与阿片类药联合使用可降低两种药物用量，减少药物的毒性和不良反应。PCEA 用量小，止痛效果可靠，持续时间长久，且作用范围局限，对全身影响相对较小，适用于头颈部以下区域性疼痛的治疗，特别适用于术后镇痛、产科镇痛及癌性镇痛。

（2）静脉 PCA（PCIA）：方法简单，起效快，适应证广泛，如癌痛、术后痛、创伤痛、烧伤后疼痛、炎症疼痛等，但其用药针对性差，对全身影响较大，其镇痛效果略差于 PCEA。

（3）皮下 PCA（PCSA）：方法简单，但效果不够确切，用药注射量不宜太多，使用时间不能太长。

（4）外周神经阻滞 PCA（PCNA）：常用于颈丛、臂丛、股神经、腰丛或坐骨神经处的 PCA。

3. PCA 常用药物

（1）麻醉性镇痛药，如吗啡、哌替啶、芬太尼、舒芬太尼、丁丙诺啡、纳布啡、曲马多等。

（2）局部麻醉药，如 0.1% ~ 0.2% 布比卡因、0.1% ~ 0.25% 罗哌卡因、0.1% ~ 0.2% 左旋布比卡因、0.1% ~ 0.15% 丁卡因、0.5% ~ 1% 利多卡因等。

（3）其他药物，如氟哌利多、咪达唑仑、氯胺酮、可乐定、皮质类固醇等。

（4）治疗并发症药物，如治疗恶心、呕吐、尿潴留、皮肤瘙痒等的药物。

4. PCA 使用禁忌证

（1）睡眠性呼吸暂停综合征的患者。

（2）有药物成瘾史的患者。

（3）神志不清、有觉醒障碍的患者。

（4）循环功能不稳定，有低血容量、低氧血症的患者。

（5）对 PCA 镇痛概念不理解的患者。

（6）缺乏训练有素的医护人员的医疗单位。

## 二、PCA 专用设备

PCA 需要专用设备，即 PCA 镇痛泵。目前常用的 PCA 镇痛泵有电子驱动泵、弹簧泵、橡皮囊扩张泵。PCA 泵有以下多项指标的设定。

1. 药物浓度

在配制 PCA 的镇痛溶液时，以其中一种药物的剂量作为设置标准，其单位为 g/L 或 mg/L。

2. 负荷量

指 PCA 开始时首次用药剂量。PCA 原则上由患者根据自己的感觉自行用药，但为了减少操作，迅速止痛，负荷量多由临床医务人员给予。其用药方法及药物代谢规律与普通单次用药相似，但以较小剂量为宜，如 0.2% 罗哌卡因 5 mL + 芬太尼 10 mg/L，或 0.2% 罗哌卡因 5 mL + 丁丙诺啡 15 mg/L，或 0.2% 左旋布比卡因 5 mL + 吗啡 0.1 g/L 硬膜外注射，或氯诺昔康 8 mg 静注等。临床椎管内麻醉的术后患者，其术终所用麻醉药也可视为负荷量。

3. PCA 剂量或追加量或指令量

PCA 开始后，患者疼痛未能消除或疼痛复发时所追加的药物剂量称为 PCA 追加量。理论上追加量应等于从血中或中央室的清除量，中央室或血中止痛药物浓度从而保持在最低有效水平。因此，追加量不可过大，以免造成血药浓度骤然升高，但剂量过小，必然会增加用药次数。以吗啡为例，其在硬膜外止痛中最适宜追加量为每次 0.1~0.5 mg，静脉追加量以每次 1 mg 为宜。

**4. 锁定时间**

即两次用药的时间间隔。设置锁定时间的目的在于防止在前一次所用药物完全起效之前重复用药而造成过量中毒。锁定时间的长短应根据所用药物的性质和施用途径而定。如吗啡静注自控止痛的锁定时间多为 5~10 分钟，而硬膜外注射的锁定时间应延至 10~30 分钟，利多卡因和罗哌卡因硬膜外 PCA 的锁定时间分别为 10 分钟和 20 分钟。

**5. 持续给药或背景剂量**

为减轻患者的操作负担，在持续用药的基础上由患者酌情自行加药。然而实践证明，即使基础剂量长时间使用也可引起某些敏感患者镇痛过量中毒，所以这种方法在某种意义上违反了 PCA 基本原则。但在一些特殊情况下，通过计算将此剂量控制在最低水平（0.5 mL/h）或夜间睡眠时参照日间用量设定基础剂量，有利于保证患者良好的睡眠。

**6. 单位时间最大剂量**

由于患者间个体差异较大，为防止反复用药造成过量中毒，PCA 间期多以 1 小时或 4 小时为间隔限定最大单位时间的使用量，如国外吗啡静注最大剂量为 10~30 mg/4 h，或 PCEA 丁丙诺啡 0.12~0.2 mg/h。本项可由医师自己选择 1 小时或 4 小时所进药物限量。

**7. PCA 的注药速率**

可依药物剂量、浓度、患者的实际需要随意设计调整，最快 100 mL/h，也可调至 1~15 mL/h；每次按压有效的 PCA 时，机器可经倒计数方式显示注药的百分数。

# 三、PCA 给药模式

**1. 单纯 PCA（简称 P 模式）**

患者全程自控，感疼痛时即按压镇痛泵上的控制开关 1 次，使一定量的镇痛药注入体内，完全由患者自己控制给药。

**2. 持续给药 + PCA（简称 CP 模式）**

由镇痛泵持续输入一定量的镇痛药作为基础，患者感疼痛时可自控追加一定量的镇痛药。

**3. 负荷量 + 持续量 + PCA（简称 LCP 模式）**

先给一个负荷药量使患者基本上达到无痛，再给持续剂量，患者感觉疼痛时再按压 PCA 启动键。LCP 模式的优点是：首先给予负荷剂量使尽快达到最低有效镇痛浓度（MEAC），然后用持续输注保证较稳定的血药浓度，通过间断 PCA 保证满意的止痛效果，而又可防止用药过量的并发症。其缺点是个体差异难以确定合适的持续给药剂量、速度，尤其睡眠状态时，可能出现用药过量。故在设定 PCA 泵的程序中必须精心构思，PCA 泵为达到安全用药的目的有时间锁定功能，在锁定时间内按压开关不能给予镇痛药。

**4. 神经阻滞 + PCA**

手术结束时先行区域性神经阻滞，然后使用上述模式的 PCA，这样可明显减少镇痛药物的用量。如开胸手术后，先用 0.25% 罗哌卡因行切口处的肋间神经阻滞，然后再接上 PCA 泵。有研究表明，用负荷剂量组明显优于无负荷剂量组，且更有利于维持患者所需的 MEAC。最新的研究认为，只要选择适当的负荷剂量和持续剂量（如 PCFA 用 0.001 5% 丁丙诺啡或 0.01% 吗啡溶液 5 mL +0.5 mL/h）可使血药浓度更易维持在 MEAC 内，各年龄组也无用药过量的现象。但是对不同药物，不同浓度的镇痛液是否用负荷剂量或持续剂量仍值得研究。

## 四、PCA 的管理新模式

未行规范化管理的 PCA 缺陷有：①并发症发生率较高，呼吸抑制为 0.1% ~ 0.99%，恶心、呕吐为 20% ~ 29%，瘙痒为 12% ~ 14%，血压过低为 0.5% ~ 5.1%；②特殊病例镇痛质量不高，术后 25% ~ 31% 小儿仍有中度以上疼痛，对尿潴留和瘙痒等不良反应以及未成熟儿呼吸抑制等的观察和处理，小儿硬膜外镇痛的护理等问题都较为特殊；③既往已使用阿片类药治疗的慢性疼痛患者的术后镇痛和高危患者的个体差异等特点，都对术后镇痛发展和管理提出了挑战。因此，Readg 等于 1988 年首次提出并描述了急性疼痛服务（APS）管理模式，该模式以麻醉医师为主体，培训护士并发挥其作用，在 APS 的正规管理和统一运作之下，取得了可喜成绩，并发症也明显降低。APS 采用 24 小时负责制，每天 12 时交接班，所有接受疼痛治疗的患者由当天值班 APS 医师管理，处理报警及其他问题。APS 有专门的申请单、登记表和常规护理记录单，APS 医师每天定时巡视 4 次，巡视时进行 VAS 评分、BCS 舒适评分、镇静评级和用掌式仪测定 $S_P(O_2)$，察看 PCA 泵运行情况，了解术后镇痛反应可能出现的并发症、高危或高龄患者特殊处理及有关数据登记。PCA 结束时由 APS 医师撤除 PCA 装置及拔出导管。但 APS 本身费用较高，目前对于 APS 能否降低 PCA 费用尚有不同观点，但通过 APS 的正规管理降低医疗费用无疑是 APS 目的之一。随着 APS 的优化组合，其优越性越来越明显。

## 五、使用 PCA 镇痛应注意的问题

同类药物（如吗啡与芬太尼）不要联合应用，不同类药物联合应用可增强镇痛效果，并可减少并发症，如镇痛药 + 局部麻醉药，镇痛药 + 氟哌利多或氯胺酮，镇痛药 + 可乐定。

PCA 镇痛各种方法均优于口服或间断注射止痛药，PCEA 用药量小，效果最好，其次依次为 PCIA、PCSA、PCNA。

PCA 镇痛效果的评定可采用 3 种方法综合评定：①镇痛效果采用视觉模拟评分（VAS）；②镇静程度采用 Ramsay 镇静评分；③$D_1/D_2$ 比值（按压次数/实际进药次数），反映患者要求镇痛的程度。

PCA 和常规注射止痛药一样，最易出现的并发症是呼吸抑制、恶心、呕吐、尿潴留，必须高度重视，加强监测，及时处理。

加强宣传，提高医护人员、患者及其家属的认识，掌握好注意事项，充分合作才能使 PCA 达到良好的治疗目的，有条件的单位可以开展 APS 模式，进行更加规范化的 PCA 管理。

## 六、镇痛泵异常情况的显示与报警

使用 PCA 泵时注意观察下列提示，并给予处理。①输液管闭塞请检查输注管道。②药盒是否装上。③输液管有空气或已注射完毕，请排气或交换药盒。④电池不足，低电压，请更换电池。⑤PCA 手键没有接上。⑥药盒没装药液或空药盒，请更换新药盒。⑦药量设定过低，重新设定。⑧药物剂量设定不相符，请检查。⑨PCA 泵在静止状态，开启后没有工

作。⑩镇痛溶液注射即将完毕。

## 七、PCA记录参数专用术语

1. 治疗参数

（1）单次给药总次数，是指在整个镇痛期间内患者按压远隔控制单次给药剂量按键，并且实际有效地注入单次给药剂量的次数，此也可称为"有效单次给药次数"或"有效注射"。

（2）按键总次数，是指在镇痛过程中，患者按动远隔控制单次给药剂量按键的全部次数。在按键时不论有效给药或无效空转，都被记录。

（3）经过时间，PCA的使用时间。

（4）总注射量，开始实施PCA以来的注射总药量。

（5）单次给药总次数（有效注入次数）/按键总次数（实际按键次数）。

2. 使用中的实时记录

（1）患者总按压数与实际进药数，PCA泵中记录患者按压的总次数和实际进药次数。PCA期间总按压次数可以反映患者用药需求的欲望，即镇痛越不满意的患者想改变这种痛苦愿望就越强烈，按压的次数就会越多，反之也然。$D_1/D_2$比值可作为评价镇痛效果的一项客观指标，其比值<2的患者中，镇痛效果优良率（VAS<3）占97%，提示$D_1/D_2$比值是一项评定镇痛效果有价值的参考指标。

（2）所进药物的总量，在PCA泵的显示窗上，可随时显示治疗药物所进入机体的剂量（mg或mL），有利于了解和评价PCA效果。

（3）所剩药液的容量，长时间PCA治疗后，泵盒中所剩余药液的容量（mL），为继续进行PCA可维持多长时间提供参考。

（4）所有记录可清除，第2个病例启用PCA泵时应清除前1个患者应用所记录的有关数据，从零开始。此外PCA治疗整个过程中，泵的运行情况、治疗参数、异常现象、报警原因、暂停时间、重新启动时间等可查阅和打印，这对PCA的整体评定及总结极有价值，为临床科研提供了各种完整的数据。

## 八、PCA进展

1. 新型PCA技术

计算机技术与静脉麻醉药物药动学的深入研究，两者结合产生了靶控输注（TCI）技术，使麻醉医师也如吸入麻醉药一样能预知患者体内静脉麻醉药物浓度及其相应的效应，可最大限度地实现个体化给药。国外学者尝试将TCI技术用于PCA，并开展相应的研究工作。心脏手术后将阿芬太尼TCI技术应用于患者PCA（PCA-TCI），其镇痛初始将浓度设定为较低的水平20 μg/L，再结合主观及客观指标进行镇痛镇静评分，如VAS≥4时则增加血药浓度10 μg/L，直至满意；随后进入患者自控阶段，如10分钟内无须求则自动下降5 μg/L，如1秒内连续按压给药键2次则自动上升5 μg/L，锁定时间5分钟，计算机根据设定的血药浓度计算当时运行所达到的浓度，并每10分钟调整1次输注速率。结果显示与传统吗啡PCA相比镇痛效果好，患者拔管提前，满意度高。Checketts研究显示阿芬太尼PCA-TCI与传统吗啡PCA方案相比各指标无显著差异，但VAS评分低于传统吗啡PCA组。矫形外科手术后实施瑞芬太尼PCA-TCI，同样取得良好效果。TCI理论上能部分解决PCA期间设置不合理包括背景输注的潜在风险，但目前仅处于实验阶段。相信随着药理学研究的进一步深入和 TCI 设备的改进，TCI 技术在 PCA 临床的结合应用将为期不远。

2. PCA 选择的新型药物

（1）罗哌卡因：是一种新型长效酰胺类局部麻醉药，其中枢神经及心脏毒性较低，具有感觉神经和运动神经阻滞分离的特点，近几年术后 PCEA 应用报道逐渐增多。Bertini 认为罗哌卡因运动阻滞低，比布比卡因更适宜于术后 PCEA。近期文献报道上腹部手术后采用 0.2% 罗哌卡因 4~6 mL/h 背景输注能提供满意的镇痛效果，较早期用 8~10 mL/h 剂量输注有所降低。国内研究 0.2% 罗哌卡因 4~6 mL/背景剂量输注加 PCEA，能明显减少吗啡 PCA 消耗，同时运动阻滞较少。罗哌卡因运动阻滞程度小是其最大的优点，单独或联合芬太尼均能达到可行走的硬膜外镇痛（WFA）目的。

（2）左旋布比卡因：是布比卡因中的左旋镜像体纯提取物。实验表明，左旋布比卡因比布比卡因神经中枢和心脏毒性更低，而神经阻滞作用强度与布比卡因相仿，比罗哌卡因强（罗哌卡因与布比卡因两者效价比为 1:1.5）。Kopacz 等观察到硬膜外 0.75% 左旋布比卡因和 0.75% 布比卡因 20 mL 在下腹部手术中麻醉效果相似，同时比较了两者的药动学变化，发现左旋布比卡因组血药浓度比布比卡因组大，Cmax 分别为 0.84±0.31 mg/L、0.611±0.22 mg/L，Tmax 分别为 24.0±10.5 分钟、25.5±10.1 分钟；在布比卡因组两种镜像体浓度分析发现其中左旋大于右旋，但因左旋布比卡因和蛋白结合率高而游离量很小，在 4~10 小时浓度时间曲线向上膨起，这表明硬膜外间隙吸收呈双相变化，有第 2 个慢吸收相出现。由于左旋布比卡因毒性低，避免了在硬膜外阻滞或持续输注镇痛药时神经中枢和心脏毒性潜在危险的发生。有研究发现，0.2% 左旋布比卡因和 0.2% 罗哌卡因 4 mL/h 速度硬膜外持续输注 +0.01% 吗啡 PCA，能为下腹部手术患者提供良好的术后镇痛，可减少吗啡 PCA 的用量，降低了吗啡相关的不良反应，同等浓度的左旋布比卡因阻滞能力比罗哌卡因更强，患者运动恢复的时间较慢及下肢麻木不适感较重。

（3）曲马多：是一种弱 μ 受体激动药，同时也能抑制去甲肾上腺素和 5-HT 的再摄取，这两种机制共同发挥镇痛效应，而后者起主要作用，因此其用于术后镇痛中安全性较大，激动 μ 受体而引起呼吸抑制的可能性较小。已有文献报道曲马多用于 PCIA 或术后 PCEA，用量较大，恶心、呕吐等不良反应较严重。采用恩丹西酮能有效地预防和治疗恶心、呕吐，但有研究认为恩丹西酮同时能削弱曲马多的镇痛作用，其原因可能因为恩丹西酮抗呕吐机制是中枢 5-HT$_3$ 受体拮抗剂，而抑制 5-HT 的再摄取是曲马多起镇痛作用的主要机制之一。Grond 研究认为右旋曲马多对映体镇痛效能较左旋对映体更强。

（4）可乐定：镇痛作用是通过直接刺激 α$_2$ 肾上腺素能受体，抑制 A 纤维和 C 纤维的诱发动作电位。Eledjam 等报道 150 μg 可乐定比 200 μg 肾上腺素更有效地延长局部麻醉药的臂神经丛阻滞时间。可乐定是纯 α$_2$ 受体激动药，研究表明该药无神经毒性，可乐定 1 μg/mL 可使局部麻醉药的镇痛时间延长 50%~100%，并且无明显不良反应。

（5）非甾体抗炎药（NSAID）：具有加强阿片类药镇痛作用，现在有采用 COX-2 选择性（相对）抑制药氯诺昔康用于 PCIA 的报道。具体配方为氯诺昔康 2 g/L，PCA 设置为 0.5 mL/bolous，锁定时间 5 分钟，限量 32 mg/d。但其同时也对 COX-1 抑制，因此可引起轻度的胃肠道反应。

（魏 博）

# 第三节　椎管内患者自控镇痛

椎管内镇痛在临床疼痛治疗中占有极其重要的地位，椎管内（包括硬膜外间隙和蛛网膜下隙）镇痛的效应如何与采用的药物和方法不同密切相关。自20世纪90年代患者自控镇痛开展以来，其技术渐趋成熟和完善，临床应用日益广泛，有关研究也更深入和细致。

## 一、阿片类药物于脊髓再分布的机制

硬膜外和蛛网膜下隙镇痛所有注射的阿片类药物的机制是：通过与阿片类受体偶联的 G 蛋白结合，引起继发性 cAMP 水平降低；通过激发神经元钾离子通道开放，引起钾离子外流；通过阻断电压门控的钙离子通道等途径，从而降低神经兴奋性，产生镇痛作用。既然有如此相同的作用机制，那为什么阿片类药物在临床应用中、在药动学和药效学方面有如此大的区别呢？原因在于不同阿片类药物在与相应受体的结合能力上有很大的差异。一般来说，阿片类药物所产生的镇痛作用是由 G 蛋白的激活而产生的一系列物理化学变化的最终结果，如硬膜外阿片类药物必须穿透硬脊膜和蛛网膜，扩散进入脑脊液，再穿透软脑膜到达脊髓，通过白质灰质最终到达背角阿片类受体。药物完成以上一系列扩散取决于该药的理化性能（其中很重要的一点是尽量避免硬膜外脂肪的吸附和组织的重吸收），也就是说，一种阿片类药物在脊髓背角上的生物利用度以及是否适合于椎管内应用很大程度上取决于该药物的理化性能。

据相关研究报道和资料，所有的椎管内阿片类药物最终都会被吸收进入血浆，通过血液循环到达脑组织从而产生麻醉性镇痛作用，因此并不是所有的椎管内阿片类药物都在脊髓平面产生麻醉镇痛作用。

## 二、影响椎管内药物分布的因素

实验研究证明，药物是直接穿透脊膜从而完成从硬膜外间隙向蛛网膜下隙的再分布。脊膜细胞的分子生物学特性决定了其在阻止药物向内扩散的屏蔽作用中起着重要的作用（约95%），这一点解释了为什么中等脂溶性药物比高水溶性或高脂溶性的药物更具渗透性。

除了对药物的转移具有物理性的屏障作用外，蛛网膜还起着代谢抑制的作用，如蛛网膜上存在着大量的具有药物降解作用的各类酶系统（包括细胞色素 P450，葡萄糖醛酸转移酶等）；另外，还存在各种具有神经递质降解作用的酶类，能降解包括肾上腺素、去甲肾上腺素、乙酰胆碱和其他多种神经肽。事实上乙酰胆碱在蛛网膜上的代谢活动与其在脊髓上一样活跃。由此关于"新斯的明镇痛作用至少有一部分可能被脊髓的代谢活动所调节"的这一学说的可信性就得到了进一步的确认。

一旦药物进入脑脊液，它们在其中停留的时间将取决于其相对水溶性，这就解释了为什么临床上吗啡比其他高脂溶性、高蛋白结合率的药物在椎管内具有更广的扩散范围。另外注射液的酸碱度对于硬膜外给药后药物在脑脊液中的分布并无影响，然而却显著影响蛛网膜下隙阿片类药物在脑脊液中最初的浓度。关于硬膜外和蛛网膜下隙给药的另一区别在于后者的给药量大部分将进入硬膜外间隙，而这也是蛛网膜下隙药物消除的一个重要途径。

当药物扩散进脑脊液后还必须渗透进脊髓才能到达其在背角神经元上的作用位点。通过对阿片类药物在脑组织中分布的研究，发现增加药物的脂溶性将会降低药物对脊髓的亲和力，并使药物优先分布于白质，而非灰质。与此相类似，动物实验证明蛛网膜下隙注射芬太尼、舒芬太尼等高脂溶性药物在脊髓细胞间隙中的生物利用度远低于吗啡等水溶性药物。药物在脊髓细胞间隙中的生物利用度非常重要，因为这决定了药物与其相应受体的结合能力。近期的动物活体实验证明，增加药物的脂溶性将降低药物在脊髓的生物利用度，这与临床上硬膜外间隙和蛛网膜下隙应用阿片类药物所得到的结果是一致的。

## 三、临床椎管内阿片类药物的用药原则

椎管内应用阿片类药物的原则是：药物的麻醉镇痛作用必须远大于（至少不小于）其不良反应，而且给药方法必须经济、简便、有效和安全。

1. 吗啡

无论硬膜外或蛛网膜下隙给药都能产生明确的脊髓平面的麻醉镇痛作用，因而被公认为是最古老与经典的椎管内阿片类药物。

2. 芬太尼

事实上芬太尼持续注射也曾一度被作为基本的椎管内麻醉方法。然而几位研究者对这一传统的观念提出了质疑。因为研究发现无论是硬膜外或蛛网膜下隙给药，当达到相同的麻醉作用时，需要相同的给药量，而其血药浓度与产生的不良反应在统计学上也无明显差异。短时间持续硬膜外单一给药所产生的麻醉作用是由组织的重吸收与药物向脑组织的再分布所产生的，且药物的作用具有一定的时限性。硬膜外给药与蛛网膜下隙给药初期在血浆中的药物浓度并不相同，而且要经历数小时后两者才能达到平衡。这反映单次或是短时间给药比长时间持续给药更能产生脊髓调节的麻醉镇痛作用。因而现在并不主张将芬太尼单一用作硬膜外术后镇痛药物。但在个别情况下单次或蛛网膜下隙给药也有其必要性。

3. 舒芬太尼

与芬太尼相比，舒芬太尼因组织的重吸收与药物向脑组织的再分布而产生麻醉作用的这一特点更加明显，可作为硬膜外镇痛药来使用。蛛网膜下隙注射在分娩镇痛中使用得相对普遍。但其作用机制仍与药物在脊髓外的再分布有关。值得一提的是，Mdliu 等的研究显示蛛网膜下隙给予 12.5 μg 的药量就足以产生术后镇痛所需的血药浓度，因其具有潜在的脊髓与脊髓上镇痛作用，相比之下吗啡就完全不具备这种能力；蛛网膜下隙 10 μg 舒芬太尼产生的麻醉作用相当于 10 mg 吗啡静脉给药的效果；舒芬太尼与吗啡相比其药效有显著差异，其原因可能是缘于其在脊髓内较低的生物利用度。舒芬太尼蛛网膜下隙用药的另一个特点是其具有封顶效应，>10 μg 的用药量并不能增加其药效，反而增加了不良反应（例如呼吸抑制、过度镇静等）的发生率，这可能是因为血药浓度的增加而引起的。

4. 阿芬太尼

证据显示阿芬太尼的麻醉性镇痛作用很大程度上是由于药物进入血浆而后转入大脑而产生。所以该药不适宜应用于硬膜外镇痛。关于人体蛛网膜下隙用药的研究目前还很少，在动物实验中阿芬太尼可显示出短时而强效的镇痛作用。

## 四、椎管内 PCA 的不同方式

近年来研究突出的特点是硬膜外 PCA（PCEA）不同模式逐渐增多，区域神经阻滞 PCA

（PCRA）和蛛网膜下隙 PCA（PCSA）开始受到重视。

1. PCEA 方式

PCEA 与 PCIA 相比，药物用量小，止痛效果确切，作用时间持久且对全身影响相对较少，PCEA 效果优良率达 92.5% ~ 98.3%。Boylan 等比较研究了腹主动脉瘤手术后 PCEA 与 PCIA 的镇痛效果以及对呼吸和心血管的影响，结果显示 PCEA 组气管拔管时间、休息和运动时的视觉模拟评分（VAS）以及需要护士额外静脉追加吗啡的次数均比 PCIA 组少；但术后两组呼吸抑制、$S_p$（$O_2$）降低、心电图 ST 段降低和 ICU 逗留时间无明显差异。Sinatra 等比较舒芬太尼 PCEA 和 PCIA，结果显示两组的 VAS 评分相似，但 PCEA 组疼痛缓解更迅速；两组的舒芬太尼消耗量一致，但 PCIA 组呼吸抑制发生率更高。Wulf 等研究显示髋关节置换术后 0.2% 罗哌卡因 PCEA 与吗啡 PCIA 相比，罗哌卡因 PCEA 比吗啡 PCIA 更为优越，PCEA 组 VAS 评分低，术后 ICU 逗留时间短，肛门排气排便时间提前，恶心、呕吐发生率低。

有研究报道用生理盐水及 0.1%、0.2%、0.3% 罗哌卡因以 10 mL/h 速率持续硬膜外输注，21 小时静脉吗啡 PCA 用量分别为 75 mg、32 mg、39 mg 和 13 mg，减少了吗啡 PCA 的用量，此种作用与罗哌卡因的剂量相关，而运动神经阻滞强度顺序为 0.3% > 0.2% > 0.1%。另有研究报道罗哌卡因 3 种剂量的血浆峰值浓度（Cmax）、浓度—时间曲线下面积（AUC），随着罗哌卡因持续硬膜外输注剂量增加而增加，总清除率（CL）和半衰期（$t_{1/2}$）则相似；有学者报道 10 例择期子宫全切术的患者分别以罗哌卡因（2.5 mg/mL）负荷剂量 7.5 mg 和按压剂量 42.5 mg 后持续硬膜外输注剂量 10 mg/h 或 20 mg/h，发现在罗哌卡因持续硬膜外输注期间，总血浆浓度增加，而游离血浆浓度则保持稳定 [8 小时和 24 小时分别为（0.019 ± 0.008 4）~（0.017 ± 0.005 9）mg/L，（0.032 ± 0.016）~（0.035 ± 0.015）mg/L]，潜在的系统毒性低。有研究以罗哌卡因 4 mg/h、8 mg/h、12 mg/h 持续硬膜外输注，其罗哌卡因游离血浆浓度较低，无蓄积作用，无潜在毒性的顾虑，以 0.2% 罗哌卡因 4 ~ 6 mL/h 速率是国人术后患者镇痛的最佳方案，罗哌卡因硬膜外持续输注可减少吗啡 PCEA 的消耗量，可提高患者对镇痛的满意程度，降低不良反应，提示其可安全应用于临床。另外笔者的经验有：①PCEA 的镇痛药液中加入小剂量可乐定可增强镇痛效应；②硬膜外采用 0.1% ~ 0.2% 罗哌卡因或左旋布比卡因持续输注 4 mL/h，再以氯诺昔康 PCIA 来补充其镇痛效应的不足，效果良好，而并发症较低，胃肠功能恢复快，尿潴留程度轻；③对于大手术患者 PCEA，仍以吗啡加局部麻醉药联合镇痛效果最佳。

2. CSEA 方式

腰麻—硬膜外联合（CSFA）分娩镇痛方法具有麻醉起效快、镇痛效果确切、用药量少等特点，结合硬膜外持续给药的优势，为产妇分娩和手术后患者提供了满意的镇痛效果，且运动神经阻滞较轻。有研究在对比 CSEA 和 PCEA 分娩镇痛临床研究中，发现除了 CSFA 比 PCEA 第一产程更短外，其余与 PCEA 无差别；另有调查发现目前英国 CSEA 分娩镇痛已占到 24%。CSEA 分娩镇痛目前采用铅笔尖和无创伤性腰麻针，这样大大减少甚至避免了有关硬脊膜穿破后的头痛；CSEA 应用方法一般在第一产程时经蛛网膜下隙注入阿片类药物或罗哌卡因，阿片类药物常用芬太尼或舒芬太尼；CSEA 后用 PCFA 维持给药产妇可达到 WEA。WEA 产妇在分娩镇痛期间可以下床自由活动，促进分娩，并能减少尿潴留，减少器械助产率和剖宫产率，提高产妇的满意度。CSEA 的优点受到临床的肯定，但对 CSFA 后较大剂量局部麻醉药持续硬膜外输注加吗啡 PCA 的安全性还存在顾虑，经研究认为 CSEA 麻醉后罗哌卡因硬膜外持续输注（4 mL/h），加吗啡 PCA 方法（0.01% 吗啡，以 LCP 模式给药，负荷剂量 5 mL + 持续剂量 1 mL/h + 按压每次 1 mL，锁定时间 10 分钟，限量为 12 mL/4 h）是安全、有效的，吗啡的用量显著减少，恶心、呕吐、瘙痒、嗜睡等不良反应明显减少。

3. PCRA 方式

PCRA 是将置入神经鞘内的硬膜外导管连接于标准的 PCA 泵进行给药，也可连接一持续给药泵镇痛，PCRA 在提供满意镇痛的同时，可避免阿片类药物的使用及其不良反应。在肩部手术后患者，经肌间沟置管 PCRA 与静脉 PCA 吗啡镇痛的比较研究表明：术后 12 小时、18 小时、24 小时和 30 小时的镇痛效果均以 PCRA 为更佳，患者满意度更高，而恶心（25%）和皮肤瘙痒（25%）等并发症仅见于静脉 PCA 镇痛组的患者。由此可见，就术后镇痛途经而言，四肢手术的患者外周给药镇痛比静脉给药更可取，全身不良反应较少，患者可早期下床活动，有利于患者尽快恢复出院。局部麻醉药 PCRA 还可适用于外周血管性疾病的治疗，肌间沟臂丛置管用于肩部手术后 PCRA，镇痛效果比 PCIA 好，恶心、呕吐等不良反应少，患者满意程度高。另一项研究显示，0.2% 罗哌卡因与 0.15% 布比卡因有相同的镇痛效果，但应用 0.2% 罗哌卡因能够更好地保持手臂肌力，减少手指麻痹症状。PCRA 主要适用于四肢镇痛或用于血管性疾病的治疗，具体用法如下。① 0.2% 罗哌卡因 5 ~ 10 mL/h 或 0.3 ~ 0.4 mg/（kg·h），按压每次 3 ~ 5 毫升，锁定时间 10 ~ 20 分钟。在急性疼痛治疗的同时，低浓度罗哌卡因 2.0 mg/mL（0.2%）仅轻度非递增性阻滞运动神经，有利于患者早期活动，促进恢复。② 0.125% ~ 0.25% 布比卡因 5 ~ 15 mL 或 0.25 mg/（kg·h），按压每次 2 ~ 3 mL，锁定时间 10 ~ 20 分钟。③临床上可乐定与局部麻醉药合用，可延长镇痛作用时间和增强局部麻醉药的镇痛作用。总之，PCRA 的优势在于对机体影响小，安全性大，镇痛效果确切，逐渐在临床广泛应用。神经刺激器在外周神经阻滞定位中的应用大大提高了外周神经阻滞的成功率，促进了临床上区域神经阻滞和术后 PCRA 的普及。该技术对于四肢手术后中度和重度疼痛的患者而言是安全有效的镇痛方法，可减少阿片类镇痛药的全身不良反应，促使术后早期康复。

4. PCSA 方式

蛛网膜下隙 PCA 是 PCEA 效果不佳的一种替代方式。Kshatri 报道了 1 例 38 岁女性患者因宫颈癌转移至骶尾部、肛周顽固性疼痛，长时间采用 PCEA 失效后采用 PCSA，镇痛效果好，提高了生活质量。Vercauteren 则研究了 45 例患者采用不同配方 PCSA 取得了满意的临床效果。蛛网膜下隙置管后实施 PCA。单纯芬太尼用药 PCA 设置为：首次给药 10 ~ 20 μg，起效 5 ~ 15 分钟，持续 1 ~ 5 小时；持续量 0.08 μg/（kg·h），按压剂量 5 ~ 6 μg，锁定时间 30 ~ 60 分钟。联合用药为 0.08% 布比卡因 + 0.000 2% 芬太尼，PCA 设置单次剂量每次 1 毫升，锁定时间 30 分钟，背景剂量 0.5 mL/h，限量 3 mL/h。其特点是药物用量少，恢复快，对有些顽固性疼痛尤其是其他方法镇痛不佳的患者有更好的效果。但在临床操作和护理中应加强无菌观念，特别警惕细菌感染的可能性。

阿片类药物在发挥镇痛作用的同时能产生呼吸抑制、恶心呕吐、尿潴留及皮肤瘙痒等不良反应；而局部麻醉药硬膜外镇痛可能会导致低血压、心动过缓、运动受限和感觉障碍，应予以防治。

（汪金娇）

## 第四节　儿童术后镇痛

### 一、儿童术后镇痛发展的若干问题

消除疼痛对于儿童患者的康复具有重要的意义，随着对小儿疼痛的生理、解剖及疼痛反应的认识，在 20 世纪八九十年代，小儿术后镇痛的问题就逐渐引起人们的重视。然而，在可提供的技术和临床实际应用方面一直存在着不足。1999 年，有学者对 200 名行腹部大手术的儿科术后镇痛患者进行了疼痛评估，61% 的患者仍然感觉有严重的疼痛，30% 的患者认为有中度疼痛，而仅 9% 的小儿患者认为只有轻度疼痛。这说明，小儿术后疼痛并没有得到充分、有效的处理。造成这种状况的原因包括对疼痛及其处理的错误观念、个人和社会对疼痛的态度、对术后镇痛并发症的畏惧、儿童疼痛评估的复杂性和缺乏恰当的研究等。

#### （一）儿童开展术后镇痛的必要性

儿童对疼痛的表达方式跟成人不同，过去常常被错误地理解为婴儿对疼痛的感觉较轻甚至缺如。这种观点曾经导致了消极的治疗态度。

关于小儿疼痛的部分观点，如很小的婴儿神经系统发育未达到可以感觉到疼痛的程度，逐渐被摒弃。神经解剖学的研究已经证实，妊娠 29 周以后疼痛的传播路径和皮层及皮层下疼痛感觉中枢已经发育完全，即对于痛觉的传播和调节系统已经存在。行为学和生理学的研究表明，即使是很小的婴儿也会对疼痛刺激产生反应。新生儿在很浅的麻醉下进行手术曾经是一种常用的方法，但是通过对激素和新陈代谢测量的研究表明，它可以造成严重的应激反应，而且并发症发生率和死亡率显著高于在足够麻醉深度下进行手术的患儿。有人认为，很小的儿童即使经历疼痛也不会留下记忆，不会产生后期影响。然而有研究证实，疼痛和悲伤可以保持在小儿的记忆中，导致饮食、睡眠、觉醒状态稳定性等方面的紊乱。初步的研究甚至提示，早期的疼痛体验可能导致痛觉神经通路发育过程的改变，从而影响以后的痛觉体验。因此，即使很小的儿童也能感觉到疼痛并在较长时间内产生反应。不对这种减轻疼痛的需求进行处理会对儿童造成伤害。

有些人认为疼痛有助于培养儿童勇气、自律、自强、自我牺牲等优秀品质。但是对于这些已经遭受疾病和痛苦的儿童，这些品质的培养在道德上是不适合的。出于培养性格的考虑而拒绝对儿童的疼痛进行治疗的做法忽视了儿童对减轻疼痛的现实需要。临床医生的道德责任在于尽力为患儿减轻痛苦，除非治疗的风险大于收益，但是有时也会出于经济情况的考虑而放弃疼痛治疗。

#### （二）对术后镇痛治疗并发症的忧虑

由于对镇痛药物的不良反应，如阿片类药物的呼吸抑制作用、成瘾性等的惧怕，小儿术后镇痛的安全性问题成为阻碍其发展的一大障碍。尽管在儿童术后镇痛的不良反应方面的争论不多，但当医生考虑这种风险是否大于减轻疼痛带来的益处时，会受到很多相关因素的影响。应当权衡风险和收益的关系，采取合理的治疗措施。

儿童在术后镇痛治疗中不会比成人更易出现呼吸抑制。在适当的监测和镇痛药恰当剂量应用的情况下，小儿呼吸抑制的发生率很低。而且当这种不良反应出现后，还可以通过使用阿片类药物的拮抗药来处理。但是在缺乏监测的情况下，阿片类药物可能会导致严重的并发症。考虑到这种风险，当做出治疗决定的时候，必须向患儿家属告知这种潜在的风险，同时告知合理的镇痛治疗相较对控制疼痛的不作为所带来的好处（较早的恢复、更好的睡眠、肺不张发生率的降低、减轻痛苦等）。

对镇痛治疗导致麻醉药成瘾风险的高估反过来导致对未经治疗疼痛的危害性的低估。只要麻醉药物使用恰当，出现成瘾性的概率是很低的。关于儿童术后镇痛的研究已经发现，事变上不存在麻醉药物成瘾的风险。而且根据现有的知识，儿童不存在比成人更易于对阿片类药物成瘾的生理和心理学特点。

### （三）对儿童疼痛进行评估的困难

临床上的决定通常会基于客观的数据，然而疼痛是一种主观体验，建立精确的定量评估方法较为困难。医生通常依靠行为的观察、对疼痛的特殊病理生理过程的认识和患儿自身的描述等方面来判断儿童对疼痛的体验。对小儿疼痛治疗的缺乏表明这些评估方法有低估疼痛水平的倾向。导致这种倾向的原因在于以为患儿对于特定的病理生理状况或疼痛刺激都会有相同的反应。儿童对疼痛的描述比成人存在较多不确定性。对儿童夸大疼痛程度的倾向的疑虑可以导致成人降低儿童的疼痛自我描述分数。

小儿疼痛的成功预防和处理需要有可靠的评估技术。理想的心理测试工具要求具有可靠性、准确性、临床敏感性和实用性。自述评估可以说是评估技术的金标准，但它至少部分依赖于患者对疼痛的记忆，包括近期记忆和远期记忆。患儿倾向于低估他们的疼痛峰值，而高估他们的平均疼痛程度。但是多数学者认为，5 岁以上的儿童能够对自己的疼痛体验进行可靠的描述，当儿童对疼痛的描述和家长或医生的观察存在差异时，最好能以儿童的自我感受为参考。临床工作者应该相信儿童对疼痛的自我评估。脸谱评估法在术后疼痛评估中的应用得到肯定，它把皱眉、闭眼、张嘴、舌头紧张等各种特征脸谱与急性疼痛联系起来，这在 2~18 个月的小儿中能起到较好的评估作用，尽管在评估的精确度上有一定波动。

很多儿童在手术后很快出院，这就要求由患儿家长去进行疼痛的评估和处理。这表明，术后镇痛的教育也是非常重要的。

## 二、儿童术后镇痛的常用方法

由于小儿在生理及心理上尚未成熟，因而在术后镇痛药物的应用途径及剂量、镇痛方法的选择上也与成人不同，但是追溯小儿术后镇痛技术的发展，同成人一样经历了由单纯间断肌注阿片类镇痛药物到静脉或其他胃肠外途径持续应用阿片类药物、患者自控镇痛（PCA）、护士控制镇痛（NCA）、各种局部麻醉、非甾体抗炎药的辅助应用再到多模式复合应用的平衡镇痛方式的过程。

### （一）持续静注阿片类镇痛药

持续静注阿片类镇痛药可以提供比传统的间断肌注方式更为恒定的血药浓度水平。吗啡是较常用的阿片类镇痛药，对大于 1 个月的小儿，10~30 μg /（kg·h）吗啡可以提供充分的镇痛效应，而且不良反应也不明显。大于 1 个月的足月产婴儿对吗啡的清除率与 1 岁以上的幼儿相当，而 1~7 天的新生儿对吗啡的清除率只有较大婴儿的 1/3，消除半衰期约为后者的 1 倍，因而输注的程度也应有所降低，一般降至 5 μg/（kg·h）。吗啡用于年纪较大的小儿其半衰期至少 3 小时，用于新生儿就更长，因此如果要通过加大静脉输注的程度来改善镇痛效果来消除不良反应，需要较长的时间，所以在临床上如果出现镇痛效果欠佳时应及时给予负荷剂量，再调大维持量；而出现呼吸抑制时，应先停止用药直到不良反应消除再重新设置一个较低的剂量，通常改为原剂量的一半。纳布啡是阿片类受体激动拮抗药，但其镇痛作用与吗啡相当，由于它主要激动 κ 受体，具有明显的镇静作用，也是小儿术后镇痛的常用药物。

阿片类药物镇痛效果较好，但是不良反应也较多，因此有时需要用各种方法减少它在平衡镇痛中的用量。

### （二）持续硬膜外镇痛

在排除禁忌证的情况下，常规的区域阻滞是小儿术后镇痛的基本方法，尤其适于小儿腹部大手术，只要硬膜外导管的尖端位于合适的位置，低浓度少量的局部麻醉药就可以产生良好的镇痛效果，也减少了局部麻醉药中毒的危险及运动阻滞的程度。小儿硬膜外阻滞具有良好的血流动力学稳定性，尤其是在 7 岁以下的小儿，即便是高位胸段硬膜外阻滞也很少发生低血压。但是从小儿硬膜外穿刺的安全性出发，通常选用的穿刺点为 $L_{3\sim4}$。局部麻醉药潜在的毒性反应，是小儿硬膜外给药中应注意的重要问题。持续硬膜外应用布比卡因时，其测得的血药浓度通常远远低于中毒浓度，但由于新生儿对局部麻醉药的清除较慢，持续应用布比卡因 6～12 小时后，体内的布比卡因开始蓄积，因而绝大多数专家认为新生儿硬膜外持续应用布比卡因的时间应限制在 24～36 小时以内。对于婴幼儿来说、单纯使用布比卡因即使镇痛效果完善，但由于缺乏镇静作用，患儿术后仍然存在一些不适，辅以小剂量的阿片类药物对患儿有益。且对于上腹部的大手术来说，放置在腰段的低位硬膜外导管若单独应用局部麻醉药即便加大剂量也难以达到良好的镇痛效果，反而会导致局部麻醉药中毒的危险，合用少量水溶性的阿片类药物如吗啡可以完善镇痛效果。因为水溶性药物的镇痛平面对穿刺部位的依赖性没有脂溶性药物强，吗啡通过硬膜后在脑脊液中停留的时间较脂溶性的芬太尼要长，因而更容易向头侧扩散，使镇痛平面升高，但同时也带来一系列的不良反应，如呼吸抑制、恶心呕吐、皮肤瘙痒及尿潴留。也正是因为这种原因，对于镇痛平面要求比较低的手术，如下腹部、盆腔，尤其是下肢的骨科手术，合用较吗啡脂溶性高的芬太尼更为理想。

罗哌卡因复合阿片类药物硬膜外术后镇痛能达到良好的镇痛效果。运动阻滞程度的降低和安全范围的增大使这种局部麻醉药成为硬膜外术后镇痛除了布比卡因以外的又一合适的选择。罗哌卡因可以增加小儿区域阻滞麻醉的安全性。然而它和布比卡因这一已应用于临床20 年的药物在儿童中应用比较的研究资料仍然不足。0.2% 的罗哌卡因似乎是小儿骶管阻滞镇痛的理想药物，但是它在运动阻滞方面与 0.125% 的布比卡因仍有待比较。许多人在使用布比卡因时仍倾向于使用低浓度，而由于罗哌卡因相对于布比卡因毒性和效能较低，可以使用较高的浓度。有学者建议罗哌卡因用于小儿术后镇痛不应加肾上腺素。

### （三）骶管内镇痛

小儿骶管裂孔体表标志明显，便于穿刺，因此骶管给药镇痛比成人常用，适用于小儿下腹部手术，可采用单次注射法或持续给药法，但是对于小儿下腹部小手术常使用单次注射法。通常 0.75～1 mL/kg 0.25% 的布比卡因可以提供达 $T_{10}$ 水平的镇痛，可以满足下腹部、盆腔尤其是腹股沟区的镇痛要求。

尽管单纯 0.25% 的布比卡因的有效镇痛时间只有 4~6 小时，但若同时使用阿片类药物或其他非阿片类药物，可以明显延长其作用时间。曲马多复合布比卡固骶管内镇痛能在不增加不良反应的情况下增加镇痛效果。有研究证实，在疝修补术后骶管内单次注射 0.25% 的布比卡因 1 mL/kg 复合曲马多 1.5 mg/kg 不仅可以明显延长单次注射局部麻醉药的镇痛时间，而且避免了复合阿片类药物所产生的不良反应。儿童腹股沟疝修补术应用曲马多 2 mg/kg 骶管阻滞能产生与 0.03 mg/kg 吗啡相似的镇痛效应。

在小儿骶管内镇痛中常规使用受体激动剂可乐定已经被广泛接受。有研究比较了 2 μg/kg 可乐定复合 0.1% 罗哌卡因与单纯 0.2% 罗哌卡因骶管内镇痛的效果，发现前者的效能较高，而又不增加小儿术后的镇静深度。0.08~0.12 μg/kg 的可乐定加入低浓度罗哌卡因连续硬膜外应用可以增加术后镇痛效果且不会造成过度镇静等不良反应。有学者对 46 例尿道下裂手术患儿进行骶管布比卡因阻滞复合可乐定骶管或静脉内使用对术后镇痛影响的随机、双盲研究，结果发现，0.25% 布比卡因 0.5 mL/kg 复合静脉或骶管内使用 2 μg/kg 可乐定都能起到加强镇痛的作用，而且两种给药途径的效果相似。另外，通过对腹部手术患者硬膜外应用罗哌卡因复合吗啡或可乐定术后镇痛的比较，结果可乐定组的呕吐、瘙痒发生率低于吗啡组，但是前者的镇痛效果也不如后者。然而可乐定对于新生儿和小婴儿也许是不安全的，有报道显示，这种药物曾引起两周岁大的新生儿致命的呼吸暂停。

另外一些药物加氯胺酮、新斯的明等也已被用于骶管内镇痛并取得了一定的效果。S（+）-氯胺酮 1 mg/kg 骶管阻滞的术中和术后镇痛效果与布比卡因无明显差别。S（+）-氯胺酮用于骶管内镇痛能提供比肌注更好的术中和术后镇痛效果，但是两者吸收后的血药浓度相似。这些发现提示了小剂量氯胺酮在平衡镇痛中的应用价值。但是有研究发现，静脉注射氯胺酮并没有起到减少吗啡用量的作用，反而会增加幻觉等不良反应的发生率。新斯的明用于骶管内镇痛在儿童尿道下裂手术中能产生与布比卡因相似的镇痛效应，而两者的复合物产生的镇痛作用则更强。新斯的明 20~50 μg/kg 用于骶管内镇痛可产生剂量依赖性镇痛效应，但是剂量超过 30 μg/kg 时恶心、呕吐的发生率增加。但是有研究发现，骶管内单次推注 1 μg/kg 新斯的明并没有增加泌尿生殖系统手术患儿术后镇痛的效果。

### （四）周围神经阻滞镇痛

周围神经阻滞可以单独应用于术后镇痛，但通常是作为平衡镇痛的一种方法与全身给药联合应用。常用的方法有：髂腹股沟神经阻滞、髂腹下神经阻滞、坐骨神经阻滞、阴茎神经阻滞等适用于小儿下腹部、会阴部等部位的小手术。有学者对 25 例接受整形手术的患儿进行周围神经阻滞并放置导管，连接弹性镇痛泵进行术后镇痛，取得了良好的效果。连续髂筋膜间隙阻滞也能提供安全、有效的镇痛效果。

周围神经阻滞已经被广泛应用，它比中枢神经阻滞更能把镇痛局限于手术部位。这是一种比较安全的方法，但是也有发生并发症的报道，在小儿髂腹股沟神经阻滞中曾出现过穿破结肠的病例。利用周围神经阻滞进行超前镇痛未发现提高术后镇痛的质量或延长术后镇痛的时间，因而外周神经阻滞在超前镇痛方面的价值受到质疑。

### （五）非甾体抗炎药（NSAIDs）镇痛

通常非阿片类镇痛药是治疗中度以下程度术后疼痛的首选，这些药物没有阿片类药物常见的不良反应，如恶心呕吐、呼吸抑制。理想的镇痛治疗通常首选区域神经阻滞，但是局部麻醉药的应用时间通常不会很长，而儿科门诊手术患者往往需要将镇痛治疗延续到出院后，这时候就需要继续给予辅助镇痛药物如 NSAIDs。

NSAIDs 现已广泛用于小儿各种手术的术后镇痛。NSAIDs 用于小儿时，胃肠道症状较成人少见，且安全剂量范围大，故在小儿镇痛时可以积极使用。日前常用的 NSAIDs 有对乙酰氨基酚、布洛芬及酮咯酸。

对乙酰氨基酚（即扑热息痛）在小儿小手术的术后镇痛中的应用已经成为一种安全的基本治疗措施。然而，如果按照传统的推荐剂量 20 mg/kg 给药，常常不能很快达到满意的镇痛效果，20 世纪 90 年代后期，较高剂量（35 ~ 45 mg/kg）的对乙酰氢基酚已被推荐用于门诊手术小儿直肠途径给药。但是使用的时机和途径需要根据不同的临床情况来决定。有些麻醉医生建议儿童手术无论术后是采用静脉应用阿片类药物还是硬膜外或其他局部麻醉技术进行镇痛，术前都可通过直肠给予对己酰氨基酚栓剂 40 mg/kg，可以减少术后对镇痛药的需要量，延长作用时间。对乙酰氧基酚急性的过量用药可以造成严重的肝损害。但是如果剂量不超过每天 90 mg/kg，并考虑到不同患者的特殊情况，这种药物造成肝毒性的危险非常小。酮咯酸是一种强效的镇痛药，其镇痛作用相当于中等剂量的阿片类药物，但是用于小儿大手术时仍然需要与阿片类药物合用，因此并不能完全取代阿片类药物。

NSAIDs 之所以能成为术后镇痛重要的辅助用药，成为平衡镇痛中最常用的药物，主要是因为它与阿片类药物具有协同作用，合用时可以减少阿片类药物的用量，加快其撤药过程，从而降低其不良反应，如呼吸抑制、恶心、呕吐、皮肤瘙痒、尿潴留等的发生率。有研究表明，腹部手术使用酮咯酸行术后镇痛的患者比使用芬太尼的患者胃肠道功能恢复更快。

## （六）儿童患者自控镇痛（PCA）

患者害怕疼痛，担心忙碌的医生护士们不能及时的为他解除疼痛，医生和护士畏惧疼痛治疗带来的呼吸抑制，而患者对镇痛药的需求量个体差异很大，这给术后镇痛带来了难题，PCA 在一定程度上解决了这些问题。由患者自己控制用药量达到自己满意的镇痛水平，实现剂量的个体化，既保证了镇痛效果，又减少了不良反应的发生。PCA 最初在成人中应用，现在已经成为儿童术后镇痛的常用方法。连续背景输注在儿童中经常应用，它可以增加镇痛效果，也有增加恶心、呕吐、呼吸抑制等不良反应的可能性。术后镇痛的常规监测包括呼吸频率、氧饱和度和镇静程度的测量。镇痛效果的评估可以通过自我描述、视觉模拟量表、脸谱法等方法进行评估，而且最好能在安静和活动的状态下分别进行评估。在 PCA 中恰当的参数选择如单次给药剂量、时间和剂量限定、背景输注速度可能比阿片类药物的选择更为重要。而且相对于镇痛效果而言。阿片类药物的选择依据更应基于不良反应的考虑。PCA 概念在儿童中的应用不断得到发展，出现了患者自控硬膜外镇痛（PCEA）、皮下 FCA、鼻内 PCA 等不同的使用方法。PCA 在适当监测的基础上使用，是一种能够广泛接受的技术，它已被看做是年龄大于 5 岁的儿童术后镇痛的标准方法。

PCA 对于年龄大于 5 岁的小儿来说比持续恒速给药更为安全、有效。有研究对 48 例整形手术儿童患者进行了 0.2% 罗哌卡因 PCEA 和连续硬膜外镇痛的比较，发现两种方法都能提供有效安全的镇痛，但是使用 PCEA 患儿的药物消耗量减少了 50%。

要使 PCA 更为有效，首先应确立患儿对这种镇痛技术的信心，其次可以适当联合应用一些非阿片类镇痛药如非甾体抗炎药，而且术后在进行可能会引起疼痛的操作如更换敷料前应追加一次自控量的阿片类药物。

护士控制镇痛（NCA）甚至患儿家长控制镇痛也在开展，对于年龄小于 5 岁及不能合作的小儿，可以采取护士或家长控制镇痛的方法，但是其效能和安全性需要得到进一步验证。这种方法大多使用较高的背景输注速度［可以用到 20 μg／（kg·h）］及较长的锁定时间，通常约 30 分钟。患儿家长往往低估小孩的疼痛程度，经常出现给药不足的情况。

## 三、儿童术后镇痛的监测与评估

完善而安全的镇痛不仅有赖于先进技术及方法的应用，更需要准确的疼痛评估、严密的观察和及时有效的处理。小儿术后镇痛的监测与评估包括两个方面的内容：一是对镇痛效果做出客观的评价；二是密切观察患者，及时发现并处理术后镇痛的不良反应。

年龄大于 5 岁的小儿可以自己描述疼痛的程度，大于 2 岁而小于 5 岁的小儿虽然不能准确地描述疼痛，但医护人员可以通过小儿的行为反应，从有无哭闹、面部表情、语言、体位、触摸伤口的表现、腿部的运动来判断小儿有无疼痛、镇痛效果如何。年龄小于 2 岁的婴幼儿既不能自己表达疼痛，行为反应与疼痛评分的相关性也较差，只能通过生理反应如心率的快慢、脉搏氧饱和度的高低、有无出汗来评价疼痛。如果疼痛评分仍然较高，说明镇痛效果欠佳，一定要做出迅速有效的处理。

在使用阿片类药物时必须牢记，所有的阿片类药物的镇痛效果与呼吸抑制作用就像一对孪生姐妹，满意的镇痛通常会伴随一定程度的高碳酸血症，将阿片类药物对呼吸的影响控制在可以接受的水平同时又保证良好的镇痛效果，有时需要复合其他药物。持续硬膜外镇痛如果加用了水溶性的阿片类药物，也应加强监测。所有的年龄小于 1 岁的婴幼儿行持续硬膜外镇痛时都应有电子监测系统进行持续监测。

## 四、儿童术后镇痛的并发症

小儿术后镇痛的主要并发症如下。

1. 恶心、呕吐

阿片类药物吗啡、芬太尼等都有致呕吐的作用，在术后镇痛中降低这类药物的用量可以减少恶心、呕吐的发生率。5-羟色胺受体拮抗剂格雷司琼等有助于预防术后的恶心、呕吐。中度以上恶心、呕吐且反复无间歇期应通知医生处理。

2. 瘙痒

这种并发症也与阿片类药物的应用有关。有研究表明，硬膜外可乐定术后镇痛的瘙痒和恶心、呕吐的发生率都比应用吗啡时低。轻微者无须处理，瘙痒影响睡眠应处理，难以忍受时需要纳洛酮拮抗。

3. 低血压

最常见原因为低血容量，其次为血管扩张，术后镇痛患儿两者可能同时存在。血压降低幅度超过术前 10% 可通过快速输液纠正，超过术前 15% 以上应及时通知医生查看，对因处理，必要时请麻醉科协助处理。

4. 呼吸抑制

呼吸频率低于 10~12 次/分，皮肤发绀为呼吸抑制表现，应予吸氧，及时请麻醉科处理（纳洛酮拮抗），必要时行气管插管。

5. 过度镇静

镇静水平高，易出现呼吸抑制与呕吐及误吸，应减少镇痛药剂量或暂停输入。长时间不清醒或镇静加重应请麻醉科会诊。

# 五、儿童术后镇痛进展及展望

## （一）平衡镇痛和超前镇痛的概念和应用

平衡镇痛是将不同种类镇痛药作用于不同系统来减轻围术期疼痛的一种综合性镇痛措施，其优点是提高镇痛效果，降低不良反应的发生率。它可以联合应用局部麻醉药、阿片类药物、NSAIDs 来达到消除疼痛的目的。这种概念已经被广泛接受。痛觉的传导可以通过以下药物在不同的作用部位阻断非甾体抗炎药、甾体类药物或阿片类药物作用于外周伤害性感受器，降低其对伤害性刺激的敏感性；局部麻醉药在外周、硬膜外间隙或蛛网膜下隙作用于传入神经通路；阿片类药物作用于脊髓或脊髓以上中枢的阿片受体。对于儿童的大手术，联合应用多种方法的平衡镇痛不仅可以达到最佳的镇痛效果，而且可以使不良反应的发生率减至最小。对于门诊的儿童小手术，可以采取以下的方法使术后镇痛做到安全有效：术前口服 NSATDs，术始行局部神经阻滞及手术切口浸润麻醉，术中少量辅以阿片类药物，术后使用 NSAIDs 栓剂。术后患者疼痛的程度因手术的部位、手术的大小而有所不同，而这种根据手术部位及大小联合使用作用部位及机制各不相同的药物和方法的平衡镇痛方式，不仅可以使镇痛效果更为确切、更为完善，而且可以减少各种药物的剂量，减少其不良反应。

超前镇痛在成人疼痛治疗中是一个有广泛争议的课题，但它在儿童中的研究较少。在损伤发生前给予镇痛在理论上能通过对疼痛传入中枢的阻断而对术后疼痛起到超前抑制的作用。目前没有确切的证据证实术前应用 NSAIDs 能起到超前镇痛的作用，考虑到这类药物潜在的不良反应如肾功能损害、呼吸紊乱，它的术前应用应只限于短小手术。

## （二）儿童术后镇痛方法和药物的研究进展

用于儿童术后镇痛的药物和方法很多，近年来的研究在术后镇痛中对乙酰氨基酚的应用、可乐定等药物在骶管内镇痛中的使用、罗哌卡因在区域阻滞镇痛中的效能和安全性问题、儿童 PCA 的应用、周围神经阻滞的术后镇痛效果等方面取得了较多的研究进展。这些临床研究对于减少传统的阿片类药物在术后镇痛治疗中的用量、提高小儿术后镇痛的安全性等具有重要的意义。

如今，儿童术后镇痛的发展已经由传统的肌肉注射阿片类药物发展到持续静脉泵入阿片类药物或非甾体抗炎药、局部或区域阻滞麻醉、患者自控镇痛及多模式的平衡镇痛阶段。近年来在小儿术后镇痛药物和方法方面的研究进展为这种平衡镇痛的实施提供了更好的技术支持。

## （三）儿童镇痛治疗的展望

儿童疼痛的研究是一个持续发展的领域。麻醉医生在对这个问题的研究方面起主导作用，同时护士和儿科医生也起了非常重要的作用。尽管在过去 20 年里取得了较多的进展，但是仍然有很多方面有待于研究，麻醉医生的知识有待于更新。除了研究和熟悉药物的应用外，麻醉医生必须认识到疼痛评估和处理技术的重要性。

目前在儿童疼痛处理上有很多指导资料，但是这些资料并不一定能改变临床医生的医疗行为。因此有时需要管理部门的干涉。例如，医院可以把这些评估和治疗方案纳入医疗质量控制体系中。为了达到减轻儿童疼痛的目标，必须在各学科之间进行协调。

所有的医疗工作者都应该关注这一领域的技术研究进展。儿童疼痛的评估和治疗是儿科医疗工作的重要内容。对疼痛恰当的治疗是道德的、标准的医疗实践的重要组成部分。临床医师有责任把最好的研究成果传授给临床医生和患儿家属，并改进医院的医疗常规和实践，以期对儿童的疼痛进行可靠的预防、正确的评估和迅速的处理。

（储丞妍）

# 第五节　癌痛的治疗

药物治疗是解除癌痛的主要手段，正确选择药物，合适的给药途径，个体化的正确剂量，规律性的间隔时间等是癌痛药物治疗的重要原则，按此原则进行治疗，镇痛有效率应当是相当高的。

## 一、癌痛的治疗原则

应用镇痛药物治疗癌痛，世界卫生组织提出了以下原则。

### （一）个体化原则

镇痛药物的剂量应因人而异，每个患者的有效镇痛剂量具有很大的差异。镇痛药物的合适剂量应保证在一定时间内达到镇痛效果，最好能维持 4 小时以上。根据首次剂量的效果，可增加镇痛药物的剂量。吗啡等强效阿片类药物的剂量可以不受限度地增加。大多数患者每 4 小时仅需要吗啡 30 mg 或更少，少数患者则需要吗啡 200 mg 以上。

### （二）最好采用口服给药

口服给药不需要别人的帮助，比较方便。有规律地口服吗啡已成为治疗慢性癌痛的主要手段。

### （三）积极治疗失眠

疼痛经常在夜间加重，干扰患者的睡眠。这种情况可导致患者身体衰竭。夜间应用较大剂量的强效阿片类药物，可延长镇痛作用时间并使患者安睡。

### （四）必须系统处理不良反应

强效阿片类药物的常见不良反应如便秘、恶心及呕吐，应给予镇吐药物和缓泻药物。几乎所有使用强效阿片类药物的患者均需应用缓泻药物，大部分患者需用镇吐药物。长期服用强效阿片类药物者，很少发生需要处理的呼吸抑制。

### （五）仔细观察治疗效果

癌痛患者接受镇痛药物治疗时，无论采用哪种镇痛药物，都需要仔细地进行观察，以取得最好的治疗效果，将不良反应控制在最少。在药物治疗的初期就应了解镇痛效果，并定时总结。当疼痛的性质发生变化时，应重新对疼痛进行评估，以此作为改变用药剂量与时间间隔的依据，而不是盲目增加药物用量和缩短给药时间。

### （六）掌握癌痛的性质

俗话说"对症下药"，治疗癌痛也不例外。要了解癌痛的性质及其社会、家庭和精神心理影响因素。判别癌症的各种疼痛综合征，骨痛包括脊柱、颅骨、骨盆和长骨；神经痛，有脑神经、周围神经、神经丛、脊髓受压以及脑膜受侵；内脏痛分空腔脏器痛和实质脏器痛；此外还有软组织受累的疼痛。其疼痛的性质及其伴随症状各异。治疗医师必须仔细检查区分癌本身引起的疼痛，其他治疗引起的疼痛（如手术、化疗等），并发症引起的疼痛（压疮、感染），还是其他与癌症无关的疼痛。还要鉴别局部疼痛抑或牵涉痛，是周围神经痛还是神经丛与脊髓受侵的疼痛，是持续性痛还是阵发性痛等，以及疼痛加重和缓解的因素有哪些。这是选择不同镇痛措施的基础。

## 二、给药途径的选择

给药途径是影响药物生物利用度的重要因素之一，由于各种给药途径的生物利用度不同，所以产生的镇痛效果、维持时间、起效时间和使用的难易程度均不同。合理选择给药途径是提高和改善镇痛效果的因素之一。

### （一）口服给药

口服给药是癌痛治疗的首选给药途径，患者可以自己服用，方便安全，剂型有片剂、胶囊、控释片和液体制剂。由于剂型和药物种类特性的不同，药物在肠道的吸收特性也不同，并存在首过效应。即药物吸收后先经过肝脏代谢破坏，然后部分药物进入血液循环产生相应的药理作用。该给药途径主要适用于可以口服用药，并且不需要即刻镇痛的患者。

### （二）舌下含服给药

口腔黏膜有丰富的淋巴管和血管，药物吸收后直接进入体循环，因此避免了药物的首过效应，对生物利用度差的药物具有重要意义。目前有丁丙诺啡等舌下含片供临床使用，另外吗啡、美沙酮也可以舌下含服给药。

### （三）直肠给药

可以用于不能口服用药的患者，效能与口服给药基本相同或更好，是替代口服给药的途径之一。直肠的吸收面积小，吸收后的药物有部分直接进入体循环，吸收率取决于直肠内有无粪便，药物在直肠内的位置（越接近直肠壁则越利于吸收）。

### （四）皮下途径给药

皮下给药可不经过肠道，无药物的首过效应，摄入吸收的时间较口服用药明显缩短，镇痛作用产生快，生物利用度高，是患者自控镇痛常用的给药途径之一。有资料表明，皮下给药具有静脉给药方式80%的效能，主要用于胃肠道功能障碍，顽固性恶心、呕吐，严重衰竭需要迅速控制疼痛的临终患者。

### （五）肌内注射给药

由于肌内注射给药有疼痛而且吸收也不可靠，血药浓度波动大，加快了患者对吗啡类药物耐受性的出现，镇痛效果不稳定，维持时间不可靠，仅用于急性疼痛时临时镇痛，临床不推荐用于长期的癌痛治疗。

### （六）静脉给药

静脉给药是有效的用药方式，给药后即刻产生镇痛作用。目前国内外多采用中心静脉插管或预埋硅胶注药泵，以连续静脉滴注或间断静脉推注的方式控制疼痛，其优点是血浆药物浓度稳定，镇痛效果可靠，可控制其他用药无效的疼痛。但有文献报道，患者对反复推注吗啡镇痛作用有明显的耐药性，而连续静脉滴注镇痛的方法可以推迟耐药性的出现。以往由于技术的原因，为保证患者的安全，静脉注射药物大多在住院患者中使用。随着 PCA 技术的推广和发展，家庭治疗的癌痛患者，也可以使用 PCA 泵，经静脉途径给药，安全地进行镇痛治疗。

### （七）经皮吸收给药

经皮吸收给药是使镇痛药物透过皮肤，通过扩散作用进入皮下的微血管发挥镇痛效应。目前国内外仅有芬太尼透皮贴剂供临床使用。芬太尼透皮贴剂采用先进的控释技术，持续 72 小时释放药物，在初次用药时，一般在 12 小时左右达到有效血浆药物浓度，可用于疼痛相对稳定、不能口服用药的患者。

芬太尼透皮贴剂的优点是使用简单有效，对人体无创伤，血浆药物浓度稳定，透皮吸收后经血液循环到达中枢神经发挥药效而无首过效应，不良反应略低于口服吗啡片剂。

### （八）鼻腔给药

该方法是采用芬太尼定量喷雾器在鼻腔喷洒用药，经鼻腔毛细血管吸收，达到控制疼痛的目的，但目前很少用于癌痛患者，主要用于手术后镇痛治疗。

### （九）硬膜外间隙和蛛网膜下隙给药

在脊髓后角存在高密度的阿片受体，这是在脊髓应用阿片类药物的理论基础。与常规给药途径相比，具有给药剂量小、作用时间长的特点。但若使用时间过长，容易产生耐药，并存在瘙痒、尿潴留和呼吸抑制等问题。硬膜外给药时，还存在长期保留的硬膜外导管容易脱落，污染，硬膜外间隙脓肿和长期使用产生吗啡耐药等问题。

### （十）脑室内注射给药

适用于全身多发性癌痛患者，与内分泌相关的癌症治疗效果更好，但安装脑室导管需较为复杂的穿刺，患者的管理需要更高的要求，目前尚不成熟。

## 三、三阶梯方案控制癌痛

癌痛的治疗必须建立在确切的诊断基础上。在正确评估疼痛的病因及性质后，首选药物三阶梯方案镇痛。

### （一）首选药物——非阿片类药物（第一阶梯）

即非甾体抗炎药，如阿司匹林、对乙酰氨基酚等。

1. 药理学作用

非甾体抗炎药主要针对轻度和中度的周围性癌痛。这类药物的作用机制主要是影响胞质分裂和超氧化物基团的产物，嗜中性粒细胞的数量、黏附力和细胞膜的活力。另外，通过抑制环氧化酶而抑制花生四烯酸转换成前列腺素中间递质，从而减少前列腺素的合成。水肿细胞释放的前列腺素，在损伤时作为炎症递质进入组织内，能引起痛觉过敏。可以推断，这类药物是通过阻断前列腺素的合成而抑制炎症，达到镇痛效果。对于骨转移性癌痛常能镇痛。同时有解热抗炎等作用。这类药物对骨膜受肿瘤机械性牵拉，肌肉或皮下等软组织受压或胸腹膜受压产生的疼痛也有效。

这类药物最常见的不良反应有胃肠道溃疡、出血及出血时间延长，少见的有肝、肾、骨髓的毒性反应，也有变态反应，轻者为鼻炎、荨麻疹，重者为低血压、休克。应用这些药物时，出现不良反应的频率和严重性也有不同，如水杨酸钠、水杨酸镁、水杨酸胆碱不会抑制血小板，也很少引起胃肠道并发症。而吲哚美辛可损害血小板功能，常出现胃肠道并发症，并可能出现中枢神经系统不良反应（包括头痛、眩晕和紊乱），因而大多数胃肠系统、中枢神经系统疾病和精神病患者禁用此药。

2. 常用药物

（1）阿司匹林：是非阿片类镇痛药物中最为古老的药物，用于治疗各类疼痛性疾病已有100年的历史。目前多与其他镇痛药物制成复合剂。胃肠道功能紊乱是其主要的不良反应，少数患者可发生变态反应。其镇痛机制是通过抑制环氧化酶和酯氧化酶，减少前列腺素的生成，减少炎症，达到外周镇痛的作用。

阿司匹林在胃和小肠吸收迅速，大约2小时达峰血药浓度。肝脏对阿司匹林的代谢能力有限，剂量≥1 g时血中水杨酸浓度会急剧增高，可出现中毒症状。不良反应以胃肠道症状最为多见，可出现上腹不适、恶心呕吐，严重者可以引发胃肠道出血。小剂量阿司匹林即可抑制血小板聚集，有出血倾向的患者在应用阿司匹林时应特别注意此问题。

目前已经有阿司匹林新型制剂用于临床，如卡巴匹林钙、赖氨酸阿司匹林、精氨酸阿司匹林等，具有使用方便、不良反应较低等特点。阿司匹林：250～1 000 mg，血浆半衰期0.25小时，血浆峰值作用时间为2小时，每4～6小时1次，总量为4 g/d。

（2）对乙酰氨基酚：又名扑热息痛，是非那西汀的体内代谢产物。口服吸收迅速而完全，30～60分钟达峰血药浓度，主要在肝脏内代谢。其解热镇痛作用强度与阿司匹林相似，抗炎作用较弱，无抗血小板作用，胃肠道反应小。一般患者对药物的耐受性较好，最严重的不良反应是肝脏损伤，尤其是原有肝脏疾病的患者更容易发生，应用过量可以导致急性重型肝炎。

本品的最大剂量为4 g/d，常用方法是每次500～1 000 mg，每6～8小时服药1次，总剂量不超过4 g/d。剂量超过1 000 mg后，镇痛作用几乎不增加。对乙酰氨基酚是临床常用的镇痛药物，一般常与可待因制成复合剂使用，如氨芬待因、路盖克等。

（3）吲哚美辛：是人工合成的吲哚衍生物，口服吸收迅速而且完全，3小时达到峰血药浓度。直肠给药比口服给药达到峰血药浓度的时间短，但浓度低。血浆半衰期为2～3小时，主要在肝脏内代谢。吲哚美辛是最强的前列腺素合成酶抑制剂，有明显的抗炎解热作用，对于癌性发热也有效。

常规剂量是25～50每次mg，每天3次。在用药患者中35%～50%将发生不良反应，约20%需要停药。主要的不良反应是胃肠道反应、中枢神经系统反应，可使白细胞减少等。在临床不作为首选用药，且不作为长期用药。吲哚美辛缓释肠溶片能够减少胃肠道反应等不良反应，增加患者的耐受性。

（4）布洛芬：是苯丙酸的衍生物，口服吸收迅速，1～2小时达到峰血药浓度。在肝脏内代谢，从肾脏排泄。布洛芬是有效的前列腺素抑制剂，具有抗炎、解热和镇痛的作用。布洛芬400 mg的镇痛效能相当于阿司匹林650 mg，常规用药量是每次200～400 mg，每日总量3 200 mg以下。5%～15%服用布洛芬的患者出现胃肠道反应，较阿司匹林或吲哚美辛不良反应小，患者耐受性好。临床试验表明，布洛芬200 mg比对乙酰氨基酚650 mg更有效。

（5）双氯芬酸：是新型强效抗炎镇痛药物，可口服，也可制成乳剂外用于痛处。双氯芬酸的主要不良反应是胃肠道反应，发生率为 5% ~ 25%，15% 患者转氨酶上升，注意肝功能测定。

（6）萘普生：是长效抗炎镇痛药物，每日仅需服药 2 次。该药吸收迅速而完全，尤其是以钠盐的形式给药时，出现镇痛作用更快。服用萘普生时胃肠道不良反应较轻，但患骨髓瘤的患者，在短时间服药后可以发生肾功能衰竭。

（7）新型非阿片类镇痛药：非阿片类镇痛药具有抗炎镇痛作用，同时不良反应也多与抑制环氧化酶（COX）、减少前列腺素合成有关。COX 有两种异构体，$COX_1$ 催化产生基础前列腺素，维持消化道、肝、肾和血小板的正常功能；$COX_2$ 产生炎性前列腺素，介导疼痛和炎症。新型药物仅抑制 $COX_2$，减少了不良反应，提高患者的耐受性。目前国内上市的药物有塞来昔布、罗非昔布等。

## （二）弱效阿片类药物——第二阶梯

适用于非阿片类药物不能达到满意镇痛的患者。临床主要应用可待因、曲马多和右丙氧酚，可待因效果更好些。

### 1. 可待因

是阿片中的天然成分，其镇痛效能是吗啡的 1/10 ~ 1/12。可待因是弱效阿片类药物的典型代表，主要用于轻度至中度的镇痛。可待因口服吸收良好，生物利用度平均大约为 40%，与吗啡相似。目前在临床上常常使用的非管理的药物如氨芬待因、路盖克等均为可待因与对乙酰氨基酚的复合剂。可待因的不良反应与吗啡类似，最常见的不良反应是便秘，但较吗啡轻。恶心、呕吐较少见。正常使用可待因很少发生呼吸抑制。

目前推荐将可待因 30 ~ 130 mg 与阿司匹林 250 ~ 500 mg 或对乙酰氨基酚 500 mg 联合应用，4 ~ 6 小时服 1 次。因为可使可待因的镇痛作用明显增强。

### 2. 曲马多

曲马多是一种人工合成的中枢性镇痛药物，其对中枢的阿片受体具有较弱的亲和力，另外通过抑制脑内单胺递质的重摄取和激活脊髓内的胆碱能神经系统发挥镇痛作用，曲马多的镇痛效果是复杂的综合作用的结果。口服吸收良好，生物利用度为 70% ~ 80%，肌注用药的效价大约为吗啡的 1/10，与哌替啶相仿，口服用药一般按吗啡的 1/10 效价使用，但曲马多的生物利用度高些，有文献认为可以按吗啡的 1/4 效价使用。临床治疗剂量多不引起呼吸抑制，镇咳作用是可待因的 1/2，一般不引起药物的耐受性和依赖性。每次口服 50 ~ 100 mg，每日 3 次，也可与阿司匹林或对乙酰氨基酚联合应用。

### 3. 右丙氧酚

50 ~ 100 mg，每 6 小时服 1 次，也可与阿司匹林或对乙酰氨基酚联合应用。

## （三）强效阿片类药物——第三阶梯

强效阿片类药物是治疗中度和重度癌痛的主要方法，是在弱效阿片类药物与非阿片类药物（或并用辅助药）镇痛差时所选用的第三阶梯治疗药物。采用此种药物的大多数患者镇痛效果满意，但易产生对药物依赖性和耐药等问题，前者是连续用药后不能停药，迅速停药则产生明显的戒断症状；后者则是重复用药的效果逐渐降低，必须不断增加剂量，才能维持一定的镇痛作用。

强效阿片类药物的应用要考虑许多因素，如患者年龄、性别、全身情况，癌的类型及疼痛严重和广泛程度等。药量个体差异很大，通常建议由小剂量开始，根据临床经验增至适宜剂量。

1. 口服吗啡

患者最易接受，且可避免注射给药的痛苦，特别是可以自己服用，可不依靠他人。吗啡剂量的个体差异很大，从 5 mg 直至 200 mg 不等。每 4 小时服用 1 次，通常可从 5 mg 开始，个别患者可用 10 mg 或更多一些。如果首次用量后患者已完全镇痛且嗜睡，则第二次可减量。反之镇痛效果不满意，第二次可加量或缩短间隔给药时间。吗啡缓释片可每 12 小时服用 1 次。

2. 芬太尼缓释透皮贴剂（transdermal fentanyl，TDF）

为芬太尼的一种新制剂，商品名为多瑞吉。TDF 由芬太尼加透皮释放系统（transdermal therapeutic system，TTS）组成。TDF 贴于皮肤后，芬太尼首先在表皮层存储，然后经过真皮层微循环到达全身，在皮肤中不发生代谢损失。贴用 TDF 后，大约 2 小时血浆中即可检测出芬太尼浓度（0.2 ng/mL），此后血药浓度缓慢上升，8～16 小时后达峰血药浓度，出现最充分的临床效果。有效血药浓度一般可维持大约 72 小时。芬太尼在肝内代谢，其代谢产物正芬太尼无生物活性。

TDF 用于癌痛治疗，对原来使用口服吗啡的患者转换为 TDF 治疗，取得满意疗效。各国学者对 TDF 的效果、安全性、不良反应进行了大量研究，证明其用于癌痛患者安全有效。TDF 血浆浓度稳定后，患者用于急性爆发痛的临时救援药物总剂量相差不多。TDF 长期用于癌痛治疗有效，可作为 WHO 第三阶梯的镇痛药物。

TDF 引起的不良反应较口服吗啡所引起的轻。TDF 较口服吗啡有较少的胃肠道反应（恶心、呕吐和便秘），患者有较好的警觉性和睡眠质量。

3. 丁丙诺啡

是天然阿片生物碱蒂巴因的衍生物，是 μ 型阿片受体激动剂、拮抗剂，由于对 μ 型阿片受体的结合力强，大约是吗啡的 50 倍，可置换结合于 μ 型阿片受体的麻醉性镇痛药物，从而产生拮抗作用。同时丁丙诺啡是部分 μ 型阿片受体激动剂，镇痛作用强，是吗啡的 30 倍（0.3 mg 相当于 10 mg 吗啡的镇痛作用），而且从 μ 型阿片受体释放慢，作用持续时间长（7～8 小时）。

丁丙诺啡主要在肝脏代谢，首过效应明显，所以不能口服用药，临床大多使用注射剂，近年来也有口含片用于临床镇痛治疗。丁丙诺啡属长效强效镇痛药物，肌内注射的剂量为 0.15～0.3 mg，每 6～8 小时 1 次，肌内注射后大约 1 小时达到峰值。口含的剂量为 0.2～0.6 mg，每 6～8 小时 1 次，用药峰值时间明显延长 2～3 小时。应注意丁丙诺啡禁止与吗啡联合使用。

4. 美沙酮

是一种合成的阿片类药物，虽然在药物结构上与阿片类药物不同，由于其空间结构上的相似，所以可产生与吗啡相似的作用。美沙酮连续给药 3 天，在体内脏器的分布达到饱和，血药浓度趋于平稳。长期用药的患者要注意蓄积中毒的问题，尤其是老年人和肝肾功能减退的患者，除减量给药外，更应注意随用药时间的延长，逐步降低用药量，减少给药次数。

**5. 羟考酮**

是一种半合成的蒂巴因衍生物,临床上已应用多年,常与非甾类药物制成复方镇痛剂,由于非阿片类药物成分的潜在毒性作用,限制了羟考酮的使用量。目前认为单独使用羟考酮是强阿片类药物的有效替代药。其血浆半衰期是 5 小时,为吗啡血浆半衰期的 1 倍。近年来国外渐渐广泛使用该药治疗剧烈癌痛。

羟考酮是阿片受体的纯激动剂,药理作用与吗啡相似,镇痛作用强度与吗啡相等或更高,镇痛作用无封顶效应。口服羟考酮的生物利用度为 60% ~ 87%,在肝脏中的首过代谢较少,故口服用药更为经济和有效。镇痛疗效确切可靠,适用于各种中重度癌症疼痛。

**6. 哌替啶**

又名杜冷丁,是一种人工合成的阿片类药物,镇痛效能是吗啡的 1/10。所有给药途径均可吸收。哌替啶是我国几十年来最为常用的药物,受传统观念的影响,很多患者及其家属错误地认为,癌症剧烈疼痛的有效镇痛药物是哌替啶,应在临床工作中注意纠正这一错误观念,合理使用镇痛药物。

哌替啶与单胺氧化酶同时使用时,能引起兴奋、谵妄、惊厥及呼吸抑制,注意避免同时使用。对于慢性癌痛应首选其他药物,少用或不用哌替啶。

## 四、三阶梯治疗中的辅助药物

癌痛患者所面对的是"全方位疼痛",诸如社会地位的变更、职业职务的改变、在家庭中的作用下降、某些头面部癌瘤造成的毁容、对治疗效果的疑虑、失望甚至轻生、临终的恐惧以及对亲朋安排等的忧郁、焦虑甚至愤怒。

辅助药物当然就意味着不是常规的用药,应当是有选择性地视患者特殊需要用药。这些药物本身不是镇痛药物,但可辅助治疗某种癌痛,或针对治疗癌痛过程中的某些不良反应。如激素可减轻癌瘤周围组织的炎性水肿从而减轻癌痛,苯二氮䓬类药物和布洛芬类药物可解除横纹肌痉挛,东莨菪碱或氯苯酰胺可抑制肠痉挛,抗生素能减轻继发感染的疼痛,抗惊厥药物有时对稳定神经受压造成的疼痛有益,抗抑郁药物能解除忧虑和抑郁而增强镇痛效果。

## 五、癌痛的放疗

癌痛不仅使患者极端痛苦,而且也是导致患者死亡的重要因素之一。虽然药物治疗是主要的癌痛治疗方法,但是有些癌痛则必须考虑包括放疗在内的特殊治疗方法。放疗主要是针对癌痛进行的特殊治疗,可单独应用也可配合应用。

骨浸润的癌痛较为常见,放疗对组织学上转移瘤的疼痛比较有效,对最常见的乳腺癌、肺癌、前列腺癌、甲状腺癌及骨髓瘤等的骨转移瘤缓解疼痛率可达 80% 以上。骨转移癌患者发生病理骨折均有疼痛,条件允许时应实施手术行内固定,手术后局部再行放疗。放疗是头颈部癌症主要的根治方法,即使是相当晚期仍可采用大剂量放疗,因为如果不控制肿瘤的增长,癌瘤发展起来要比大剂量放疗反应更为痛苦。

无论是原发肿瘤还是继发肿瘤,由于其在颅内的部位不同,所产生的临床症状与体征也各异。如果幕上肿瘤很大,或阻塞了脑脊液,即可使颅内压升高而产生高颅压性头痛。因此,无论原发性脑肿瘤的根治或脑转移瘤的姑息治疗,放疗均有其实用价值。

皮肤受癌瘤侵蚀后可因继发性溃疡或感染而引起疼痛，如乳腺癌局部浸润可腐蚀皮肤、破溃、恶臭，除对患者精神的巨大刺激外，常伴有明显的疼痛。要结合患者的全身情况和肿瘤局部病变合理地选择手术疗法、放疗、化疗和激素疗法。除非患者极度衰弱，均应首先设法控制局部病变。

## 六、癌痛的化疗

化疗是癌瘤的主要治疗方法之一，不同的癌瘤对化疗的反应不同，化疗后 1~3 月内肿瘤完全消失称完全反应率，消失 50% 以上称部分反应率。完全反应率的肿瘤包括非霍奇金淋巴瘤、卵巢肿瘤、乳腺癌和小细胞肺癌等。这些肿瘤引起的癌痛也均可采用化疗缓解，尤其是当局部姑息性放疗无法缓解的多部位疼痛，可考虑化疗。但选用化疗时应权衡其全身毒性作用与治疗作用的关系。

动脉内注射 5-氟尿嘧啶和氨甲蝶呤对癌痛具有较好的治疗效果，例如 60% 肝癌患者的症状有缓解。头颈部癌痛也有效，但并发症的发生率较高，如造成动脉栓塞等，故未能广泛应用。肢体黑素瘤采用游离肢体化疗灌注，认为既无全身毒性作用又有较好的局部作用。同时可将灌注液加热以提高治疗效果。

## 七、癌痛的激素治疗

早已认识到，晚期乳腺癌患者应用激素治疗具有与卵巢切除相同的作用。前列腺癌应用外源性雌激素治疗的作用也已受到人们的重视。其他癌瘤也有类似情况，对激素治疗有反应。应用激素治疗可使原有的内分泌功能丧失，称为该脏器的药物性脏器切除。因此，卵巢、肾上腺、垂体等这些内分泌器官可以应用相应的激素行药物性切除。氨基苯乙哌啶酮能阻滞肾上腺激素的合成，故也曾有人用于药物性肾上腺切除。

一般来讲，不同的癌瘤对不同的激素治疗有反应。例如，乳腺癌对多种激素有反应，包括雌激素、雄激素、抗雄激素、孕激素、氨基苯乙哌啶酮、皮质酮等。前列腺癌对雌激素、抗雄激素、睾丸切除及垂体切除有反应。子宫内膜癌、肾癌和卵巢癌等对孕激素有反应。甲状腺瘤对甲状腺激素有反应。淋巴瘤和白血病对皮质激素有反应等。因此，对癌痛所使用的激素治疗也即上述的种种激素，在应用时外源性的激素水平必须超过内生激素的浓度。毫无疑问，在应用激素治疗的过程中，肯定会引起体内内源性激素分泌的复杂改变。

## 八、神经外科手术控制癌痛

这是一种不得已的神经外科破坏性手段，如神经松解术、经皮或开放脊髓前侧柱切断术以及立体定向中枢神经的烧灼术等，也提供了癌痛镇痛的一种办法，但是必须由丰富经验的神经外科专家实施。由于晚期患者多数身体状况不佳，常难以接受手术。这类神经破坏性治疗方法应严格掌握适应证，主要用于顽固性癌痛患者。

## 九、癌痛的神经破坏性阻滞治疗

### （一）基本问题

大多数癌痛患者经三阶梯方案治疗，疼痛缓解率提高，但是临床上仍有癌痛患者镇痛效果不满意，而不得不考虑其他控制癌痛的方法。另外有部分癌痛患者在严格应用三阶梯方案治疗后，仍有剧烈疼痛，或因不能进食、有药物禁忌，不能耐受镇痛药物等原因，无法充分接受三阶梯方案治疗，迫切需要缓解癌痛的其他方法。这类无法接受三阶梯方案或用三阶梯方案治疗无效的癌痛称为顽固性癌痛或难治性癌痛，占癌痛患者的 10% ~ 20%。由于顽固性癌痛治疗的多方面进展，如癌痛治疗的三阶梯方案的推广，口服阿片类药物剂型的改进，椎管内镇痛和脊髓镇痛技术的应用增多，目前需要采用神经破坏性治疗的病例已减少。对镇痛药物反应相当好的患者中，没有必要考虑应用神经破坏治疗技术。但在有些地区，例如广大农村地区，顽固性癌痛患者难以获得口服阿片类药物，而且药物价格也很高，对破坏性神经治疗有需求。

一个局限性的神经破坏性措施总比应用阿片类药物要好些。患者会发现，少用吗啡而多用阻滞药物的好处多一些，因为阻滞药物的镇痛质量要比吗啡好得多。患者使用阿片类药物后，一方面难以承受药物的不良反应；另一方面，由于行动受到限制，生活质量也会降低。

由于某些原因，阿片类药物的作用被夸大了，许多医师认为阿片类药物可以治疗一切癌痛，甚至有人把三阶梯方案理想化。事实上，癌痛是非常复杂的，不是单一性质的简单痛，而是由于多种不同性质疼痛组成的复杂痛。阿片类药物对某些癌痛是难以控制的。例如，阿片类药物对于癌瘤引起的神经病性痛无效。

当患者可能既有明显焦虑又有疼痛，而疼痛并不是势不可挡时，在疼痛明显缓解后，中等程度的焦虑通常也会明显减轻，而且患者可讲出恐惧和担心。癌症对患者的影响通常是破坏性的，痛苦既可由疾病引起，也可由其治疗引起，而且痛苦不仅局限于躯体症状。为了确定痛苦的根源，需要从心理学上评价患者，并询问未解决的问题。癌痛可扩展到对社会及私人生活各方面的威胁，患者不仅承受着疾病和治疗对其外貌及各种能力的影响，而且患者对未来的忧虑也是痛苦的。当无法迅速缓解疼痛时，患者的病情可急剧恶化。此时，一个局限性的神经破坏性措施会比应用阿片类药物效果更佳。

放疗引起的急性神经痛对阿片类药物治疗无效，属阿片类药物不反应性疼痛。对于此类患者，采用神经破坏性措施就显得非常重要。

神经病性痛是由周围神经系统（PNS）或中枢神经系统（CNS）的功能障碍或损伤所致，它也可与交感神经系统的过度活动有关。神经病性疼痛几乎均伴有感觉的改变。根据这种特性得出现在的神经病性痛的定义，即感觉异常或缺失的部位发生的疼痛。神经病性痛是目前为大家所接受的术语。如前所述，神经病的定义是神经功能障碍或病理改变，这个定义重点放在功能障碍而不是损伤，意味着交感神经持续性痛是一种神经病性痛。神经压迫性痛在肿瘤患者中十分常见，它发生于神经丛病变的早期，是椎骨转移性病变的结果。如果一个患者存活时间足够长，可逆性神经压迫性病变会转变为不可逆的神经损伤。

神经压迫性痛是按神经支配的皮区分布的，可能还有其他一些神经症状和体征，但这些改变是功能性的、可逆的。神经压迫性痛对阿片类药物治疗不敏感，在使用神经破坏性措施的同时，可以应用糖皮质激素作为辅助镇痛药物。

交感神经持续性痛（SMP）是组织损伤或交感神经损伤后的一种不太常见的后遗症状，交感神经阻滞后疼痛缓解，感觉障碍逆转。在肿瘤患者中，SMP 在下肢更为常见。典型的交感神经持续性痛可伴有主动脉旁淋巴结肿大，并经常与颈部或直肠肿瘤有关。除了寒冷可以加重疼痛外，患者可能会有肌肉疲劳和无力的病史。在疾病晚期，常常可以看到一条冰凉、疼痛的下肢，并伴有交感神经过度活动的其他现象，这比自主交感神经切断术后所致的

"热足"更为常见。

如果怀疑为交感神经持续性痛，就应采用局部麻醉药进行交感神经阻滞，这不仅能够明确诊断，而且能够缓解症状，使局部麻醉药的维持时间更长。如果症状重新出现，在 X 线监视下进行腰交感神经切断术是一种安全且不良反应较小的治疗方法。

癌骨转移是骨痛的常见原因，肺癌、乳腺癌与前列腺癌易向骨转移。骨转移引起骨痛的原因有多种机制，包括机械压迫变形或化学递质释放所造成的骨内膜或骨膜伤害性刺激感受器的激活，以及肿瘤扩展至邻近的软组织或周围的神经。由于骨痛是阿片类药物半反应性疼痛，神经破坏性治疗更为需要。

晚期癌症患者忍受着剧烈的疼痛，身心状况恶化，甚至自杀或寻求"安乐死"。这种临床现状，呼唤在三阶梯方案之上构筑另一个有效的治疗"阶梯"，使顽固性癌痛患者平静地走向生命的终点。神经破坏性措施应能有效地治疗顽固性癌痛，能为衰弱的晚期癌痛患者所接受，可以作为三阶梯方案的有效补充。一般来讲，至少 10% 以上的癌痛患者需要采用神经破坏性措施。

由于大量口服阿片类药物和硬膜外间隙置管反复注入局部麻醉药和阿片类药存在许多缺点，治疗癌痛的神经破坏性措施以破坏作用长久的神经阻滞为主要方法，即采用化学药物使与疼痛有关的神经组织变性，以获得较长时间的持续性镇痛效应。对于生存时间较长的患者，疼痛再次复发时可再次治疗。使用的方法主要有周围神经阻滞、神经根阻滞、蛛网膜下隙阻滞、交感神经阻滞和腹腔神经丛阻滞、垂体破坏术、神经外科手术控制癌痛等方法，基本上可满足顽固性癌症患者的镇痛需求。

当应用药物治疗效果不佳时，神经破坏性阻滞几乎是患者的唯一选择。神经破坏性阻滞的方法多种多样，应根据患者的具体情况来加以选择。在 X 线透视引导下穿刺并造影确认穿刺针的位置，可使神经破坏性阻滞的安全性大大提高。在治疗前应充分向患者及其家属说明有关事项，取得理解并办理手术前签字手续，以避免纠纷。应用神经破坏性阻滞治疗后效果不佳，多与选择方法不妥和操作技术不熟练有关，疼痛治疗医师不应该一遇到困难就抱怨这种方法不好。熟练掌握有关知识和操作技术需要长时间的努力和训练。

## （二）周围神经破坏性阻滞

癌症疼痛较局限、应用药物治疗效果不佳时，使用不同浓度的酚、乙醇、多柔比星和丝裂霉素溶液阻滞周围神经，常可获得满意的治疗效果。该治疗可在门诊或患者的家中进行，主要适用于疼痛较为局限或采用其他方法阻滞后残留局部疼痛者。常用的神经阻滞包括上颌神经、下颌神经、耳颞神经、枕大神经、肩胛上神经、股神经、闭孔神经、坐骨神经和腓神经阻滞等。

周围神经破坏性阻滞的操作方法与一般性周围神经阻滞相同，只是在应用局部麻醉药试验性阻滞后，确定好部位及阻滞的范围，再给予神经破坏性药物，以获得长时间的周围神经阻滞。周围神经单次破坏性阻滞的有效镇痛时间为 16 ~ 94 天，平均镇痛时间为 30.4 天。其中许多患者临终时无疼痛。优点是操作简单，除少数复杂的周围神经阻滞需要在 X 线透视引导下穿刺，并造影确认穿刺针的位置，大多数治疗在门诊或患者家中即可进行。缺点是镇痛作用时间较其他神经破坏性阻滞方法短。主要不良反应为注射部位肿胀、阻滞区麻木及乏力。

### (三) 神经根破坏性阻滞

主要是使用乙醇和酚制剂进行神经根破坏性阻滞。少数病例可使用多柔比星（阿霉素）和丝裂霉素溶液，这些病例是指疼痛的部位有肿瘤侵蚀，使用多柔比星和丝裂霉素溶液可以同时毁损神经和肿瘤。

注射药物的部位主要在颈椎、胸椎、腰椎的椎间孔附近。大多需要在 X 线透视引导下穿刺并造影，确认椎间孔位置后，再注入药液。操作技术熟练后多可在门诊或患者家中进行。在椎旁注射的造影剂，可经椎间孔进入硬膜外间隙，有时经一个点注药可同时阻滞同侧的 3~5 个神经根。单次阻滞的镇痛时间为 19~120 天，平均 46.1 天。如果能够准确穿刺，应注意调整药物的剂量、浓度及注药速度，很少发生严重的运动神经功能障碍。部分患者在颈或腰神经根阻滞后可出现肢体乏力、活动不灵便和麻木等。

### (四) 蛛网膜下隙阻滞

1. 基本问题

蛛网膜下隙应用酚或乙醇阻滞的镇痛效果和持续时间均优于局部神经阻滞和神经根阻滞。虽然应用此方法控制癌痛有效，但需要有经验的麻醉医师进行操作。酚甘油阻滞目前比较常用，可作蛛网膜下隙注射，方法基本同无水乙醇，只是体位完全相异。根据病例统计，镇痛效果优者占 50%~60%，良者占 21%~30%，差者占 18%~20%。镇痛效果的好坏与肿瘤位置、穿刺间隙、注药剂量与疼痛的评价方法有密切的关系。作用持续时间，优者疼痛完全缓解在 1 个月以上，良者疼痛完全缓解短于 1 个月或疼痛减轻超过 1 个月，差者仅缓解数日或无效。大多数报道的疼痛缓解时间为 2 周至 3 个月，少数患者可持续 4~12 个月。神经破坏性阻滞偶尔有失败者，其原因有时难以解释，或许与解剖学及生理学因素有关。在笔者所随访的患者中，镇痛效果良好的（临终前无疼痛）占 58%，较好的（残余疼痛，仅服用非甾体抗炎药即可达到无痛）占 26%，其余的效果较差或短期内复发。单次阻滞的镇痛作用时间为 21~270 天，平均为 94.3 天。阻滞后的并发症主要是非痛觉神经受损害所引起。治疗均应在手术室内进行。双侧阻滞的并发症包括尿潴留、直肠功能障碍和肌肉瘫痪，大多在 1 周以内减轻或消失；一过性头晕、头痛多在数日内消失。

2. 蛛网膜下隙乙醇阻滞法

使患侧的脊神经后根处于最高点，利用轻比重乙醇在蛛网膜下隙脑脊液内上浮的特性，将其注射后集中到脊神经后根（感觉根），而不影响脊神经前根（运动根）。注射的部位最好是在脊神经根刚离开脊髓的部位，此处为较细的小根，乙醇能发挥最大作用。在脊神经后根进入硬脊膜之前，乙醇的浓度仍足以破坏脊神经后根，故在此处注射药物是较好选择。

(1) 操作技术：患者取侧卧位，患侧在上。于此体位下做脊椎穿刺，脑脊液能自动流出。待穿刺成功后，旋转穿刺针的针尖斜面向患侧，患者改为侧俯卧位，与手术台成 45°，患侧在上。缓慢注射乙醇，以减少扩散，此时药液借轻比重上浮至蛛网膜下隙上部，集中在患区脊神经根，从而达到最佳的阻滞效果。注药后需测定皮肤的触觉和痛觉，判断阻滞范围是否准确和有无异常表现，必要时调整体位再继续注药。一般 0.5 mL 乙醇可阻滞 2 个脊髓节段，疼痛区域范围较广的患者，需行多点穿刺，但用药量应控制在 2 mL 以内，以避免累及脊神经前根或阻滞范围过广导致循环系统抑制。注药后保持原体位 30 分钟，目的也是减少乙醇的扩散，使高浓度的乙醇充分作用于欲阻滞的脊神经根。注入乙醇后，受损神经的分布区可出现灼痛或感觉异常，持续数秒，逐渐减弱。拔除穿刺针之前，注入少量生理盐水冲洗穿刺针内腔，以防止残存于穿刺针针腔内的乙醇在拔针过程中遗留在穿刺径路的组织内而造成刺激性疼痛。拔针后观察 1~2 小时，如果循环系统不稳定，需静脉输液维持血压，无异常情况后将患者送回病房，继续卧床 18~24 小时，密切观察。

（2）注意事项。

1）穿刺点应选择在疼痛脊神经分布区中点的椎间隙。

2）由于胸段蛛网膜下隙狭窄，从蛛网膜到软膜成年人也只有 2~3 mm，故穿刺针抵达硬膜外间隙后应谨慎推进，以免穿刺时损伤脊髓。

3）在 $L_{3~4}$ 椎间隙以下穿刺较为容易，且不会损伤脊髓，但此处的脊神经根是垂直向下，聚集成束，形成马尾，注射乙醇后，在感觉丧失的同时，有膀胱和直肠括约肌受累、排尿困难及大便失禁的可能性。

4）双侧疼痛时一般是先施行一侧阻滞，待 2~3 天后阻滞平面固定和病情稳定后再阻滞对侧。如果需同时进行两侧阻滞，在穿刺成功后可将患者置于俯卧位，使疼痛节段处于最高点，注入的乙醇即可散布到两侧的后根。

3. 蛛网膜下隙酚甘油阻滞法

酚甘油溶液为重比重液，在脑脊液中酚甘油溶液下沉，到达神经组织，酚与神经具有亲和性，其有效成分酚可自甘油中缓慢释放，并被神经组织摄取，从而实现破坏性阻滞。

（1）操作技术：患者取侧卧位，疼痛侧在下。于该体位下做脊椎穿刺，脑脊液能自动流出。穿刺成功后，旋转穿刺针的针尖斜面朝向患侧，患者改为侧俯卧位，则一侧脊神经后根处于最低点，与手术台成 45°，疼痛侧在下。缓慢注射酚甘油，开始注入时尚有局部麻醉作用，故受破坏的神经分布区有温热感和针刺感，并可测出阻滞平面。酚的浓度在脑脊液中逐渐降低，在此期间应将患者保持在原体位 60 分钟，以使阻滞部位固定在所需要的镇痛范围，治疗后患者应保持平卧 12 小时。

（2）适应证：蛛网膜下隙神经破坏性阻滞适合较局限的躯体性疼痛、鞍区疼痛，尤其是已放置保留导尿管的患者。对肢体痛，可能导致肢体无力或轻瘫，应慎重。

（3）并发症。

1）蛛网膜下隙穿刺固有的并发症，如头痛，还有较少见的神经损伤、感染与化学性蛛网膜炎。

2）神经破坏药对与疼痛传导无关神经纤维的损伤作用，例如运动麻痹、括约肌功能丧失、触觉与本体感觉受损，以及感觉异常所带来的不适感。一般说，这种并发症短期内可恢复。感觉异常与神经痛的发生率为 0.3%~4%。

并发症持续的时间，28% 患者在 3 天内所有并发症均恢复，23% 患者 1 周内恢复，21% 患者 1 个月恢复，9% 患者 4 个月恢复，仅有 18% 患者持续 4 个月以上才恢复。

## （五）硬膜外间隙神经破坏性阻滞

1. 基本问题

硬膜外间隙阻滞是将神经破坏药注入硬膜外间隙，阻滞脊神经传导，产生节段性镇痛的方法。与末梢神经阻滞相比较，硬膜外间隙阻滞可同时阻断躯体和自主神经，阻滞范围较大，而且效果确切；与蛛网膜下隙阻滞相比较，则可避免脑膜刺激与脊髓或脊神经损伤，而且因神经破坏药不直接接触神经根，只在硬脊膜外发挥作用，故膀胱与直肠括约肌受累的可能性较蛛网膜下隙阻滞时少，但其效果也不如蛛网膜下隙阻滞。此外，还可经硬膜外导管分次注入神经破坏药。

此法适用于双侧广泛性疼痛的患者。由于在硬膜外间隙不容易控制药物的流向，难以准确控制阻滞范围，不适合局限性疼痛。脊神经的前、后根通过硬膜外间隙时，在椎间孔处汇合，故硬膜外间隙注药不能单纯破坏后根。但采用适宜浓度的神经破坏药，例如 5% ~ 15% 酚甘油，可阻滞感觉神经的传导，而运动神经功能不受或很少受影响。其临床应用较蛛网膜下隙阻滞少。

2. 硬膜外间隙酚甘油阻滞法

（1）操作技术：患者取侧卧位，疼痛侧在下方。选择与疼痛中心相对应的脊神经及棘突间隙为穿刺点，常规硬膜外间隙穿刺，正中法为宜。确认穿刺针的针尖在硬膜外间隙后，注入 1% ~ 2% 利多卡因 5 mL 作为试验剂量，观察 5 分钟，无蛛网膜下隙阻滞的征象后，将穿刺针的针尖斜面转向疼痛侧，缓慢注入 7.5% ~ 10% 酚甘油溶液，按每对脊神经根需用 2 mL 计算，一次注入 3 ~ 6 mL，10 ~ 15 分钟疼痛逐渐消失。此溶液黏稠，可稍加温后再注入。硬膜外间隙所用酚甘油浓度为 15% ~ 25% 时，能有效地控制某些癌痛。效果较好，但肢体无力或轻瘫，以及膀胱或直肠括约肌麻痹的发生率增加。虽为时短暂，持续不恢复者极少，仍不可不慎重。

拔除穿刺针后，单侧疼痛者置患者于背侧斜卧位，与手术台成 45°，疼痛侧在下；双侧疼痛者置患者于仰卧位，均保持体位 1 小时。密切测量血压、呼吸，有异常者立即处理。回病房后继续保持卧位 18 ~ 24 小时，并及时观察患者。

（2）适应证：主要适用于颈、腰膨大部以外的脊神经分布区的癌痛。

（3）镇痛效果：镇痛有效期为 1 ~ 3 个月，有的数日后疼痛复发。硬膜外间隙置管法可重复注药，以增强其效果。

（4）并发症：主要有暂时性下肢麻痹、体位性头晕、大小便障碍等，一般均能恢复。

（5）应用注意事项：注入酚甘油后，有一过性镇痛平面过宽现象，一般 1 ~ 2 小时后疼痛消失，平面缩小到 2 ~ 3 个脊髓节段。此时应注意维持血压、呼吸的平稳，尤其是年老体衰者。大多在 6 小时以内出现明显的镇痛效果，个别患者需 12 小时以上才达峰镇痛作用。注药后 1 ~ 3 天内可能出现腐蚀性脊神经痛，可给予镇痛药物进行治疗。镇痛效果不明显者，应在 1 周后重复阻滞。

酚甘油黏稠，很难经硬膜外导管注射，酚盐水溶液则较易。采用连续法或多点穿刺注射 6% 酚盐水溶液，每次 1 ~ 5 mL。此种溶液的镇痛作用起效较快，1 ~ 2 分钟发挥作用。注射酚后 2 ~ 3 天应每日测定平面，必要时追加。2 ~ 3 周内效果比较满意，逐渐恢复后再重复注射。

3. 硬膜外间隙乙醇阻滞法

硬膜外间隙穿刺后先注射 1% 利多卡因 3 ~ 5 mL，间隔 5 分钟后再注射无水乙醇 5 mL，观察处理方法与硬膜外间隙酚甘油阻滞法大致相同，其效果有时不确定，必要时间隔一定时间可重复注射。无水乙醇的流向难以控制，易发生阻滞区域不在计划区内的情况，临床少用。

## （六）腹腔神经丛乙醇阻滞

1. 解剖与生理

腹腔神经丛也称为太阳丛，是人体最大的自主神经丛，位于 $T_{12}$ 和 $L_1$ 椎体前方和腹膜后的结缔组织内，在横膈与肾动脉之间并围绕腹主动脉的前面及其两侧。该丛的纤维互相连结成致密的网，丛内有一对较大的半月形腹腔神经节，另外包括主动脉肾神经节及肠系膜上神经节。腹腔神经丛接受来自内脏大、小神经，即下胸和上腰段椎旁交感神经节的节前纤维，并且有迷走神经纤维的加入。由此再向周围发出许多分支，形如太阳的光芒，这些神经分支又经许多小的副丛，如膈丛，肾上腺丛，肾丛，精索或卵巢丛，上、下胃丛，肝丛，脾丛及肠系膜丛等和大部分腹腔器官相联系。腹腔神经丛内含交感神经和副交感神经两种纤维，分布于许多重要的器官，并参与调节各种复杂的功能。

2. 适应证

腹腔内恶性肿瘤引起的疼痛，用其他方法治疗效果不佳，应考虑采用腹腔神经丛阻滞。回顾文献可以发现，使用此阻滞最多、效果最好的是胰腺癌疼痛。但是与内脏神经传入纤维无关的疼痛，例如食管、胸壁、腹壁、腹膜、肠系膜根部、宫颈部、膀胱等处病变产生的疼痛，采用本阻滞效果不佳或无效。已有报道指出，腹腔神经丛阻滞对结肠和直肠癌疼痛有效。有研究发现，凡是 $T_{5\sim10}$ 节段硬膜外间隙阻滞可消失的疼痛，均可采用腹腔神经丛阻滞。由于硬膜外间隙阻滞对躯体神经传导的疼痛有效，所以注入局部麻醉药后的镇痛效果对于决定是否使用腹腔神经丛阻滞显得十分重要。硬膜外间隙注入局部麻醉药后，腹部产生温暖感且疼痛消失，是本法的最佳适应证。

只要适应证选择合适，本阻滞方法的有效率非常高，在腹痛消失时并无严重不良反应，并发症的发生率也低。此外，使用本阻滞镇痛无效的病例，改用硬膜外间隙注射局部麻醉药及吗啡也同样无效。随着放射影像学设备的发展，腹腔神经丛阻滞的适应证已经放宽。

采用该阻滞方法时，上腹部癌痛患者 56% ~85% 可达到疼痛缓解，持续 1 个月至 1 年，而经主动脉穿刺者效果更为满意。如果不是主动脉旁已有广泛癌转移，使神经破坏药在主动脉前扩散的操作技术应予以推荐。

此种阻滞适合于上腹部内脏癌痛、慢性胰腺炎原因不明的内脏神经痛。乙醇的镇痛效果好且持久。对高龄、衰弱与晚期患者，神经破坏药的镇痛效果优于外科手术。与腰交感神经阻滞并用，可治疗腹腔或下肢因血管疾病引起的缺血性疼痛、幻肢痛与灼痛。

3. 操作技术

腹腔神经丛阻滞有三种径路，即后方入路经椎间盘入路和前方入路。为减少神经破坏药向后扩散至腰丛导致截瘫，经主动脉穿刺法具有一定的优点，在 $L_1$ 椎体中点平面，于其左侧穿刺，通过主动脉后进入腹腔神经丛，注药后向前扩散。

（1）后方入路阻滞法：操作前应做好充分的准备工作，有条件者应做 CT 检查照片讨论，因为腹腔神经丛与周围脏器之间的关系可随体位或因腹腔内肿瘤而变动。根据 CT 检查照片可以确定阻滞时的体位及穿刺途径，应力求穿刺针的前端刺到主动脉后缘的过程中不损伤周围的组织。参照 CT 检查照片不仅可测出穿刺点、穿刺角度和穿刺深度，而且可确定穿刺针在椎体投影的位置。原有的疼痛得到缓解是判断阻滞效果的重要指标，所以在实施阻滞前 2~3 小时以内应尽可能不做任何镇痛处理。阻滞前 6~8 小时禁食，建立静脉通路，适当补充液体，以防止低血压。手术前监测血压、心电图，并准备好升压药物及吸氧设备。

在穿刺操作中，患者可取健侧卧位，腰背后弓；也可取俯卧位（肘膝位），腹部垫枕。消毒前，根据 CT 检查照片的数值或体表标志在皮肤上做出穿刺点的标记。穿刺点选在第 12 肋下缘，背正中线外侧 4 ~ 5 cm。采用长 14 cm 的 23 号穿刺针，与皮肤大约成 60°向内斜刺，先找到第 1 腰椎横突，然后将穿刺针拔至皮下，使其针尖稍向外、向上方 10° ~ 15°重新刺入，紧靠第 1 腰椎横突上缘滑过，直达第 1 腰椎体的侧面。继之将穿刺针的针尖斜面转向朝内进针，使针尖沿椎骨面向前滑行，直到沿骨面的滑动感消失。如果阻力太大，可将穿刺针退回少许，并使穿刺针的针尖略向外倾斜再重新推入，即到达腹腔神经丛附近。

在穿刺成功后，经回抽试验无血，先注入局部麻醉药，腹腔神经丛阻滞成功的标志是腹部温热感、"轻松感"，疼痛消失，肠蠕动亢进和血压下降。如果注射局部麻醉药时阻力较大，说明针尖仍在腰肌或膈肌脚内，可再推进少许到达腹膜后间隙内。

在确认局部麻醉药出现明显的阻滞效果且无不良反应后，再注射乙醇行神经破坏性阻滞。注入乙醇的量与浓度依所用局部麻醉药的量来决定。例如，局部麻醉药用量在 20 mL 以下即出现阻滞效果者，需用纯乙醇 10 ~ 20 mL；如局部麻醉药用量为 20 ~ 40 mL，则需应用 50% ~ 75% 乙醇 20 ~ 40 mL。两侧的操作方法基本相同。

治疗胰腺癌等腹部顽固性疼痛时，注射局部麻醉药的作用时间短，反复穿刺有痛苦，发生并发症的危险也较大，应采用乙醇注射阻滞腹腔神经丛。由于乙醇也可损伤周围组织，故穿刺操作应在 X 线引导下进行，在侧面 X 线透视下进针，穿刺过程中采用局部麻醉药浸润各层组织。从穿刺点开始按 CT 照片确定的角度穿刺，此时穿刺针前端的斜面应对准外侧。在侧面透视下，先刺向第 1 腰椎体中央部，继而向前缘部进针。穿刺针的针尖到达椎体侧面时，暂停进针，将针尖斜面转向内侧（对准椎体），沿椎体滑向椎体腹侧。当穿刺针的前端位于椎体前缘附近，距腹主动脉后壁缘大约 1 cm，连接内有生理盐水的注射器，判断注入阻力的大小，继续进针，动作应轻缓，当穿刺针的针尖抵达腹主动脉壁时，可感到穿刺阻力降低及注射盐水阻力突然降低。有时通过穿刺针可感到腹主动脉的搏动，表明未刺入主动脉。拔除注射器，并测量进针深度。换上内有造影剂的注射器，回抽试验无血后注入造影剂，于侧面透视下观察有无造影剂进入血管或脏器内扩散的阴影。在腹膜后间隙内造影剂的扩散阴影呈头尾方向的条索样阴影。

出现较满意的造影剂扩散阴影后，可注入 1% 普鲁卡因 3 ~ 5 mL。数分钟后，如果阻滞效果良好，患者可发生血压下降，腹部出现温暖感，肠蠕动增强，原有的腹部疼痛减轻。虽然有些患者阻滞效果良好，但仅表现为血压下降。血压下降是评价腹腔神经丛阻滞效果的主要指标。如果试验性阻滞后患者的血压变化不明显，可再注入 1% 普鲁卡因 5 mL。如果注入 15 mL 局部麻醉药后血压下降仍不明显，表明阻滞无效。应再次移动穿刺针针尖的位置并再次行造影，直至获得满意的造影阴影和阻滞效果。阻滞无效的主要原因是局部麻醉药被误注入横膈内。

对造影和阻滞效果均满意的病例，每侧可注入 50% ~ 100% 乙醇 10 ~ 20 mL，然后拔除穿刺针。阻滞后患者应安静卧床 12 ~ 24 小时，监测血压、脉搏，并给予全身麻醉后护理。

（2）经椎间盘腹腔神经丛阻滞法：癌症疼痛患者，横膈背部区域的 CT 扫描显像不明显，以至于根据椎体与周围脏器的关系，椎体旁侧穿刺无法进行时，可考虑经 $L_{1-2}$ 椎间盘穿刺，试图从椎体的腹侧进入，进而阻滞腹腔神经丛。

操作方法：患者的体位同后方入路阻滞法。此操作应在 X 线透视下进行。穿刺点选在

$L_{1-2}$椎体间隙水平，正中线外侧 3 ~ 4 cm 处。选用长 12 ~ 14 cm 的 21 ~ 22 号穿刺针。在 X 线透视引导下，先将穿刺针刺入椎间盘，然后向椎间盘前缘推进，到达椎间盘前缘时（不应超过椎间盘前缘），将内装有生理盐水的注射器与穿刺针连接（为防止椎间盘炎，生理盐水内应混有抗生素）。边进针边推注射器，检验注入阻力。

注入阻力消失时，注入少量造影剂，大多可见造影剂沿椎体前缘头尾方向扩散的阴影。如果没有得到椎体腹侧造影剂扩展的阴影，为确定这一特殊的阻力消失感，再向腹侧进针，进针过程中要反复推注生理盐水，直至再次出现阻力消失感。此时注入造影剂，可以得到理想的造影剂扩散影像。注入局部麻醉药进行试验性阻滞，效果满意后即可注射神经破坏性阻滞药物。

（3）前方入路穿刺法：在无法进行背侧入路穿刺的病例，可在开腹手术时从腹侧向腹腔神经丛穿刺，实现阻滞的目的。

操作方法：开腹后，由外科医师按压肝左叶上方，切开小网膜。在此处插入左手示指。于胃左动脉从腹主动脉起始处水平沿腹主动脉右缘向前触到腰椎体。一般不易分辨第 12 胸椎椎体和第 1 腰椎椎体，但不影响阻滞效果。

如果因腹腔内癌肿及淋巴结浸润等解剖学改变而无法触到椎体时，可经 X 线透视确认。如仍不能确认时，可考虑进行 CT 扫描检查。

将长 14 cm 的 22 号穿刺针连接注射器，沿左手示指穿刺到椎体前方。当穿刺针的针尖触及骨面时可有明显的抵抗感。如有穿入感，则表明刺入了椎间盘，应后退穿刺针沿头尾方向移动针尖的位置，直至刺中椎体前缘的骨质。回抽无血后，缓慢注入局部麻醉药作试验性阻滞。如果注药阻力大，则注入前纵韧带的可能性大，可略进针后再注药。如果注入局部麻醉药后出现血压下降，即为阻滞有效的标志，可按需注入乙醇。乙醇的浓度和量应根据患者的疼痛范围和体质等确定。有条件时，可将造影剂与局部麻醉药混合注入，在获得满意的造影剂扩散阴影和血压下降这两项根据后，再注入乙醇。

4. 不良反应及并发症

（1）阻滞过程中的不良反应及并发症。

1）低血压：注入局部麻醉药后即可出现血压下降，注入乙醇后更明显。一般在注药后 15 ~ 20 分钟血压下降最明显。如果出现休克水平的低血压，应及时给予补液和升压药物进行治疗。

2）呼吸抑制：注入乙醇后出现动脉血氧分压下降的患者，应注意呼吸的变化，必要时吸氧。有条件者可监测通气功能和血氧饱和度。

3）醉酒（一过性急性乙醇中毒症状）：主要发生在无饮酒经验或饮酒量少的患者。注入乙醇后，脉搏加快，面色潮红，有时出冷汗，呼吸急促、恶心、呕吐等。严重者出现急性乙醇中毒症状。

4）刺破血管引起出血：经穿刺针有血液回流时，可能已穿破腹主动脉或肾动、静脉，在操作中应注意避免。除了有出血倾向或手术前已服用抗凝药物者，采用 23 号穿刺针一般不会引起严重出血。

5）刺伤内脏：根据解剖学位置，易刺伤肾脏。

6）注入乙醇时疼痛：注入乙醇时，腰背部轻度烧灼感，也可仅伴有不愉快感而无疼痛。有的患者在注入乙醇时可出现肩和上肢的放射性痛，考虑穿刺针此时位于横膈内，应立刻停止注射。左侧穿刺也有刺入胸腔的危险，乙醇浸润胸壁可引起胸、背部疼痛。

7）局部麻醉药毒性反应：表现为肢体颤动，严重者出现抽搐。大多见于大剂量局部麻醉药阻滞时，恶病质及低蛋白血症患者易于发生局部麻醉药毒性反应。

8）下肢温暖感：可见于药液阻滞了腰交感神经节时。

（2）阻滞后的不良反应及并发症。

1）腹部症状：腹腔神经丛被阻滞后可出现腹泻、腹痛和腹胀，可持续数日。为肠蠕动增强所致，可自行消失。腹痛是一过性，不应认为是阻滞无效。

2）安静时低血压：有的患者在腹腔神经丛被阻滞后可持续存在低血压，需补液并给予升压药物。除了阻滞后血管扩张外，还应注意排除出血的可能性。CT 扫描可帮助诊断腹膜后血肿。安静时低血压通常在 24 小时内恢复正常，罕有超过 1 周者。如果血压较长时间不恢复，要检查血糖，以排除患者可能存在的低血糖。

3）直立性低血压：安静时低血压恢复正常后，当患者坐起、起立等体位变化时仍有可能发生低血压。常在阻滞后 2～3 天内，有的持续 1 周以上恢复正常。必要时可口服升压药物。在接受腹腔神经丛阻滞后的 1 年内，因各种原因接受全身麻醉、蛛网膜下隙阻滞或硬膜外间隙阻滞时，必须警惕严重低血压的发生。

4）胸痛、气胸：如果膈肌根部的胸腔受乙醇浸润，可引起胸痛和气胸。

5）其他神经被阻滞：因乙醇扩散阻滞了其他神经可引起相应的症状。躯体神经阻滞可引起腹痛伴感觉障碍。腰交感神经节阻滞时，可出现下肢温暖感。也有发生硬膜外间隙和蛛网膜下隙阻滞的病例报道。因此，应在 X 线透视观察下进行穿刺操作。造影剂扩散的影像和局部麻醉药试验性阻滞的效果对于预防不良反应非常重要。

6）其他并发症：据文献报道，在腹腔神经丛阻滞后可发生排尿困难、性功能障碍或急性胃扩张。

7）截瘫：这是腹腔神经丛乙醇阻滞的最严重并发症，但发生率极低，在各国学者报道的大约 600 例腹腔神经丛阻滞患者中，仅有 4 例发生了截瘫。最可能的原因是乙醇损害了腰部脊髓供血的动脉。

应该指出的是，在进行腹腔神经丛阻滞时，严重并发症的发生率非常低。但在治疗前必须严格检查患者的生命体征，阻滞中和阻滞后密切观察。治疗医师应该掌握腹主动脉、肾脏和其他腹部器官之间的正常解剖关系，并具有实施腹腔神经丛阻滞操作的经验。

## （七）颈交感神经节阻滞

1. 概述

颈交感神经节阻滞也称星状神经节阻滞，自 1920 年开始推广星状神经节阻滞疗法后，其很快成为一种用途广泛的治疗方法。近年来，对星状神经节阻滞作用机制的研究表明，星状神经节阻滞的作用涉及自主神经系统、内分泌系统和免疫系统，对上述系统的功能具有调节作用。该阻滞方法有助于维持机体内环境的稳定，可使许多自主神经失调性疾病得到纠正。星状神经节阻滞的作用主要有中枢作用和周围作用两方面，其中枢作用是通过调理下丘脑维护内环境稳定而使机体的自主神经功能、内分泌功能和免疫功能保持正常；其周围作用是由于阻滞部位的节前和节后纤维的功能受到抑制，分布区内的交感神经纤维支配的心血管运动、腺体分泌、肌肉紧张、支气管收缩及痛觉传导也受到抑制，此周围作用一直被用来治疗头颈部、上肢、肩部、心脏和肺部的一些疾病和疼痛。

2. 解剖与生理

颈交感神经节位于颈血管鞘的后方，颈椎横突的前方。一般每侧有 3 个交感神经节，分别称为颈上神经节、颈中神经节和颈下神经节。颈下神经节也称作星状神经节或颈胸节，其形状不规则，大于颈中神经节，位于第 7 颈椎横突基部和第 1 肋骨颈之间的前方，椎动脉的后方，斜角肌群的内侧，肺尖在其下方。

星状神经节呈卵圆形，长约 2 cm，宽约 1 cm。星状神经节下界位于胸膜后方，被疏松的蜂窝组织及脂肪组织所包裹。另外，星状神经节发出的灰交通支连接第 8 颈神经和第 1 胸神经，还发出分支围绕锁骨下动脉及其分支组成神经丛，并随该动脉到达腋动脉第 1 段。该节的另一些分支分别围绕椎动脉组成椎动脉丛，沿椎动脉上行，进入颅腔，围绕椎动脉及基底动脉，直到大脑后动脉，在此与起自颈内动脉的神经丛相会合。星状神经节发出的心下神经沿锁骨下动脉后方、气管的前方下降，加入心丛而参与支配心脏的活动。

3. 适应证

星状神经节阻滞的适应证很广泛，但是破坏性星状神经节阻滞仅用于癌痛和上肢反射性交感神经萎缩症、上肢幻肢痛、血液循环障碍性疾病（如雷诺病、急性动脉闭塞症等上肢血管痉挛性疾病）、重症心绞痛。

4. 操作方法

（1）前侧入路穿刺法（气管旁接近法）：患者取仰卧位，常规皮肤消毒，操作者位于左侧，先用左手的示指和中指将颈总动脉和胸锁乳突肌推向外侧。在食管旁和胸锁乳突肌前缘胸锁关节上方约两横指（环状软骨平面相当于第 6 颈椎横突）处用 7 号穿刺针与皮肤垂直进针。一般的患者用示指尖即可触及第 7 颈椎横突，引导进针。穿刺进针 2～3 cm 即可触到骨质，表明穿刺针的针尖已到达第 7 颈椎横突的前外侧。退针少许（0.2～0.4 mm），回抽试验无血后即可注入局部麻醉药。应注意，穿刺针触及星状神经节时患者并无异感，故穿刺操作中不要寻找异感。阻滞成功的标志为注药侧出现霍纳综合征，表现为瞳孔缩小、眼睑下垂、眼球下陷、鼻塞、眼结膜充血、面微红、无汗、温暖感。患者常可感觉到上肢发热和疼痛明显减轻。

注入的药物浓度和剂量应视治疗需要而定。一般可注入无水乙醇 0.5～2 mL。对于穿刺操作较困难的病例，可在 X 线引导下进行穿刺，经造影确认后再注入无水乙醇。

（2）高位侧入穿刺法：患者取仰卧位，头部转向对侧，皮肤常规消毒。操作者位于左侧，穿刺点取在胸锁乳突肌后缘与颈外静脉交叉处，相当于环状软骨或第 6 颈椎横突水平处。将 7 号穿刺针与皮肤垂直进针，使穿刺针的针尖触及第 6 颈椎的横突，然后将穿刺针退出少许，针尾再向头端成 45° 倾斜，针尖在第 6 颈椎横突前侧通过，向着第 7 颈椎横突方向刺进大约 1 cm，回抽试验无血及脑脊液，可注入局部麻醉药进行试验性阻滞，确认阻滞成功后可注入无水乙醇 0.5～2 mL。

5. 并发症

星状神经节阻滞的并发症包括与局部麻醉药有关的并发症以及与操作技术有关的并发症。

（1）与局部麻醉药有关的并发症：局部麻醉药被误注入血管内可出现毒性反应；少数患者对局部麻醉药可发生敏感反应；尚有在局部麻醉药中加入糖皮质激素或其他药物，多次注射后可引起星状神经节损伤，有待于进一步研究和评价。

（2）与操作技术有关的并发症：穿刺针损伤颈部血管可引起局部血肿，如果在回抽试验时有回血，应拔除穿刺针并压迫止血。穿刺针进入蛛网膜下隙甚至注入药物是一种极其严重的并发症。穿刺角度不当或穿刺部位过低可导致气胸或血气胸。无菌操作不严格可引起感染而造成深部脓肿。

对于应用乙醇进行永久性星状神经节阻滞治疗顽固性上肢血管痉挛性疾病的患者，要严格选择适应证，并向患者及其家属详细说明可能发生的并发症，只有在征得同意后才可实施。在实施乙醇星状神经节阻滞时，可使用低浓度的乙醇和普鲁卡因溶液，乙醇浓度可从50%开始，剂量从 0.3 mL 开始并反复观察，一旦出现阻滞效果即停止增加乙醇的浓度和剂量。在阻滞前后，反复观察患侧手指充血时间的变化，当手指充血时间缩短，表明产生了阻滞效果，不必再注入乙醇。

6. 注意事项

有出血倾向的患者应慎用星状神经节阻滞。阻滞后应观察 30 分钟，无不良反应后方可离院。注意不要同时阻滞双侧星状神经节，以防发生心肺意外。治疗颈、胸、腹部肿瘤特别是伴有骨转移者，或有交感神经持续性疼痛者，应尽可能在 X 线透视下进行。

## （八）胸椎旁交感神经节阻滞

星状神经节破坏性阻滞的并发症较多，故其应用受限。胸部交感神经节阻滞若能避免刺破胸膜，危险性较小。将神经破坏药物与造影剂混合后注入有助于减少剂量。

1. 解剖与生理

胸部交感神经干位于肋骨小头的前方，有 10～12 对胸交感神经节，节上的分支如下。

（1）由白交通支连接肋间神经。

（2）从上 5 节发出小分支到胸主动脉、食管、气管和支气管，并加入心丛和肺丛。

（3）内脏大神经起自第 5 或第 6～9 或第 10 胸节，是穿过椎旁节的节前纤维，向下合成为干，沿椎体表面倾斜下降穿过膈脚，终止于腹腔主动脉根部的腹腔节，但是有一部分可终止于主动脉肾节和肾上腺髓质。

（4）内脏小神经起自第 10～11 或第 12 胸节，是节前纤维，穿膈脚后终止于主动脉肾节。

（5）内脏最小神经，起自最后胸节，与交感干一起进入腹腔，终止于主动脉肾节。

2. 操作方法

患者取健侧卧位，屈颈弓背。在头下和腋下部可加枕，尽可能使之舒适。可在下肢静脉输液，测量脉搏和血压。常规消毒皮肤。穿刺点选在脊椎正中线旁开 3.5 cm 的棘突间隙。采用带有小皮块长 8～10 cm 的 22 号穿刺针，与皮肤垂直进针，到达横突后使针尖向内侧偏斜，紧靠横突上缘缓慢进针，利用小皮块标记进针的深度，从横突表面再刺入大约 4 cm，遇有骨质阻力，表明已到达胸椎椎体的侧面，穿刺针的针尖位于交感神经节附近，回抽试验无血和无气后，可注入2%普鲁卡因 3～5 mL。如果数分钟后原有上肢疼痛或胸痛缓解，表明部位准确，可再次注入1%利多卡因 10 mL，并测量穿刺针与皮肤之间的角度，记录在病历上，以便下次阻滞。如果注入试验剂量局部麻醉药后无治疗反应，表明穿刺针的针尖过于向内侧偏斜，可将穿刺针退至皮下，使角度向外偏斜少许后再刺入到胸椎体侧面，再次注入试验剂量的局部麻醉药。如此反复，直到取得满意的阻滞效果。应注意不可使穿刺方向过分向外侧偏斜，以免伤及胸膜。

如果在 X 线透视引导下进行此项操作，则可顺利穿刺到胸椎椎体的侧面，注入造影剂，如造影剂呈条索状扩散，表明穿刺部位正确，经注入试验剂量局部麻醉药验证后，可注入 1% 利多卡因 10 mL。对于某些因胸内肿瘤侵犯胸交感神经而剧烈疼痛的患者，可注入 95% 乙醇或无水乙醇 1~2 mL，以达到长时间的阻滞效果。

3. 适应证

适用于上肢顽固性疼痛或缺血性疾病，心绞痛及动脉瘤引起的胸痛，伴有内脏症状的肋间神经痛。胸部肿瘤引起的疼痛常需与胸神经阻滞同时使用。

4. 并发症

气胸、血胸、局部血肿、药物误入蛛网膜下隙等均是可能发生的并发症，主要由操作不熟练所引起。采用乙醇阻滞者，少数可遗留有乙醇性神经炎，表现为剧烈的肋间神经痛，可行椎间孔处神经阻滞治疗。

## （九）腰椎旁交感神经节阻滞

1. 解剖与生理

腰交感神经干由 4~5 对腰交感神经节组成，位于腰椎椎体的前外侧，腰大肌的内侧缘。右侧被下腔静脉所掩盖，左侧与腹主动脉的外侧缘相毗邻。腰交感神经节的数目和位置多有变异，但位于第二和第四腰椎水平的两个神经节比较恒定，其中上一个神经节部分被腰肋内侧弓遮盖，下一个神经节多位于髂总动脉之后，可作为临床寻找的标志。

左、右腰交感干之间以横的交通支相连。节上的分支主要有：①灰白交通支，见于 $L_{1~3}$。②腰内脏神经，为起自腰段侧角的节前纤维，穿过腰节后主要终止于腹主动脉丛和肠系膜丛等，并在这些神经丛的神经节内交换神经元，其节后纤维分布到结肠左曲以下的消化道及盆腔器官，并有纤维伴随血管分布至下肢。当下肢血管痉挛时，阻滞或切断腰交感神经节可以缓解。

2. 适应证

盆腔及下肢肿瘤疼痛、血栓闭塞性脉管炎、下肢雷诺病、顽固性下肢缺血性溃疡、下肢多汗症、灼性神经病、断肢痛、幻肢痛、损伤性神经炎、外伤及手术后肿胀及疼痛、冻伤、冻疮、伯格病、红斑性肢痛、肢端发绀、网状青斑症、无脉症、静脉血栓形成、血栓性静脉炎等。

3. 操作方法

体位及消毒同胸椎旁交感神经节阻滞。对于下肢血液循环功能障碍的患者，应监测双下肢皮温。患者腰背后弓，双下肢屈曲。穿刺点可选在 $L_2$ 或 $L_3$ 椎体棘突上缘外侧，距中线 3.5~4 cm 处。在对穿刺点的皮肤实施局部麻醉后，采用长 12 cm 的 22 号穿刺针与皮肤矢状面成 45°，向内侧缓慢进针 3~4 cm 到达横突。用套在针体上的小皮块标记后，越过横突上缘再进针 2~2.5 cm，可刺到腰椎体侧面，退针 2~3 mm，并将针头斜面对准椎体的侧面，针尖略偏向外侧少许，再次进针，滑过椎体，抽吸试验无血液及脑脊液，可注入试验剂量的局部麻醉药。如果阻滞位置适当，患者下肢皮温会逐渐升高，肤色由苍白逐渐转为潮红。数分钟后可先向穿刺针内注入约 0.1 mL 空气，以防止局部麻醉药将乙醇稀释，再注入 1% 利多卡因 10 mL 或 95% 无水乙醇 1~2 mL，然后拔除穿刺针。注射乙醇的病例，拔针前应再注入少量空气排空穿刺针，以防拔针过程中乙醇流入组织遗留疼痛。X 线透视下穿刺更容易成功。

4. 并发症

操作不慎可引起腰神经损伤、蛛网膜下隙阻滞及局部血肿。

### （十）三叉神经破坏性阻滞

三叉神经及其分支的破坏性阻滞对控制三叉神经痛十分有效，下颌神经与上颌神经阻滞常用于治疗其分布区的癌痛。除酚甘油、乙醇外，单纯甘油也有较好效果。半月神经节注射乙醇的方法曾被广泛应用，近年来也有注射多柔比星、丝裂霉素等方法，在阻滞神经镇痛的同时也破坏局部的肿瘤组织。注射神经破坏药前应先注射局部麻醉药 2 mL，以判定感觉丧失的范围。三叉神经节注射乙醇的效果优良者大约占 70%，其余 30% 为效果差或无效，有效期数周至 1 年以上。注射甘油的疼痛缓解率为 86%，与乙醇相比较，不良反应少。上颌神经与下颌神经阻滞的优良率大约为 80%，有效期数周至 1 年。肿瘤扩展、转移或其他神经受累则效果受影响。面部癌痛施行神经阻滞前应先做 CT 检查排除颅底侵犯，若颅底受累则效果很不理想。

### （十一）垂体破坏性阻滞

1. 概述

垂体破坏性阻滞是在乳腺癌行脑垂体摘除术后，无论肿瘤是否消失均能使疼痛消除这一事实的启发下提出的。虽然此法的镇痛机制尚未明了，但已被各国疼痛治疗医师所采用。很多研究认为是乙醇激活了垂体的疼痛抑制系统，从而达到了镇痛效果。垂体破坏性阻滞也称脑下垂体神经腺体溶解术或化学性垂体切除术。主要用于癌广泛转移与扩散的疼痛，对乳腺癌与前列腺癌患者的镇痛效果尤其好。经鼻腔穿刺进针，在 X 线引导下，注射纯乙醇 1~2 mL，起效迅速而完全。

2. 适应证

垂体破坏性阻滞适用于癌症疼痛，特别是采用其他方法不能解除疼痛的患者。但在选用垂体破坏性阻滞时应注意到以下问题。①与外科手术相比较，因为侵袭少，短时间内就能实施，故晚期癌症患者也适用。②对包括头痛在内的全身各部位疼痛均有效。③用于激素依赖性癌比非激素依赖性癌的有效镇痛率高，镇痛持续时间也长。④骨转移癌性疼痛者效果好，癌症向软组织扩展，出现局部水肿者镇痛效果不佳。⑤同时需要进行适当的内分泌补偿疗法。⑥疼痛复发时可再次进行此阻滞，而且仍然有效。⑦有鼻腔、脊髓、蝶鞍内浸润者均不能实施此阻滞。⑧对于激素依赖性肿瘤，此阻滞有时可使其消退。

3. 禁忌证

（1）临终前的患者，近期内可能死亡者。

（2）鼻腔、蝶窦内有感染者，阻滞前应仔细检查并拍摄头颅 CT 片，以明确诊断。

（3）蝶窦出血者。

4. 不良反应和并发症

垂体破坏性阻滞后即出现一过性头痛、食欲亢进、兴奋等症状，大约半数患者出现尿崩症状，一般持续大约 2 周后消失。上述额叶功能不全的症状是垂体破坏性阻滞难以避免的不良反应，由此出现的症状可经手术前给予氢化可的松并在手术后长期给予生理维持量而避免。手术后使用吲哚美辛栓剂，限制饮水，使尿量减少，可控制尿崩症。

垂体破坏性阻滞的并发症之一是继发感染。由于晚期癌症患者体质较差，阻滞前后又应用糖皮质激素，一旦操作中带入细菌极易发生感染，故应严格无菌操作，操作者应按外科手术要求穿戴手术衣和手套。患者面部及鼻腔内各处应用氯己定或苯扎溴铵认真进行消毒。

垂体破坏性阻滞合并眼外肌麻痹者，大多在数日后好转，这是由于穿刺针损伤动眼神经所致。在正中线穿刺可防止穿刺针引起的机械损伤。视交叉部受乙醇浸润而发生的视野不全约占 7.6%，一旦发生则难以治愈。

5. 垂体破坏性阻滞的镇痛效果

垂体破坏性阻滞施行后即可显效。由于接受这一治疗方法的患者大多为剧烈癌痛并经多种镇痛方法治疗效果不理想，相比之下可以说垂体破坏性阻滞的镇痛效果确属良好。有研究曾对 130 例癌痛患者实施垂体破坏性阻滞术，其中因疼痛复发需施行第二次阻滞者为 34 例，第三次阻滞者为 3 例。追踪 1 年，存活者中 72% ~79% 维持了镇痛效果。这 130 例中，105 例（80%）疼痛消失，14 例（11%）疼痛减轻，11 例（9%）无效。其中激素依赖性癌的疼痛消失率为 94% ~95%，非激素依赖性癌为 57% ~70%。前者的无效率为 3.6%，后者为 12%。

## （十二）蛛网膜下隙连续应用麻醉性镇痛药

在蛛网膜下隙连续注入麻醉性镇痛药，药物可直接进入脑脊液对神经系统发挥作用，较小剂量的麻醉性镇痛药物即可获得长时间的镇痛效果。一般选择 $L_{3~4}$ 或 $L_{4~5}$ 椎间隙穿刺置管。有 3 种留置注药导管的方法，这 3 种方法都是利用经皮肤穿刺将导管留置于蛛网膜下隙。

（1）经皮将一细给药导管放置于蛛网膜下隙内，另一端在皮肤外。此方法的缺点是给药导管固定不好，易随体位的变动而脱落。另外，皮肤的穿刺针眼距离蛛网膜下隙较近，一旦发生感染，易蔓延至蛛网膜下隙，故此方法不宜长时间使用。

（2）在皮下打一通道，将给药导管在体侧引出皮肤与外界相连，通过皮下通道的方式可以减少感染的发生。

（3）将给药导管及注药池均埋置于皮下。为了能长期使用，通过皮下通道的方式可减少感染的发生。

此法的缺点是一旦发生感染，后果严重。因而目前在临床尚未广泛开展。

## （十三）硬膜外间隙连续应用麻醉性镇痛药

近年来，应用硬膜外导管经 PCA 泵或缓释泵向硬膜外间隙持续注入吗啡、芬太尼、曲马多等药物控制癌痛取得了满意的长期镇痛效果。与蛛网膜下隙给药相同，有 3 种留置给药导管注药的方法，这 3 种方法都是利用经皮肤穿刺将给药导管埋置于硬膜外间隙。在皮下打一通道，将给药导管在体侧引出皮肤与外界相连，通过皮下通道的方式可以减少感染的发生；将硬膜外导管的外端与肝素帽相连接，既便于分次给药，又避免感染。另外，患者及其家属也可很快学会自己给药，患者也可以带给药导管活动。

此法的缺点是给药导管难以长期保留，虽然有的疼痛治疗医师已报道将给药导管保留了两个月以上，但这是在精心负责地由专科治疗医生努力实现的。难以推广普及。长期保留硬膜外导管的患者如不住院，每日注射药物，一旦发生感染，后果严重。而长期住院又难以被患者接受。

## 十、癌痛的心理治疗

### （一）心理治疗对癌痛患者的作用

对癌痛患者给予良好的心理治疗可以发挥如下作用。

1. 改善不良情绪

许多研究考察了心理治疗对改善患者不良情绪的作用，其中绝大部分都证明心理治疗对改善患者的不良情绪具有明显的作用。

2. 增加积极应对反应

一些研究发现，对癌症相关问题的应激反应与患者具有的应对策略有关，不同的应对策略又与患者的心理社会适应有关，如利用社会支持的应对策略可以降低情感困惑，而逃避—回避应对策略导致情绪困惑增加。

3. 促使日常活动丰富多彩

患病之后患者的日常活动会发生很大改变。癌症患者的许多时间用于治疗，脱离工作岗位而感到社会孤独，其结果使得他们将注意力更多地转向自身，更多地去体验心身症状。心理行为干预可帮助患者改变这些不合适的日常生活方式。

4. 积极寻求社会支持

实际上，在正常生活中强大的社会支持系统特别有利于人们事业的发展和保持心理健康，尤其是来自家庭成员的情感支持和必要的物质支持。心理治疗能够帮助患者正确地认识到社会支持的作用，并主动地寻求各种社会支持，营造良好的社会环境，较多地表达情感，共同讨论解决问题的方法。

5. 改善自我认知

癌症患者患病后，由于社会角色及社会作用都发生了变化，加上各种治疗带来的躯体形象变化，对患者的自尊感即自我概念可产生严重影响。研究证明，对癌痛患者的个别咨询或集体咨询能够改善和增强他们的自尊感和完善自我概念。

6. 改善性功能

对于乳腺癌患者、妇科恶性肿瘤患者及良性生殖器肿瘤患者来说，性功能障碍的发生率相当高，并常常与自尊、情绪困惑等联系在一起。从心理角度来讲，从事性活动这种人体特殊的本能活动可较大地影响患者的心理感受，一次成功的性生活会让患者感到自己还行。研究发现，心理治疗能帮助患者科学地理解性生活，纠正此方面的误区，并授之以恰当的方法。

7. 增进食欲

肿瘤患者由于受种种因素的影响，饮食往往成为影响其康复的重要障碍。如消化道肿瘤患者在手术前受症状的影响不能正常进食，手术后受自我认知的影响不能正常进食；接受化疗的患者，由于受药物不良反应的影响不能正常进食；疼痛较重的患者由于疼痛而无法进食。在治疗中，除了采取针对性措施如镇吐、助消化、镇痛等措施以外，良好的心理治疗是改善患者进食情况的基本措施。首先要消除患者的紧张不良心理状态。研究证实，在紧张状态下任何生物体消化液的分泌均会显著减少，食欲也处于抑制状态。

8. 提高机体免疫力

研究证明，心理治疗能改善肿瘤患者的免疫功能，如放松想象训练可使乳腺癌患者有分裂原反应，NK 细胞活性、IL-2 红细胞玫瑰花结测定以及血清 IgG 和 IgM 水平增加或提高。另外，美国癌症协会认为，大约有 10% 的癌症患者出现了戏剧性的自愈现象，之所以出现自愈主要是心理神经免疫的作用。

9. 减轻疼痛和治疗的不良反应

疼痛是心身综合反应的结果，疼痛体验与患者的心理社会因素具有一定的关系，而癌症治疗引发的恶心、呕吐等不良反应也与患者的心理状况具有关系，良好的心理治疗技术如放松想象训练、催眠治疗、音乐治疗、生物反馈等能够不同程度地缓解患者的疼痛，如能和正规的疼痛治疗同时进行效果会更好。实际上，如果不同时进行心理治疗，有的疼痛治疗是很难完成的。

10. 延长生存时间，提高生活质量

实践证明，凡是那些性格豁达，不在意癌症，反应策略积极，负性情绪少的癌痛患者生存时间长，反之生存时间短。

## （二）以语言为主的心理治疗

心理治疗又称精神治疗，是运用心理学的原则和方法，治疗患者的心理、情绪、认知与行为有关的问题，治疗的目的在于解决患者所面对的心理困难和生活事件，以减少焦虑、忧郁、恐慌等精神症状以及这些精神症状所造成的躯体症状。改善患者的非适应行为，包括对人对事的看法和人际关系，并促进人格的成熟，能以较适当的方式来处理心理问题及适应生活。以语言为主的心理治疗主要采用言语交谈的会诊形式，经由若干期间进行心理上的治疗工作。

1. 支持性心理治疗

我们把对患者的指导、劝解、疏导、鼓励、安慰、心理保证均作为支持性精神治疗的内容，应用范围极广。支持疗法的目的是加强精神活动的防御能力，控制和恢复对环境的适应平衡。即使疾病已到晚期阶段，或已成残疾也可通过支持疗法，引导患者面对现实，心安理得，想到有意义而愉快起来。在患者临终时也用支持疗法，使他们平静地离去。

进行支持疗法时，治疗医师必须热心对待患者，对他们的痛苦寄于高度同情，即使他们的想法和做法不对，也要尊重他们。

2. 认知疗法

认知疗法是最近 20 年来发展的一种心理治疗系统，它是通过改变人的认知过程和由这一认知过程所产生的观念来纠正本人的不良情绪和行为。治疗的目标不仅仅是针对行为和情绪的外在表现，而且分析患者的思维活动，找出错误的认知，加以纠正。认知疗法在实践和方法上吸取了行为科学的理论和方法，强调要发现并解决当前存在的现实问题。

建立良好的医患关系是整个治疗过程中的关键，因为没有良好的医患关系就不可能纠正患者的错误观点，就像朋友的话容易听得进去一样，应平等地对待患者，让癌痛患者能够积极地参与治疗，共同努力纠正错误的认知。而不要让癌痛患者总是处于被动接受的地位，更不要让患者总是处于一种感觉受批评的状态。

首先应充分了解癌痛患者的主要症状，有关的情绪、行为及思维表现，以及个人内在的因素和环境因素。自始至终耐心地倾听，在取得充分信任的基础上让患者了解认知疗法的基本原则与方法，结合病情指导患者如何自我监察，如何安排自己的行为；学会如何辨别自己特殊的错误认知，如何逐步建立正确和合乎常理的认知并改善情绪行为。

在治疗开始，应让患者充分列出他存在的症状及其思维和情绪反应。治疗医师应根据患者反应的具体情况，由易到难，逐步深入，分阶段地合理安排治疗进程时间表。逐步分析患者认知的歪曲，并与患者共同讨论合理化的思维模式。每次治疗完毕要布置一周的家庭作业。

## （三）操作性心理治疗

操作性心理治疗主要是指行为疗法，这种治疗方法是基于实验心理学的原理，帮助患者消除旧的不良行为模式，并建立新的行为模式。行为疗法的基本原理如下。

### 1. 条件反射理论

条件反射有时对人体有利，有时则是对人体不利，如晚期胃癌患者，在几次进食后呕吐胃痛以后，很快地建立了不良的条件反射，进食时甚至一看到食物就会发生呕吐和胃痛。在治疗过程中要注意发现哪些症状可能和条件反射有关。

### 2. 学习理论

无论是简单的还是复杂的行为，都是学习的结果，其规律如下。①频因律：对某一刺激发生行为反应的次数越多，那么这一行为反应就有可能被固定下来，并在以后遇到相同刺激时发生。②近因律：某一行为反应发生的时间与某一刺激越接近，那么这一行为反应就越有可能被固定下来，并在以后遇到相同刺激时发生。学习理论强调学习的作用，认为无论任何行为，都可以通过学习而获得，这一理论指导我们要鼓励患者向抗癌明星学习，组织一些抗癌明星在一起交流经验，起到良好的示范和学习作用。③强化作用：一些学者认为行为的目的不是为了奖赏就是为了逃避惩罚。最初，动物对同一刺激可能会做出几种不同的反应，但只有那些给自身带来好处的反应更容易与这一刺激相连结，并在这一刺激重现时更有可能再发生。利用强化作用的原理，在给患者进行心理治疗时，只要患者取得进步，就要给予精神上和物质上的奖励。

## （四）药物性心理治疗

抗抑郁药是一种主要用于治疗各种抑郁状态的药物，以往仅有单胺氧化酶抑制剂（MAOI）和三环类抗抑郁药（TCA）两大类。由于精神药物的发展，一些化学结构和药理作用与经典三环类不同的非典型新型抗抑郁药相继问世。不典型抗抑郁药包括新的三环类及一、二、四环结构的化合物，统称环类或杂环类抗抑郁药（HCA），它们对单胺类递质摄取的抑制作用更具有特异性。

### 1. 三环类抗抑郁药

是目前治疗抑郁症的首选药物。

（1）体内过程：TCA 的吸收、分布和代谢与吩噻嗪类药物相类似，口服吸收快，血药浓度 2～8 小时达峰值，主要分布于脑、心、肝等组织，脑中以新皮质、旧皮质、海马和丘脑的药物含量较高。

大约 90% 的 TCA 与血浆蛋白紧密结合，仅 10% 是游离的，故急性中毒时，用血液透析难以清除。50% 的丙咪嗪是通过胆汁再经过肝肠循环，最后大约 2/3 从尿中排出，其余从肠道排出。TCA 的血浆清除半衰期（$t_{1/2}$）平均为 30～48 小时，仲胺类较长，其中普罗替林最长，大约 80 小时。某些新的非三环类药物则较快。

TCA 的药理作用和机制较为复杂，涉及中枢神经系统很多重要生理作用的递质以及受体。

（2）药理作用：神经递质在神经元内合成，释放后又重返神经末梢，称摄取和重摄取过程，是防止受体过度兴奋的一种机制。如此机制被药物阻断，则可急性加强神经传导。如摄取过程持续阻断，最终将减慢神经传导。这是因为受体密度代偿性下调（即低敏）。很多抗抑郁药物通过不同机制使受体对儿茶酚胺发生低敏。

（3）临床应用：TCA 有提高心境、缓解焦虑、增进食欲、改善睡眠等作用，是当前治疗抑郁症的首选药物，对内源性抑郁、非内源性抑郁和各种抑郁状态均有效，有效率是80%。如能辅以心理治疗或者锂盐、$T_3$ 等，可能使治愈率和有效率进一步提高。

（4）剂量和用法：TCA 的治疗指数低，尤其是叔胺类 TCA，剂量范围因受镇静、抗胆碱能和心血管毒不良反应的限制，要比吩噻嗪类药物狭窄的多。一般为 50～250 mg/d，个别患者的用量可能稍大，但是超过此剂量效果不一定更好，相反不良反应更多。一般从小剂量 25 mg 开始，以后酌情每隔 2～3 天增加 25～30 mg。有振奋激活作用的去甲丙咪嗪和普罗替林应在早、午服，适用于迟滞性抑郁症患者。镇静作用强的阿密替林、多塞平，可在午、晚服用，适用于焦虑、激动、失眠的患者。大多数 TCA 因 $T_{1/2}$ 长，可每日服 1 次，如剂量大可分 2～3 次服。如剂量不大，可晚间 1 次服用。

（5）过量与急性中毒：TCA 类药物如丙咪嗪 1 次吞服 1.25 g 以上（25 mg×50 片，大约为最高有效剂量的 5 倍）可致死，尤其是老年人和儿童。致死率远远比吩噻嗪类药物高，占药物死亡的第三位。各种 TCA 包括多塞平过量均可致死，非 TCA 类药物如麦普替林、异戊塞平也是如此。

2. 抗焦虑药

抗焦虑药主要用以减轻焦虑、紧张、恐惧，稳定情绪，兼有镇静催眠作用，一般不引起自主神经系统症状和锥体外系反应。

（1）常用的药物：抗焦虑药以往称为弱安定药，属于这一类的主要有苯二氮䓬类，其次为丙二醇类，抗组胺的二苯甲烷类，抗抑郁药的三环类和 MAOI，β 肾上腺素能阻滞剂和近年发现的苯二氮䓬类抗焦虑药布斯哌隆。

（2）临床应用：抗焦虑药不仅用于精神科，也作为辅助用药用于癌痛患者，以缓解焦虑、紧张，稳定情绪，安眠镇静。对于多种原因引起癌痛患者的失眠均有效，入睡困难者可选用 $T_{1/2}$ 短的苯二氮䓬类药物，如阿普唑仑、三唑仑、替马西泮；早醒者可选用硝西泮、艾司唑仑和氟西泮。

本类药物的最大缺点是其多种药理作用均易产生耐受性。其他缺点是长期应用可产生依赖性，包括精神依赖性和躯体依赖性。突然停药可引起戒断症状如失眠和焦虑加重、肌肉颤搐、震颤、头痛、恶心、多汗、视物模糊。在一些患者突然停药甚至可诱发癫痫。

（李华平）

# 参考文献

[1] 邓小明，姚尚龙，曾因明. 2017 麻醉学新进展[M]. 北京：人民卫生出版社，2017.

[2] 吴新民. 麻醉学高级教程[M]. 北京：人民军医出版社，2015.

[3] 俞卫锋，石学银，姚尚龙. 临床麻醉学理论与实践[M]. 北京：人民卫生出版社，2017.

[4] 田玉科. 麻醉临床指南[M]. 3 版. 北京：科学出版社，2017.

[5] （美）Larry F. Chu，（美）Andrea J. Fuller. 实用临床麻醉学[M]. 金鑫，译. 北京：科学技术出版社，2017.

[6] 高关慧，崔晓光. 地塞米松在周围神经阻滞中应用的研究进展[J]. 实用药物与临床，2016，19（7）：913-916.

[7] 古妙宁. 妇产科手术麻醉[M]. 北京：人民卫生出版社，2014.

[8] 严卫锋，宫延基. 产科麻醉安全的问题与对策[J]. 中医药管理杂志，2016（11）：141-143.

[9] 孙增勤. 实用麻醉手册[M]. 6 版. 北京：人民军医出版社，2016.

[10] 杨志海，陈斌，尤匡掌. 创伤休克患者的手术麻醉处理方案及效果观察[J]. 浙江创伤外科，2017，22（5）：1001-1002.

[11] 李文生，陈晓冬. 眼科手术麻醉并发症的预防和处理[J]. 中华实验眼科杂志，2017，35（5）：391-395.

[12] 陈志扬. 临床麻醉难点解析[M]. 2 版. 北京：人民卫生出版社，2015.

[13] 崔苏扬，黄宇光. 脊柱外科麻醉学[M]. 2 版. 南京：江苏科学技术出版社，2016.

[14] 邓小明，姚尚龙，于布为，等. 现代麻醉学[M]. 北京：人民卫生出版社，2014.

[15] 郑宏. 整合临床麻醉学[M]. 北京：人民卫生出版社，2015.

[16] 王波. 冠心病患者进行非心脏手术麻醉方法的研究进展[M]. 中西医结合心血管病杂志（电子版），2017，5（8）：22-22.

[17] 张兴安，秦再生，屠伟峰. 静脉麻醉理论与实践[M]. 广州：广东科技出版社，2015.

[18] 中华医学会麻醉学分会. 中国麻醉学指南与专家共识[M]. 北京：人民卫生出版社，2014.

[19] 王勇. 浅谈椎管内麻醉的特点[J]. 中国卫生标准管理，2015，6（7）：34-35.

[20] 韩晓玲. 神经外科手术麻醉的研究进展[J]. 继续医学教育，2016，30（1）：138-139.